U0385480

心血管疾病 与 精准医学

Precision Medicine in Cardiovascular Diseases

主 审 霍 勇
主 编 宋 雷　惠汝太
副主编 邹玉宝　王继征　康连鸣

人民卫生出版社

图书在版编目（CIP）数据

心血管疾病与精准医学 / 宋雷，惠汝太主编. —北京：人民卫生出版社，2020

ISBN 978-7-117-29173-6

Ⅰ. ①心… Ⅱ. ①宋… ②惠… Ⅲ. ①心脏血管疾病—诊疗 Ⅳ. ①R54

中国版本图书馆 CIP 数据核字（2019）第 248885 号

人卫智网	www.ipmph.com	医学教育、学术、考试、健康，购书智慧智能综合服务平台
人卫官网	www.pmph.com	人卫官方资讯发布平台

版权所有，侵权必究！

心血管疾病与精准医学

主　　编：宋　雷　惠汝太
出版发行：人民卫生出版社（中继线 010-59780011）
地　　址：北京市朝阳区潘家园南里 19 号
邮　　编：100021
E - mail：pmph @ pmph.com
购书热线：010-59787592　010-59787584　010-65264830
印　　刷：中农印务有限公司
经　　销：新华书店
开　　本：787 × 1092　1/16　印张：16
字　　数：389 千字
版　　次：2020 年 3 月第 1 版　2020 年 3 月第 1 版第 1 次印刷
标准书号：ISBN 978-7-117-29173-6
定　　价：98.00 元
打击盗版举报电话：010-59787491　E-mail：WQ @ pmph.com
质量问题联系电话：010-59787234　E-mail：zhiliang @ pmph.com

编 者
（以姓氏笔画为序）

于汇民　广东省人民医院
马长生　首都医科大学附属北京安贞医院
马根山　东南大学附属中大医院
王　东　中国医学科学院阜外医院
王怡璐　应急总医院
王效增　中国人民解放军北部战区总医院
王继征　中国医学科学院阜外医院
王新宴　中国人民解放军空军总医院
叶　蕾　上海交通大学医学院附属瑞金医院
田　庄　中国医学科学院北京协和医院
史录文　北京大学药学院
宁　光　上海交通大学医学院附属瑞金医院
吉训明　首都医科大学宣武医院
朱成刚　中国医学科学院阜外医院
朱丽萍　上海市妇幼保健中心
朱理敏　上海交通大学医学院附属瑞金医院
任佳梦　中国医学科学院阜外医院
刘　凯　中国医学科学院阜外医院
刘　念　首都医科大学附属北京安贞医院
刘　哲　百世诺（北京）医学检验实验室
刘雪丽　北京大学药学院
闫丽盈　北京大学第三医院
孙筱璐　中国医学科学院阜外医院
杜占奎　西安医学院第二附属医院
李　进　上海大学生命科学学院
李明辉　复旦大学附属中山医院
李建平　北京大学第一医院
李建军　中国医学科学院阜外医院
李梦梦　首都医科大学附属北京安贞医院

李新立　江苏省人民医院
杨　旗　首都医科大学宣武医院
杨艳敏　中国医学科学院阜外医院
杨晨蝶　上海交通大学医学院附属瑞金医院
肖俊杰　上海大学生命科学学院
吴　茜　上海交通大学 Bio-X 研究院
吴庚泽　中国人民解放军陆军特色医学中心
　　　　（大坪医院）
吴雪怡　中国医学科学院阜外医院
邹玉宝　中国医学科学院阜外医院
汪道文　华中科技大学同济医学院附属同济
　　　　医院
宋　雷　中国医学科学院阜外医院
张　岩　北京大学第一医院
张　屏　广东省人民医院
张　浩　上海交通大学医学院附属上海儿童
　　　　医学中心
张　萍　清华大学附属北京清华长庚医院
张天静　中国医学科学院阜外医院
张抒扬　中国医学科学院北京协和医院
张真路　武汉亚洲心脏病医院
张海岳　首都医科大学宣武医院
陈佑平　武汉亚洲心脏病医院
陈瑞珍　复旦大学附属中山医院
范芳芳　北京大学第一医院
季加孚　北京大学肿瘤医院
金　玮　上海交通大学医学院附属瑞金医院
周　洲　中国医学科学院阜外医院
周秋莲　上海大学生命科学学院

3

编　者

周博达　北京大学第三医院

郑　璇　武汉亚洲心脏病医院

项美香　浙江大学医学院附属第二医院

赵　屹　中国科学院计算技术研究所

柳志红　中国医学科学院阜外医院

洪　葵　南昌大学第二附属医院

姚　焰　中国医学科学院阜外医院

贺　林　上海交通大学Bio-X研究院

袁晋青　中国医学科学院阜外医院

贾玉和　中国医学科学院阜外医院

贾斯达　中国医学科学院阜外医院

夏云龙　大连医科大学附属第一医院

夏瑞冰　中国医学科学院阜外医院

徐昊鹏　中国医学科学院北京协和医院

徐臻龚　南昌大学第二附属医院

奚群英　中国医学科学院阜外医院深圳医院

高　炜　北京大学第三医院

浦介麟　上海市东方医院(同济大学附属东方医院)

崔广林　华中科技大学同济医学院附属同济医院

康连鸣　中国医学科学院阜外医院

惠汝太　中国医学科学院阜外医院

曾春雨　中国人民解放军陆军特色医学中心(大坪医院)

蔡　军　中国医学科学院阜外医院

蔡　英　上海市东方医院(同济大学附属东方医院)

樊晓寒　中国医学科学院阜外医院

编写秘书　吴雪怡　孙筱璐　张禅那

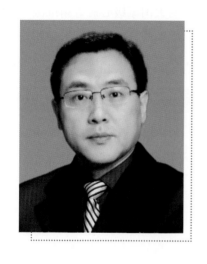

宋 雷

中国协和医科大学博士，美国哈佛大学博士后，研究员，主任医师，博士研究生导师。现任中国医学科学院阜外医院内科管委会副主任，高血压中心兼病区副主任。心血管疾病国家重点实验室独立研究员。

主要社会兼职：国际心脏研究会（ISHR）委员，国家科技部中国人类遗传资源管理专家组成员，中华医学会心血管病学分会精准心血管病学学组副组长，中国医疗保健国际交流促进会精准心血管病分会常务委员兼秘书长，中国医师协会高血压专业委员会常务委员兼副总干事，中国医疗保健国际交流促进会心血管疾病预防与治疗分会副主任委员，中国医疗保健国际交流促进会高血压分会常务委员兼副秘书长，北京医师协会高血压专家委员会青年委员会副主任委员。国家基本公共卫生服务项目基层高血压管理专家委员会委员。国家自然科学基金委项目通讯评审专家。核心期刊《中国分子心脏病学杂志》执行主编。1999 年开始从事心血管疾病分子遗传学研究，2001 年完成了中国最早的遗传性心血管疾病基因诊断[1]。在中国最早报道了肥厚型心肌病突变谱[2]。2003 年带队完成全球最大规模的心肌病流行病调查，成果被评论为该领域 45 年来研究的"路标（Landmark）"之一[3]，并被 2011 年美国心脏协会（AHA）/ 美国心脏病学会（ACC）心肌病诊疗指南、2014 年欧洲心脏病学会（ESC）心肌病指南引用。

2003 年赴美国哈佛大学医学院附属布里格姆和妇女医院（Brigham and Women's Hospital）心内科、哈佛大学医学院遗传系、霍华德·休斯医学研究所（HHMI），师从国际分

1　SONG L, HUANG X, MA AQ, et al. A malignant phenotype of hypertrophic cardiomyopathy caused by Arg719Gln cardiac beta-myosin heavy-chain mutation in a Chinese family[J]. Clin Chim Acta,2001, 310(2):131-139.

2　SONG L, ZOU Y, WANG J, et al. Mutations profile in Chinese patients with hypertrophic cardiomyopathy[J]. Clin Chim Acta,2005,351(1-2):209-216.

3　MARON BJ.Hypertrophic cardiomyopathy: an important global disease[J].Am J Med,2004,116(1):63-65.

子心脏病学研究创始人之一，美国科学院院士 Christine E．Seidman 教授进行博士后研究。2008 年回国在中国医学科学院阜外医院从事各种心血管疾病的临床诊治工作。同时，带领团队着眼于心血管疾病分子遗传学研究，成果以第一作者、主要作者或通讯作者先后发表在 *Eur Heart J*、*Circulation*、*J Clin Invest*、*Science*、*Cir Cardiovas Genet*、*Eur J Heart Fail*、*Am J Med* 等专业领域一流杂志。先后作为课题负责人承担国家重点基础研究发展计划（"973 计划"）、国家高技术研究发展计划（"863 计划"）、科技部国际合作项目、国家自然科学基金、北京市自然科学基金以及首都医学发展科研基金等项目。科研成果获北京市科技进步奖。

作为共同发起人之一，于 2015 年起，先后成立了中华医学会心血管病学分会精准心血管病学学组及中国医疗保健国际交流促进会精准心血管病分会两大国家级心血管精准医学平台。通过在全国范围内建立精准医学示范基地和合作网络，牵头撰写国家精准医学相关指南，主编精准医学相关刊物，举办精准医学高峰论坛等措施，致力于心血管疾病精准医学基础研究和临床转化应用。

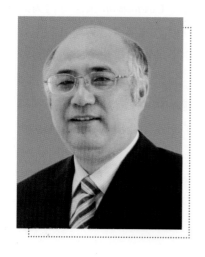

惠汝太

　　加拿大蒙特利尔大学临床科学博士，美国国立卫生研究院（NIH）博士后。中国医学科学院阜外医院心内科教授、博士生导师。曾担任中国医学科学院阜外医院副院所长、高血压中心主任、中德分子医学研究室主任，科技部/国家外专局国家级国际科技合作基地主任，心血管病相关基因与临床研究教育部重点实验室主任，心血管疾病国家重点实验室副主任。现任中国医学科学院阜外医院医疗新技术伦理委员会主任委员。

　　主要社会兼职：曾任国际心脏研究学会中国分会主席、中国医师协会高血压专业委员会副主任委员、中华医学会心血管病学分会精准心血管病学学组组长、*J Mol Med（Berl）*杂志编委，现任中国医疗保健国际交流促进会精准心血管病分会主任委员、中国老年学学会老年医学委员会慢病及交叉医学专家委员会副主任委员、国家心血管病中心临床研究基地学术委员会委员、上海同济大学教育部心律失常重点实验室学术委员会主任、《中国分子心脏病学杂志》主编、《中国循环杂志》《中华心血管病杂志》及《中华高血压杂志》编委。先后作为课题负责人承担国家重点基础研究发展计划（"973计划"）和国家高技术研究发展计划（"863计划"）、科技部国际合作项目、国家科技支撑计划（"十二五"科技计划）、科技部社会公益基金项目、国家自然科学基金项目、北京市自然科学基金项目等。科研成果获得教育部一等奖2项、北京市二等奖1项、北京市三等奖1项、中华医学会二等奖1项、中华医学会三等奖1项。发表SCI学术论文253篇，其中第一作者或通讯作者论文116篇，发表于*Circulation*、*J Am Coll Cardiol*、*Circ Res*、*Hypertension*、*Stroke*、*Arterioscler Thromb Vasc Biol*、*Am J Hum Genet*、*Hum Mol Gene*t等一流杂志。培养博士、博士后与硕士85名。

　　在国内率先开展了一系列心血管分子遗传学研究：

　　1. 克隆183个心血管基因，并对26个基因进行了功能研究，获得多个发明专利。

2. 开展并确立一系列新的心脑血管病危险因素,主要包括:

(1)首次证明血浆高同型半胱氨酸及其调控基因 *MTHFR* 的 M667T 突变是心脑血管病危险因素,携带者的脑卒中危险增加 1.4～1.9 倍。中国有 2.6 亿人暴露于此危险因素下,造成 10% 的脑卒中及冠心病。若控制该危险因素,每年能够挽救 10 万～30 万人的生命。目前,该项检测指标已在全国范围开展,5 万余患者受益。

(2)脂蛋白(a)及影响其代谢的 apo(a)基因 TTTTA 多态数目减少是脑卒中的独立危险因素。

(3)发现 VKORC1(维生素 K 环氧化物还原酶复合物亚单位 1)危险等位基因是脑卒中、冠心病及主动脉夹层的遗传分子生物标记,并建立检测技术。*Circulation* 杂志专门为此配发社论及临床展望;同时被美国卒中协会会刊 *Stroke* 列为 2006 年脑卒中遗传研究的重要进展之一;被美国心脏病学院杂志列为 2006 年动脉粥样硬化研究的重要进展之一。该检测技术已用于心脑血管病预测,17 400 例患者因此受益。

(4)发现上皮生长因子受体 KDR 基因多态是新的冠心病遗传危险因子。

3. 领导了中国汉族人群心肌病的普查工作,第一次明确了肥厚型心肌病在中国的患病率为 1/500,为该病的防治工作提供了重要的流行病学数据。

4. 把基因组医学与遗传学的研究结果用于临床,开展了心肌病、单基因高血压、马方综合征等的遗传基因诊断,为心血管病的基因诊断和个性化治疗奠定了基础。

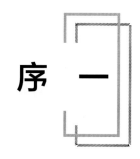

序 一

　　我们医务工作者始终不能忘记，患者的最佳利益是我们考虑的唯一利益，每一个生命都应获得世界一流的诊疗技术。但是，医疗实际则不尽如人意。据美国医学研究院（IOM）报告，即使在医疗科学技术发达的美国，亦至少有 30%～50% 的医疗健保预算花在无效甚至有害的治疗上，每年因此损失医疗费用 7 350 亿～9 800 亿美元[1]。据估计，2000 年～2002 年，每年分别有 19.5 万～25 万美国人，因为医疗失误而丢掉性命[2~4]。

　　从解析人类基因组以后，基因组医学成为构筑精准医学大厦的基石。心血管病的易感性、预后、治疗反应的创新成果呈指数增长。精准医学用于处理人类头号杀手——心血管病，已经成为一个新兴的学科。可以根据个体的遗传组成信息与所暴露的环境因素、个人与家族史等，寻找心血管病的致病基因，阐明治疗的特殊路径，在正确的时机，给予合适的人最优治疗，提高疗效，降低损害减少副作用。

　　今天，一些心血管病，如心肌病、离子通道病（心电图和超声心动图可能漏掉临床表现，患者很可能第一个临床表现和最后的临床表现是猝死）、家族性高胆固醇血症、主动脉瘤与夹层、单基因高血压、先天性心脏病等的精准医疗，已经发育成熟，进入收获的季节。通过基因检查，可以早期发现受累者，对他们进行危险分层，靶向治疗。同时，在药物基因组指导的用药以及复杂心血管病发病机制与危险分层方面，也显示了巨大的潜力，会给一些心血管不治之症患者带来希望。

　　社会对精准医疗的深度需求正在不断增加，应督促医务界学习、研究、推广应用精准医疗。应用基因组学知识与技术，可改善与加强对心血管病患者的诊治和预防，引起了临床医生、研究人员、政府管理机构的高度重视。各界均渴望把精准基因组医学的承诺变为现

1　KOHN L T, CORRIGAN J M, DONALDSON M S, Committee on Quality of Health Care in America, Institute of Medicine. To Err is Human: Building A Safer Health System[M]. Washington D.C.: National Academy Press, 1999:1-8.
2　WEINGART S N, WILSON R M, GIBBERD R W, et al. Epidemiology of medical error[J].BMJ, 2000,320:774-777.
3　MAKARY M A, DANIEL M. Medical error-the third leading cause of death in the US. BMJ, 2016,353：i2139.
4　ZHAN C, MILLER M R. Excess length of stay, charges, and mortality attributable to medical injuries during hospitalization. JAMA, 2003, 290(14):1868-1874.

实。由于复杂常见病的巨大负担，且既往一直强调循证医学，以及对基因组医学语言的不熟悉，学习与实践心血管精准医疗难免遇到尴尬。设计、开发与推行基因组指导的诊疗方案，进一步将各种心血管病的临床处理个体化，仍然面临挑战。本书作者们历经两年多的努力，详尽搜集国内外精准医疗的最新文献，结合各自临床实践，介绍了心血管疾病精准医疗方面最新与比较成熟的进展，展示了目前心血管疾病精准医疗的基本现状，对临床医生、科学研究者以及相关的社会组织、政府管理机构，具有一定参考价值。

书中描述了围绕遗传检查与诊疗，精准医学如何掀起一股临床与实验室的浪潮，革新了常见与罕见心血管病的处理。这些进展正在开始引领我们更加有效地定义疾病风险，在分子水平阐明发病机制，诊断疾病；根据每个人的信息给予个体化的处理，提高疗效，减少或避免对患者的不利影响，限制不必要与不合适治疗带来的花费。在分子水平定义疾病，更加精准地治疗疾病，将不仅仅会改善临床试验的结果，改善患者的诊疗内容和流程，也会通过临床病例测序，促进我们更多地了解遗传序列变异与疾病表型的关联。

中国工程院院士
中国工程院副院长
中国医学科学院　北京协和医学院院校长

2019 年 5 月

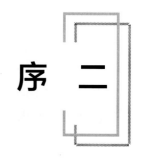

序 二

　　《心血管疾病与精准医学》即将付梓之际，本书主编邀我为其作序。浏览本书，感其内容翔实、语言简练、实用性强，是一部可以被心血管基础研究和临床工作者拿来时备查考的关于心血管疾病精准医学的很好的书籍，故此欣然命笔。

　　心血管疾病作为全球范围内对人类生命与健康极具威胁的重大疾患，牵涉人群多，发病率不断攀升；心血管疾病的致死、致残率也居高难下，因此，心血管疾病一直是基础研究、临床攻关和产业转化的重兵投入之地。尽管近年来该领域的诊疗已取得长足进步，但仍有诸多重大问题亟待解决。究其原因，对疾病发病机制的认识不足和缺乏早期识别干预是瓶颈所在。"精准医学"理念的提出，为从根本机制上研究疾病、发现规律、找寻治疗靶点提供了可能。

　　任何新的医学理念和医疗模式的产生发展，都需要一个过程。其中，宣传和普及工作至关重要。对于精准医学在临床各学科中的应用，目前普遍缺乏相关的教材和参考资料。本书从精准医学研究常用方法学入手，对各种心血管疾病及相关学科的精准医学应用进行了介绍，恰恰满足了这一要求。概言之，本书有以下几个特色：①思路开阔，涵盖面广：本书从遗传学角度将心血管疾病做了单基因和复杂疾病的两大类划分，既全面又有新意；此外，从精准医学常用的各种方法学，延及脑血管病、分子影像、肿瘤心脏病、分子病理学等相关学科，为读者提供了了解精准医学的全方位的信息。②内容精练，繁简恰当：涵盖范围广，往往内容繁杂，势必大大降低可读性。但本书的重点突出，结构统一简洁，既有综合描述，又不纠缠于研究细节，深入浅出，而不流于琐碎。③着眼临床，实用性强：本书尽可能用通俗的语言将精准医学的方法学做了介绍，填补了这方面的空白；在阐述疾病的时候，重点落笔在分子遗传机制和精准诊疗方法，言简意赅、逻辑清晰；相关学科介绍点到为止，但脉络分明。这种编排设计，易于读者理解，并很适合读者把它作为工具书来查阅。④编委团队实力雄厚：本书编者多属国内各相关专业多年来在精准医学领域奋斗、耕耘的专家，他们熟悉、热爱这个领域，有深厚的学术功底，有前瞻的研究视角，有理想，有情怀，这是本书优良品质的重要保证。

　　本书的编者们怀着对精准医学的敏锐意识，以及对其推广、应用和普及的高度使命感，完成了国内首部心血管病精准医学专著。个中的曲折与艰辛，可以想见一二。我们深深希望，藉由此书的出版，精准医学的理念能够被大家了解、认识，并最终作为一种现代医疗模式，根植于临床一线，服务于心血管疾病的临床实践。

中国工程院院士
北京大学常务副校长、医学部主任

2019 年 5 月

前 言

众所周知，心血管疾病是对人类健康构成严重威胁的系统性疾病之一。由于我国所处社会发展阶段的诸多特点，心血管疾病在我国的流行和防控现状不容乐观，对个人和社会造成的负担日益令人关注。

近年来，心血管疾病的基础科学和临床研究均取得了长足进步，尤其是分子遗传学领域的进展成果丰硕，为心血管疾病的个体化诊疗开辟了新的途径。随着 2015 年 1 月 20 日美国前总统奥巴马在国情咨文演讲中宣布了"精准医学计划（precision medicine initiation）"，继而 2015 年 7 月 29 日我国宣布启动精准医疗计划，2016 年初国家科技重大专项"十三五"发展规划"精准医学研究"重点专项计划正式启动，心血管疾病精准医学也成为焦点和热点。

精准医学作为一门新兴学科，是人类基因组测序图谱完成后 20 多年来，全球临床医学、分子遗传学、生物信息、大数据等多学科发展的成果之一。心血管疾病精准医学关注从个体化角度，以基因组学为突破点，从分子诊断、分子分型、个体化评估、生物标记物、靶向用药等方面开展心血管疾病的基础研究和临床应用。希望针对诸如怎样为患者迅速找到有效、廉价、又无副作用的降压药物；冠心病患者何时发生急性斑块破裂、血栓形成；能否提出准确的早期预警指标；肥厚型心肌病患者有无可能构建一套猝死的危险分层模型等心血管疾病的困境问题，找到"精准"的、"个体化"的解决方案。以基因测序为代表的一系列新技术层出不穷，准确性越来越高，耗时越来越短，成本越来越低，这一切都使精准医学的临床应用成为可能。

近年来，"-ome"，即"组"的概念已成为热点。表型组（phenome）包括了个体所有的临床表型特征，与表型组相对应的基因组（genome）指的是个体的所有 DNA 序列，由此衍生出了蛋白质组（proteome）、代谢组（metabolome）、微生物组（microbiome），甚至暴露组（exposome）（指个体从宫腔内开始到终其一生暴露过的所有环境），等等。组学研究的重要目的之一，是希望能够打通宏观与微观、病理与生理、个体和种群的界限，全新诠释疾病从发生、发展到转归的机制。只有借助精准医学概念的生物信息和大数据技术，将来自各种组学的海量数据经过采集、存储、提取与共享,进行全息式、网络化的整体分析,才有可能得到有价值的结果,为上述美好愿望的实现展现曙光。

当然,作为一个新学科,从让大家"认识、理解"、到"接受、应用"需要时间,从"科学发现"到"临床转化"存在距离。精准医学的发展,需要医生、研究人员、患者、政府部门、社会的共同协作和努力。

作为国内首部心血管疾病精准医学专著,本书从策划到编写历时近两载,编写群体可谓"群贤毕至,少长咸集",既有这一领域令人景仰的著名学者,也有奋发有为的中青年专家,撰写者们通过复习近十多年来全世界心血管疾病精准医学的进展,结合自己精准医疗实践的体会,把其中比较公认的、临床用途比较迫切的内容介绍给大家,为我们认识和学习心血管疾病精准医学铺就了一条直达前沿的捷径。期望能够借本书抛砖引玉,加强大家对精准医学的认识,推动全社会参与精准医学创新和推广,挽救生命,促进健康,造福大众。

本书得到了人民卫生出版社的大力支持,在此表示感谢。尤其感谢王辰院士、詹启敏院士百忙之中为本书作序,令我们深受鼓舞。

面对医学的瀚海,我们永远是海边少不更事的顽童。尽管我们有认真的态度,探索的情怀,敬业的精神,但因水平有限,本书错误、缺憾和局限之处在所难免,恳请各位读者和同道不吝批评指正。

宋　雷　惠汝太

2019 年 6 月

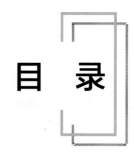

目　录

第一篇　心血管疾病精准医学概述及研究方法

第二篇　单基因遗传性心血管疾病精准医学研究和临床应用

第三篇　复杂心血管疾病精准医学研究和临床应用

第四篇　心血管疾病精准医学研究相关学科

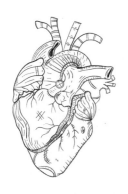

第一篇
心血管疾病精准医学概述及研究方法

第 一 章
概　述

第一节　精准医学的发展和定义

医学发展经历了三个时代。一是经典的"直觉医学（intuition medicine）"时代，是"一刀切（one size fits all）"的医疗模式，以症状为基础，以经验医学为主，根据非实验性的临床经验、临床资料和对疾病基础知识的理解来诊治患者。

二是今天正在实践的"循证医学（evidence-based medicine）"时代，强调标准和证据并据此开展临床诊疗，制定医疗政策。但这些标准和证据来源于一个又一个临床试验，需要消耗时间，费用昂贵。而且，某种治疗措施是为大多数患者所设计，这种"一个尺码适合所有人"的方法，可能对某些患者有效，而对另外一些患者则无效甚至有害。随着科学技术的进步，循证医学被引入了数据化的内容，即根据患者个人选择，临床特征，医疗史，环境与行为因素，生活习惯，生物标志物等综合考虑，做出治疗决策，也就是分层医疗：根据疾病亚型、地域人口学、临床特征及生物标志物等进行分层，区别对待。这是精准医学的桥梁与前奏。

三是"精准医学（precision medicine）"时代，也被称为"数字医学""明天的医学"。2015年1月20日，美国前总统奥巴马在国情咨文演讲中宣布了一个预算高达数亿美元的新计划——精准医学计划，并希望以此"引领一个医学时代"。引起了国内外医学界及各界人士对精准医学的高度关注。

什么是精准医学？美国国立卫生研究院（NIH）对其定义为：一个建立在了解个体基因、环境和生活方式基础上的新型疾病治疗和预防方法，是以个体化医疗为基础，随着基因组测序、生物信息与大数据、云计算等前沿科学技术的交义应用而发展起来的新型医学概念与医疗模式。进一步说，精准医学如同为患者量体裁衣的一把尺子，根据患者的临床信息和人群队列信息，结合患者的生活环境和方式，应用现代遗传技术、分子影像技术、生物信息技术等，实现精准的疾病分类及诊断，制定具有个性化的疾病预防和治疗方案。

精准医学包括以下几个特征：

1. 数据特征　精准医学对数据的要求包括：收集参与研究对象的临床诊疗数据（动态表型），不同水平的组学数据，动机与行为因素，社会决定因素等。利用计算机存储和描述使其标准化，产生算法，同时保护个人信息数据的隐私，这也是精准医学又被称为"数字医学"的原因。

2. 个体化特征[1]　正如"世界上没有两片相同的树叶"，在真实世界中，每一个患者都是独立而不同的个体。精准医学的"精准"是标准，而"个体化"是其最终目标。但个体化医疗不是一个人一种治疗方法，而是根据病情相同的一类患者的情况，选择适合这一类患者的治疗方法,使治疗的针对性更强,疗效更高,副作用更小。

3. **整合特征** 精准医学虽然强调个体化,但精准医学体系不是孤立于某几个方法学,而是系统整合的体系。精准医学的实现,不仅需要对各种组学和临床数据整合,也需要对个人和同类患者群体信息进行整合,对医疗和社会信息进行整合,对个体和环境因素进行整合,等等。通过整合、分析,才能得出完善的结论,反过来指导临床实践。

根据美国科学院医学研究所(IOM)的估计,目前美国临床使用的治疗方法,30%无效甚至有害。每年浪费医疗资源8 600亿美元[2, 3],失去几十万生命[4]。心血管疾病的危险因素有200多种,发病机制非常复杂。每一个患者所暴露的危险因素与遗传背景各不相同,一种方法不可能适合所有患者。因此,心血管疾病更迫切需要个体化精准诊疗。

第二节 精准医学在心血管疾病中的应用

一、单基因遗传性心血管疾病

1. **基因诊断和分子分型** 2/3的单基因变异导致的心血管疾病可以通过精准医疗获益。目前的300多种单基因心血管病中,有200种致病基因已经被明确。通过测序技术和生物信息技术,结合基因型和临床表型分析,对这些疾病可以做到早期诊断,进行分子水平精准分型以及家系成员遗传筛查和管理,将疾病"诊疗前移"落到实处。

2. **风险评估** 以心脏性猝死为例,中国每年有54.4万人发生心脏性猝死[5],一半发生在医院之外,即到达医院前已死亡。不管是院内还是院外,心脏性猝死的抢救成功率极低。西方国家院外心脏性猝死的抢救成功率最高仅6%,发生心脏性猝死的住院患者最多只有23%能够存活出院。因此,对于预测出心脏性猝死高风险的患者采取预防措施,是心脏性猝死的最好治疗方法。目前已经了解到,至少有13类心血管疾病可导致高猝死风险,包括肥厚型心肌病、扩张型心肌病、离子通道病、马方综合征、原发性肺动脉高压等。这些疾病的临床恶性结局与基因变异存在密切关系[6, 7],单纯依靠传统诊断手段很难准确预测,而通过精准医学手段,可以早期诊断,早期评估,进行预防性治疗(如安装体内除颤-起搏器),防止心脏性猝死。

3. **遗传阻断** 单基因遗传病因为其遗传学特点,不仅给患者个体,也给患者整个家族带来了生理、心理和经济上的负担。因此,如何预防基因突变导致的遗传心血管疾病在家族中传递、避免患儿出生,是患者及其家族以及医务工作者共同关注的焦点,更是这类疾病诊疗管理的重要环节。目前,现代医学虽然还不能改变已出生者的基因,但已可以通过出生前或胚胎植入前的遗传诊断技术,将疾病发现的时间窗提前,避免此类患儿出生,使患者家庭达到优生,使其后代彻底摆脱患病可能,达到遗传阻断的目的。

4. **分子靶向治疗** 自2015年精准医疗通过的倡议"引爆"了整个医学界后,截止到2017年,美国、欧洲、日本的药物食品管理部门已经批准251种"靶向"药物,根据作用的特异分子,对疾病进行更加精准的打击,提高疗效,减少副作用。分子靶向治疗挽救了一大批不治之症患者的生命或使患者生活质量获得提高。癌症专家已经能够驾驭这项技术,将其应用于癌症个体,使一些曾被传统疗法宣判死刑的患者可继续生存。心血管疾病的靶向治疗将是下一个热点。

二、复杂心血管疾病

高血压、冠心病等高发心血管疾病，因其发病病因更加复杂，从遗传学角度被统称为复杂心血管疾病。精准医学在这类疾病的应用，主要是风险、预后评估和靶向用药。

根据患者所暴露的环境因素与个体的遗传因素，确定相关标志物，评估患者病情发展和恶性事件的风险，对于临床诊疗有很大的价值。另一方面，靶向用药也是临床治疗的重要部分。有一些药物治疗窗口与安全窗口均比较窄（有效剂量与中毒剂量非常接近），也有些药物对不同类个体疗效不一致（如抗凝药华法林，使用不足会形成血栓栓塞血管，使用过量会造成出血可致命），使患者对这些药物的初始剂量反应差异非常大，医生难以把握。造成剂量反应差异的原因之一，是每个人的基因变异不同，影响药代动力学与药效学。利用药物基因组学方法找出基因变异，可以提高疗效，避免或减少副作用，指导临床用药。

第三节　心血管疾病实践精准医学面临的挑战

1. **数据缺乏**　目前缺乏能够满足精准医学需求的数据库：完成深度测序的患者数目有限；难以从医疗记录中抽取丰富完善的临床表型数据；随身可佩戴监测设备虽然有助于收集动态表型数据，但其数据成熟应用尚需时日。此外，即使有了数据库，将各数据整合起来的分析手段亦非常有限。

2. **人才缺乏**　构筑精准医疗大厦的基石是分子遗传学。因此，精准医疗必须由熟悉分子遗传学的医生主导。医生需要了解哪些疾病存在精准医疗可能，如何选择精准医疗对象以及采取何种精准诊疗手段，同时需要帮助患者解决三个问题：①遗传检查结果有哪些获益；②遗传检查存在哪些不足；③根据遗传检查结果可采取哪些行动。未来，医生不了解精准医疗、不能利用分子遗传学的知识与技能服务临床，会像现今的心脏科医生不会看心电图一样尴尬。而目前我们的临床医生，有多少人做好了这些准备？有多少人在学习与储备相关知识与技能，可以适应变革，迎接精准医学的挑战？

3. **精准定义与精准解读**　对患者及其家族临床表型的准确定义及对遗传检测信息的精准解读，比检测本身更加重要。对临床资料的定义疏忽会导致检测数据的浪费，而误读遗传信息造成的危害也绝非仅仅是恐惧与担心，误判会导致治疗方法尤其是有创治疗方法对患者造成永久性的伤害。

4. **缺乏前瞻性研究证据**　获得的精准诊疗信息是否可信、是否具有可操作性、最终能否改变临床实践、改善临床预后，是精准医疗落地的关键。目前该领域需要更多的前瞻性研究证据，才能令医生信服，使精准医疗成为成熟的工具。

5. **经济负担**　推广精准医学理念的可行性技术，必须要考虑经济问题，要符合最佳利用目前有限资源的原则。有些技术，包括一些鼓动市场化的项目，是否符合这一原则，尚需进一步判断。

6. **宣教**　目前精准医学的发展处于起步阶段，存在的问题多于答案，需要患者、医生、研究人员、企业和政府的共同努力，他们对精准医学的了解和认知至关重要。通过宣教帮助大家明确精准医学会有何获益，了解精准医学的相关问题（不仅是医疗问题，还包括立法保护个人遗传信息的隐私，疾病遗传信息是否会受到就业、保险、婚恋方面的歧视等社会问题），知晓实践精准医学面临的挑战和机遇，才能真正从"产、学、研、用"各个角度全面推动精准医学的发展。

7. 对待精准医学的态度 从"科学发现"到"临床应用"是需要过程的。目前阶段，精准医学界在积极推广精准医疗的同时，最好不要给予太多的承诺，把未来要研究落实的一些假设当成现实"出售"，从而"卖空（oversell）"精准医学。使医生和患者产生不切实际的期望，造成公众错觉，这对精准医学的发展有百害而无一益。

祖国医学很早就提出了"异病同治、同病异治"的概念，就是在强调个体化诊疗的理念。今天，个体化诊疗被赋予了"精准医学"这一现代内涵的定义。未来，患者的选择，医疗单位之间的竞争，对个体化医疗服务提出了与技术创新同样迫切的要求，而精准医学是实现这一目标的必由之路。不管医学科学的发展过程如何，最终都无法阻挡从分子水平认识疾病、防治疾病这一新模式的到来。

（宋 雷 惠汝太）

参 考 文 献

[1] National Research Council. Toward Precision Medicine: Building a Knowledge Network for Biomedical Research and a New Taxonomy of Disease[R]. Washington, DC: The National Academies Press, 2011: 142.

[2] Kohn L T, Corrigan J M, Donaldson M S. Committee on Quality of Health Care in America, Institute of Medicine. To Err is Human: Building A Safer Health System[M]. Washington, D.C.: National Academy Press, 1999: 1-8.

[3] BRODY H. From an Ethics of Rationing to an Ethics of Waste Avoidance[J]. N Engl J Med, 2012, 366(21): 1949-1951.

[4] MAKARY M A. Medical error-the third leading cause of death in the US[J]. BMJ, 2016, 353: i2139.

[5] HUA W, ZHANG L F, WU Y F, et al. Incidence of sudden cardiac death in China: analysis of 4 Regional Populations[J]. J Am Coll Cardiol, 2009, 54(12): 1110-1118.

[6] ZOU Y, SONG L, WANG Z, et al. Prevalence of idiopathic hypertrophic cardiomyopathy in China: a population-based echocardiographic analysis of 8080 adults[J]. Am J Med, 2004, 116(1): 14-18.

[7] WANG J, WANG Y, ZOU Y, et al. Malignant effects of multiple rare variants in sarcomere genes on the prognosis of patients with hypertrophic cardiomyopathy[J]. Eur J Heart Fail, 2014, 16(9): 950-957.

第 二 章
遗传学与基因组学

遗传学是研究生物的基因结构与功能、基因变异以及基因传递与表达的学科。基因组学属于遗传学范畴,是遗传学的一个分支。现在,遗传学主要是指对单个基因的结构功能的研究。基因组学则以整个基因组为研究对象,结合各种分子生物学、生物信息学、统计学以及基因编辑等手段,研究基因组的结构功能、进化演变以及对生物质量性状和数量性状的影响。

遗传学虽然只是生物学的一个分支,却深刻影响着整个生物学及医学领域。孟德尔的豌豆杂交实验和摩尔根的果蝇杂交实验,奠定了现代遗传学的基础,在尚不知道遗传基础为何物时,确定了"基因"这一决定遗传性状的基本单位的存在,并提出了等位基因的概念和确定了基因的线性排列。正是在寻找遗传信息的物质基础的过程中,人类逐渐认识到染色体是遗传信息的载体,发现并破解了 DNA 的结构和遗传编码规律,发明了 DNA 重组、测序、扩增、编辑等相关生物技术。从回答"我们是谁,我们从何而来"的物种起源与演化,到解释"龙生龙,凤生凤""龙生九子,子子不同"的性状遗传与变异;从生殖细胞形成、胚胎发育到疾病的发生和生命体的衰老死亡,遗传均扮演了重要角色。遗传学研究开启并推动了整个现代生物学的发展。

遗传学和基因组学对医学的影响同样广泛而深刻。从单基因疾病到多基因疾病,几乎所有疾病都与遗传相关。医学遗传学是近 20 年来发展最快的医学学科之一,现在已经深入到疾病的诊断、预防、治疗等方面。尤其需要强调的是,遗传学和基因组学研究的成果和技术手段积累,是现阶段精准医学的基础。通过遗传学和基因组学检测,已经可以实现部分疾病的分子分型,打破原有的疾病分类,提高临床诊疗的准确性和有效性[1, 2]。可以说,没有遗传学和基因组学的研究积累,就没有今天的精准医学。

第一节　疾病遗传模式

几乎所有疾病都与基因有关,心血管疾病也是如此。根据基因与疾病发生的关系,可以分为单基因疾病、多基因疾病和染色体病。

一、单基因疾病

单基因疾病是指由单个基因发生突变导致的疾病,其代际传递符合孟德尔遗传规律,又称为孟德尔疾病。需要注意的是,一种单基因疾病可能只有一个致病基因,也可能有多个致病基因。后者的每一个致病基因,都可以单独导致此种疾病。根据突变发挥作用的模式,单基因疾病分为显性遗传疾病和隐性遗传疾病。根据基因所在染色体不同,又可分为常染色体遗传疾病和性染色体遗传疾病。此外，人体细胞存在独立的线粒体基因组，主要编码少数线粒体所需蛋白，此部分基因突变导致的遗传疾病称为线粒体病。绝大多数单基因疾病患者，基因突变遗传自父和／或母方，但也有少数患者的基因突变并非来自父母，而是新发突变。此类突变主要是在产生生殖细胞的减数分裂过程中自发出现的，虽然不是遗传自父母，但是却会按孟德尔规律遗传给后代。

目前发现的单基因疾病超过 5 000 种，其中以心血管系统异常为唯一表型合并心血管损害的单基因疾病有百余种。多数单基因疾病的患病率很低，属于罕见病。但由于单基因疾病数量众多，因此总体患病率并不低。就心血管疾病而言，单基因疾病主要包括各种心肌病、心脏离子通道病、血脂异常、主动脉夹层、马方综合征及部分先天性心脏病等。保守估计，全国单基因心血管疾病患者数量超过 1 000 万，其中以肥厚型心肌病患病率最高，约 1/500[3]。单基因心血管疾病一般发病年龄早，症状重；心肌病和心脏离子通道病等一般在青少年或中年发病；先天性心脏病、代谢性心肌疾病以及一些综合征型的心血管疾病，在胚胎发育阶段就可能出现异常或在婴幼儿期就发病。单基因心血管疾病预后较差，是青少年心脏性猝死、心脏移植的主要原因，致死致残率高[4]。

1. 常染色体显性遗传病　人体共有 46 条染色体，包括 22 对常染色体和 1 对性染色体（X 和 Y 染色体），总计 24 种。人体内 1～22 号染色体有两个拷贝，为同源染色体。同源染色体一条来自父方，一条来自母方，不参与决定性别，称为常染色体。正常情况下，每对常染色体上基因分布相同。位于一对同源染色体相同位置上的基因互为等位基因，常染色体基因均有 2 个等位基因。X 和 Y 染色体为性染色体，女性为 XX 核型，男性为 XY 核型。性染色体也是一条来自父方，一条来自母方。母方只能提供 X 染色体，父方则均等概率的提供 X 或 Y 染色体。

显性遗传病是指一个等位基因发生缺陷即可导致的疾病。在此情况下，虽然另外一个等位基因仍然功能正常，但无法掩盖缺陷等位基因的影响。如果显性遗传病的致病基因位于常染色体，就是常染色体显性遗传病。常染色体显性遗传病绝大多数由致病基因的杂合突变导致，遗传给子女的概率为 50%，无性别差异。在肥厚型心肌病等疾病中，男性患者比例显著高于女性，这主要是因为疾病在不同性别中的外显差异导致的，与致病突变的遗传概率无关。常见的单基因心血管病多为常染色体显性遗传模式，比如肥厚型心肌病、致心律失常性右室心肌病、长 QT 综合征（long QT syndrome，LQTS）等[5]。

2. 常染色体隐性遗传病　指致病基因的两个等位基因均发生缺陷才会发病的单基因疾病。当只有一个等位基因发生缺陷时，另外一个正常的等位基因会掩盖缺陷等位基因的效应，不会导致疾病。常染色体隐性遗传疾病由致病基因的纯合突变或反式杂合突变（trans-compound mutations）导致。常染色体隐性遗传疾病的致病突变多以杂合形式隐藏在正常人群中，只有当父母双方都携带杂合突变时，其子女才有 1/4 概率患病，另有 1/2 子女携带杂合突变且表型正常，1/4 子女不携带致病突变。如果患者的配偶不携带致病突变，则下一代均携带杂合突变但不患病；如患者配偶为携带杂合致病突变的正常人，则下一代 1/2 为患者、1/2 为不患病的杂合携带者。

隐性遗传疾病一般患病率低，缺少明确家族史。近亲结婚会显著增加原本隐匿的杂合突变在一对等位基因同时出现的概率，从而显著增加常染色体隐性遗传疾病的患病率。常染色体隐性遗传病虽然患病率相对较低，但表型相对较重。糖原累积症、核编码线粒体病等常染色体隐性遗传病在婴幼儿心肌病中的比例显著高于成年心肌病患者[6]。

3. 伴 X 染色体遗传 性染色体遗传病主要为伴 X 染色体遗传，又分为伴 X 染色体显性遗传和伴 X 染色体隐性遗传。当 X 染色体基因突变呈显性效应时，一个等位基因发生缺陷即可致病。由于女性有两条 X 染色体，其致病特征与常染色体显性遗传相似，而男性只有一条 X 染色体，突变基因型称为半合子。伴 X 染色体显性遗传患者，如果患者为男性，女儿均遗传患者 X 染色体致病突变且患病，儿子均不携带突变；如果为女性杂合子患者，则子女患病概率均为 1/2，无性别差异。总体上，由于女性 X 染色体数量多于男性，因此女性患病率会较男性高。影响心血管系统的伴 X 染色体显性遗传病有 *LAMP2* 基因突变导致的 Danon 病等[7]。

伴 X 染色体隐性遗传是指位于 X 染色体的基因在没有正常等位基因情况下才会致病。女性含有两条 X 染色体，需要一对等位基因均存在缺陷才发病；男性只有一条 X 染色体，半合子既可致病。如果患者为女性且配偶正常，则儿子均为半合子且患病，女儿均为杂合子不患病；如果患者为男性且配偶不携带突变，则儿子均不携带突变，女儿均为杂合子不患病；如果男性患者的配偶恰好为杂合子，则儿女均有 1/2 概率患病。由于男性只有一条 X 染色体，人群中隐匿的隐性致病突变更易在男性中显现，伴 X 染色体异性遗传病在男性中的患病率显著高于女性。如果疾病具有明显家族史且以男性患者为主，应考虑伴 X 染色体隐性遗传可能。影响心血管系统伴 X 染色体隐性遗传疾病包括 *DMD* 突变杜氏肌营养不良症、*TAZ* 突变导致的 Barth 综合征、*GLA* 突变导致的 Fabry 病等[8]。

4. 母系遗传 人类线粒体基因组呈环状，大小为 16.5k，是独立于细胞核的遗传体系。人类线粒体包含 37 个基因：13 个蛋白编码基因、22 个 tRNA 基因和 2 个 rRNA 基因。编码的蛋白主要参与线粒体呼吸链组成。与每个细胞核只有 2 套染色体不同，每个细胞包含成千上万线粒体，因此线粒体突变需要达到一定比例才可致病。在绝大多数情况下，人类线粒体主要遗传自母方，而父方的线粒体则极少遗传给后代，因此线粒体基因组突变导致的疾病呈母系遗传。如果患者为女性，则其子女全部患病；如果患者为男性，则其子女均不患病。由于心脏是高能量代谢器官，线粒体突变极易影响心脏功能，比如 *MTTL1*、*MTTI*、*MTCYB* 等线粒体基因突变可导致心肌病变[9]。

5. 基因多效性 基因多效性是指一个基因影响或导致多种疾病。比如：*MYH7*、*MYBPC3* 等编码肌小节蛋白的基因发生突变，既可导致肥厚型心肌病，也可以导致扩张型心肌病；*SCN5A* 突变既可导致 LQTS 又可以导致心肌病；*LMNA* 突变既可导致扩张型心肌病，又可以导致肌病、早衰等多种疾病。同一基因发生突变导致不同疾病的原因可能与突变不同或修饰基因有关。某些基因会同时参与多条生物学途径，不同位点突变会影响不同功能域，从而产生不同效应，导致不同疾病。修饰基因是指发生改变后不会单独导致疾病，但是会影响疾病最终表现的基因。修饰基因等因素可以使得相同基因的同一突变，产生不同的疾病表型。比如 *TNNI3* 基因的 R145W 突变，既可以导致肥厚型心肌病，又可以导致限制型心肌病。

二、多基因疾病

多基因疾病是指疾病的发生同时受多个基因影响，不同基因的影响能够叠加，并且大多数情况下会与环境因素交互作用。多基因疾病的相关基因缺少主效应基因，每个基因都以数量性状基因位点（quantitative trait locus，QTL）的方式参与，称为微效基因。常见的心血管疾病如高血压、冠心病等都属于多基因疾病[10]。

在多基因疾病中，微效基因间不存在显性和隐性效应，而是以累加的方式发挥作用，但每个微效基因作用方式同样符合经典遗传学规律，其作用方式分为显性模式、隐性模式和加性模式三种。显性模式是指某个微效基因的一个等位基因发生变异，即可以完全发挥对疾病的影响效应；隐性模式是指微效基因的两个等位基因均发生变异才会影响疾病；加性模式是指微效基因的一个等位基因发生变异时即对疾病产生影响，但两个等位基因同时发生变异时，对疾病的影响增强。

三、染色体疾病

染色体疾病是指由于染色体的数目或 / 和结构异常导致的疾病。染色体数目异常主要是在产生生殖细胞的减数分裂过程中，染色体分离异常导致染色体数目的增多或减少。染色体结构异常时由于染色体发生重排，导致染色体某些区段发生缺失、易位、倒位、插入等。比如 21- 三体综合征就是因为 21 号染色体增加所致。

染色体疾病涉及整条染色体数目改变或是染色体大片段异常，同时影响多个基因的增加或缺失，因此症状较其他遗传疾病更为严重。多数情况会在胚胎发育阶段就发生异常，导致妊娠终止。染色体疾病患者一般在出生时或婴幼儿期就表现明显症状并累及多种组织器官，比如生长发育异常、智能发育障碍、性发育异常等。染色体数目异常患者一般因存活时间短或性发育异常而无法繁育后代。一些较为轻微的染色体结构异常导致的疾病，能够代际传递，其遗传符合典型的孟德尔遗传规律。

第二节　遗传学和基因组学常用研究方法

一、连锁分析

连锁分析（linkage analysis）是定位克隆单基因疾病致病基因的主要方法，目前已知的单基因心血管疾病的致病基因绝大多数都是通过连锁分析发现的[11]。连锁分析的原理是基于两个基因在减数分裂过程中发生交换与重组的频率。如果两个基因位于不同染色体，在减数分裂时遵循随机分配原则；位于同一染色体的两个基因位点，并非总是共分离，而是在减数分裂时发生交换和重组。如果两个位点距离越远，发生重组的概率越大，一起传递给后代的机会就越少；反之，如果两个位点距离非常近，则发生重组的概率就非常低，在谱系分析中呈共分离。

为了对致病基因进行定位，研究者使用基因多态性位点构建了人类基因组遗传图谱，这些遗传标记物涵盖了基因组的所有区段，是寻找致病基因的"路标"。然后在疾病家系中观察疾病与多态性位点在家系内共分离程度，计算出遗传距离和连锁程度，从而确定该疾病致病基因在染色体上的大致位置。然后使用该区域内覆盖程度更高的多态性标记进一步重复上述分析，缩小致病基因的定位区域。最后将该区域内的基因或是功能相关基因进行测序，将发现的突变再进行连锁分析，最终明确致病基因及突变，达到发现疾病致病基因的目的。

在连锁分析中常用的计算方法为优势对数计分（logarithm of odds，Lod）法，当常染色体

Lod 值 >3（性染色体 Lod 值 >2）时，意味着在至少 10 次有效减数分裂中疾病与此遗传标记共分离，说明疾病与此标记连锁。在同一个家系连锁分析中，遗传标记的 Lod 值越大，说明致病基因距离该遗传标记越近。

连锁分析适合于发现外显率高、表型较单一的单基因疾病致病基因。需要的最基本信息包括家系以及家系成员是否患病。该方法的优点是确定的致病基因可靠性强。连锁分析也存在很多缺点，比如：①对家系要求质量高，需要家系至少包含 10 次有效减数分裂；②即使致病基因相同，在不同家系中共分离的遗传标记基因型也可能不同，因此不能将不同家系进行简单合并；③受疾病外显率影响较大，因此在选择家系成员时，应慎重纳入年幼或年轻成员，避免将尚未外显的携带者作为正常人。

绘制基因组 DNA 标记图谱是进行连锁分析的前提，有了这样的图谱才能将致病基因定位在基因组的某个区段。在医学遗传学研究的发展过程中，基因组遗传图谱也不断演进，大致包括如下几种：

1. **限制性片段长度多态性（RFLP）**　是第一代遗传标记，原理是基于有些变异会改变限制性内切酶的识别序列，导致限制性内切酶识别位点的增加或缺失，当用相应的限制性内切酶处理时，产生的片段长度就会发生改变，从而能够对多态性位点进行分型。最早的 RFLP 需要使用 Southern 杂交进行分型，费时费力。后来 PCR 技术出现后，改为 PCR+ 限制性酶切的方法进行基因分型，仍较为烦琐，且每个 RFLP 只有两种基因型，在人群中的杂合度低，提供有效分型信息的能力较差，因此未得到广泛普及使用。

2. **短串联重复序列（STR）**　短串联重复序列多态是第二代遗传标记，又称为微卫星 DNA（microsatellite DNA）。在 20 世纪 80 年代中后期，研究者发现人的基因组存在一类重复序列，重复单位短（2～6 核苷酸），以 2 核苷酸重复最多，其次是 3 和 4 核苷酸重复。重复次数大多为 10～60 次，总体长度 400bp 以下。STR 广泛分布于整个基因组，平均约 20kb 就有 1 个 STR 位点，且 STR 为复等位基因，虽然在个体中最多只能有两种基因型，但总体人群中因为重复次数可以有多种变化，因此杂合度显著高于 RFLP 和以后出现的单核苷酸多态性位点，能够为连锁分析提供更多有效遗传信息。而且 STR 可以通过 PCR+ 电泳检测长度的方式进行分型，操作相对简单，是人类单基因病致病基因克隆研究中使用最多的遗传图谱类型。现在的 STR 检测一般通过荧光引物 PCR 扩增 + 毛细管电泳来分型。

3. **单核苷酸多态性（SNP）**　是由单个核苷酸变异引起的 DNA 多态性，是第三代遗传标记。SNP 标记图谱的建立得益于人类基因组计划，是人类基因组计划在遗传学研究以及疾病研究中的重要应用。人类基因组平均 500～1 000 个 bp 就存在 1 个 SNP，是最常见的多态性，占所有多态性的 90% 左右。绝大多数 SNP 位点只存在 2 种等位基因，为二态多态性，杂合度低，在实际使用时可以通过构建单体型（haplotype）提高准确性和信息度。SNP 适合快速、规模化检测：少量检测可通过荧光 PCR、普通 PCR+ 测序、RFLP、构象多态性、熔解曲线等检测；中等规模可通过 SNP 芯片、质谱等检测；全基因组 SNP 检测可通过芯片检测上百万数量级的 SNP 位点。另外，由于 SNP 分布密度大，检测方便，可以实现全基因组密集覆盖，可以通过连锁分析将基因定位在很窄的区域内。

二、全基因组关联分析

全基因组关联分析（genome-wide association study，GWAS）是指以 SNP 为标记，通过病

例对照或是队列的关联分析,发现与疾病发生或表型相关的遗传因素[12]。GWAS 主要用于研究复杂疾病的遗传因素,其理论根据为常见疾病由常见变异导致。21 世纪初,基因组研究飞速发展,人类基因组计划的完成、SNP 遗传图谱的绘制以及基因芯片技术的发展,奠定了 GWAS 的基础。在 21 世纪之前,医学遗传学研究的成就主要集中在单基因疾病方面,对复杂遗传因素导致的常见疾病没有有效的研究手段,而借助 GWAS,通过对成千上万的样本进行分型和关联分析,可以有效地发现在疾病发生发展中发挥作用的微效基因,将人类疾病研究推进到复杂疾病和数量性状研究阶段。迄今为止,已经发现多个与高血压、血脂异常、动脉粥样硬化等疾病相关的遗传位点。

1. **遗传标记的选择**　开展 GWAS 研究前,首先要选择合适的 SNP 标记。人类基因组的 SNP 数量超过千万,选择 SNP 的原则主要是:①最小等位基因频率在所研究人群中尽量高,保证 SNP 检测提供的遗传信息量;② SNP 位点尽量能够有效覆盖整个基因组。由于相邻的 SNP 彼此相关度高,作为整体传递的概率远大于随机分布,呈现为连锁不平衡,因此通过检测此区域内 1 个 SNP(tag-SNP)或多个 SNP 组合(单体型),就可以获得此区域内大部分其他 SNP 的分型,从而减少检测 SNP 的数量。

2. **样本选择**　复杂疾病的风险基因为微效基因,只存在一定的致病效应,往往是通过多个基因和环境因素叠加诱发,因此要有效发现疾病相关基因,需要大样本量。现在常见疾病的 GWAS 研究的样本量往往超过万例甚至 10 万例。GWAS 研究往往采取多阶段实验设计,一般包括发现实验和重复验证实验。在第一阶段,根据疾病的流行病学特征,尽量匹配病例和对照的年龄、性别、种族、地理来源以及其他已知混杂因素,然后选择适当样本量进行全基因组 SNP 分型,发现与疾病相关的 SNP 位点。在第二阶段,可以通过质谱、荧光 PCR 等方法,对第一阶段发现的位点在其他地区或种族的样本中进行验证,保证结果真实性。

3. **数据处理**　由于 GWAS 检测的 SNP 位点和样本数量都十分庞大,数据处理复杂,因此需要严格注意细节,减少实验误差和错误。一般会首选通过数据处理去除最小等位基因小于 1% 和 Hardy-Weinberg 不平衡的位点,并去除有亲缘关系的样本,同时通过主成分分析(PCA)去除离群样本以及是否存在病例对照不匹配导致的人群分层。然后对每一个 SNP 位点进行关联分析,发现相关联的 SNP。由于检测的 SNP 数量众多,会出现大量的假显著性位点,因此评价显著性时 p 值应进行 Bonferroni 校正。一般真实关联位点不会单独出现,周围会同时出现多个关联 SNP。

三、高通量测序技术

传统的 DNA 测序技术是在 Sanger 发明测序方法的基础上不断优化改进的,因此统称为 Sanger 测序。高通量测序技术又称为下一代测序技术(next generation sequencing,NGS),完全颠覆了既往的测序模式,属于大规模平行测序,能一次对数百万条 DNA 分子进行检测,得到数百万对读长为 150bp 甚至更长的序列(reads)。通过对 reads 进行拼接和分析,可以在数天内完成全基因组的重测序,且 NGS 技术的测序通量仍在以类似"摩尔定律"速度发展。

现在的遗传学和基因组学研究,除了针对少数区域 / 位点的测序或分型外,基本已经被NGS 所垄断,尤其是在新的致病基因和易感基因发现领域。NGS 可以分为部分基因组合测序（panel）、全外显子测序和全基因组测序。Panel 测序针对只需要检测部分基因的实验或研究，全外显子测序则是针对所有基因的外显子区域，两者已经广泛应用于疾病的临床遗传检测和相关基因研究。全基因组测序则是不经过富集，直接建库检测基因组所有区域。

NGS 已经彻底改变了既往遗传学和基因组学研究模式，将相关研究推进到单碱基水平。在单基因病研究方面，现在 NGS 基本已经替代了定位克隆模式。通过选择家系中的患者和有血缘关系的正常人，通过 NGS 直接检测所有外显子区域或全基因组，通过连锁分析的统计策略，能够直接发现导致疾病的功能突变。由于不再借助与多态性遗传标志的共分离分析，检测到的变异包含直接致病基因突变，因此可以较便捷的通过多个小家系综合分析，发现既往因技术原因难以找到的致病基因。

在复杂疾病的易感基因研究方面，NGS 正在越来越多的取代以 SNP 为遗传标记的传统 GWAS 研究。由于传统 GWAS 研究主要检测 tag-SNP，发现的关联位点往往不是与疾病直接相关的功能位点。而且 GWAS 基于的理论假设是就是常见变异导致疾病，因此无法对罕见变异进行研究。而 NGS 通过测序可以直接检测到目标区域的所有变异，既可以完成所有常见变异的 GWAS 分析，更可能找到功能多态位点，而且可以对罕见变异进行研究，找到在疾病中发挥作用的罕见变异，更好的理解疾病的发生机制。

第三节　遗传学和基因组学与心血管疾病精准医学

通过分子分型使患者得到更适合的治疗，是精准医学的主要内涵之一。迄今为止，精准医学的提出和临床实践主要以积累的遗传学和基因组学研究成果为基础。遗传学和基因组学已经、正在并将继续影响医学的各个层面。对于心血管病而言，亦是如此。

一、疾病发病机制与治疗靶点

现在对心血管疾病发生机制的认知，很多都是通过遗传学和基因组学研究得到的。另外，通过克隆和发现疾病致病基因或易感基因，还可以帮助理解维持正常机体功能的分子通路和调控机制，发现疾病治疗的干预靶点。比如通过连锁分析，发现编码肌小节致病基因突变是导致肥厚型心肌病的主要原因，而心脏离子通道突变是导致 LQTS 等单基因心律失常疾病的主因。

对血脂代谢异常的研究，可以清楚地反映遗传学和基因组学是如何改变对疾病的认知和帮助发现新的治疗药物的。人们很早就发现，有部分血脂异常患者具有明显家族史，是典型的单基因遗传导致。从 20 世纪 80 年代起，陆续发现 LDL 受体（low-density lipoprotein receptor，LDLR）、载脂蛋白（apolipoprotein，apo）B（APOB）、前蛋白转化酶枯草溶菌素 9（proprotein convertase subtilisin/kexin type 9，PCSK9）等基因发生突变是导致家族性高胆固醇血症等血脂异常的主要原因。对致病基因的定位克隆使我们对人体血脂的转运及代谢通路有了清晰的认知，尤其是 2003 年克隆的 *PCSK9* 基因。当 *PCSK9* 基因首次通过连锁分析被克隆时，其具体功能尚不清楚。随后的研究发现，PCSK9 参与清除肝脏 LDL 受体，而 PCSK9 的功能获得性突变就是通过增加 PCSK9 活性，导致 LDL 受体减少，引发血液 LDL 升高。2005 年有研究进一步发现 *PCSK9* 的功能缺失型突变会显著降低 LDL 水平，而

PCSK9 双等位基因失活会进一步降低 LDL 却不会对健康造成显著伤害，这些遗传学研究提示 PCSK9 是理想的治疗靶点，并在此基础上最终研发成功了新的降脂药物—PCSK9 抑制剂[12]。

二、疾病风险预测和预防

遗传学和基因组学能够帮助了解为什么有人对某种疾病敏感，为什么同一种疾病的患者预后会存在较大差异。在此基础上，通过检测相关遗传因素，就可能对个体罹患某种疾病的风险做出预测，对患者出现不良预后的风险进行评估。在单基因心血管疾病方面，比如通过致病基因检测对 LQTS 患者进行分型，可以对患者发生猝死的风险进行评估。而冠心病等多基因疾病，既往 GWAS 研究发现多个基因位点与疾病发生相关，已有研究证明在此基础上建立遗传风险评分模型（genetic risk score），可以有效预测个体发生冠心病、缺血性脑卒中等疾病的风险[13, 14]。此外，通过更多的数据积累，建立遗传因素与环境、生活习惯等因素的交互关联，就可以通过遗传检测识别不同个体特异的敏感因素，从而针对性预防疾病发生。

三、疾病诊断

传统的医学诊断主要依靠患者的临床特征、影像、生化和病理等实验室检测。对于单基因心血管病可以通过遗传检测帮助诊断，目前包括各类心肌病、心脏离子通道病、主动脉遗传病等的一系列疾病的遗传诊断已经进入临床应用。遗传诊断的优势是特异性强，而且可以早期诊断。多数单基因心血管疾病都是增龄性疾病，要到一定年龄才有所表现，在疾病症状出现前，传统诊断手段很难确诊。而遗传诊断可以通过在家系中筛查相应的致病突变，实现疾病早期诊断。

四、疾病治疗

遗传学和基因组学研究对疾病治疗的影响，主要包括药物研发、个体化用药指导和基因治疗。如前面所述，PCSK9 克隆和后续遗传学研究，明确了其是理想的血脂药物治疗靶点，进而促进了 PCSK9 抑制剂的研发成功，改变了临床血脂异常治疗的格局。

在个体化用药方面，癌症靶向药物领域是应用典型，通过检测肿瘤组织/细胞基因突变情况，可以有效预测某些靶向药物的有效性。在心血管疾病方面，目前主要集中在抗血栓药物的使用方面。CYP2C19 是氯吡格雷药物代谢的关键酶，其基因多态性导致酶活性存在个体差异，从而影响抗血小板效果。CYP2C9 是华法林的代谢酶，*CYP2C9* 基因多态性能够影响酶代谢华法林的活性；*VKORC1* 是华法林的作用靶点，其基因多态性可以通过影响 *VKORC1* 表达，进而影响对华法林的敏感性。通过检测上述基因多态，可以对患者的抗凝药物选择和使用提供参考。

腺相关病毒等基因传输载体的改进以及 CRISPR/Cas9 等基因编辑工具的发明，正在将基因治疗快速推向临床。目前已经有少数基因治疗药物被批准进入临床。2017 年 Luxturna 被 FDA 批准在美国上市，针对 *RPE65* 基因突变导致的 Leber 先天性黑矇患者，通过 2 型腺相关病毒在视网膜表达正常的 RPE65 蛋白，改善患者症状。而在癌症治疗方面，诺华（Novartis）的 CAR-T 治疗药物 Kymriah 也已于 2017 年被 FDA 批准在美国上市，可用于儿童和青少年白血病和骨癌患者。CAR-T 属于定制疗法，采集患者自身 T 细胞后，通过遗传改造引入能够识别癌细胞的新嵌合抗原受体，再将改造后的 T 细胞回输到患者体内，既避免了免疫排斥反应，又可以识别并杀死癌细胞。而心血管疾病的基因治疗则相对滞后，目前还处于细胞和动物实验阶段[15, 16]。有研究发现，特异性减低突变 mRNA 表达，能够显著改善肥厚型心肌病小鼠症状。

回顾医学遗传学发展史，遗传学和基因组学的理论发展和技术创新，深刻影响了医学研究和实践，使我们对疾病发生机制有了更加深入的理解，为临床转化应用积淀了大量数据，据此产生的诊断和治疗手段正在进入临床。医学遗传学和基因组目前仍处于数据积累阶段，而疾病的发生发展是一个复杂过程，涉及除基因组外的其他各个生物学层面。相信随着数据获取和分析处理手段的改进和发展，遗传学和基因组学必将与表观遗传、转录组、蛋白组和代谢组等一起，汇集成精准医学的滚滚洪流，奏响医学变革的强音。

（吴雪怡　王继征）

参 考 文 献

[1] HAENDEL M A，CHUTE C G，ROBINSON P N. Classification, Ontology, and Precision Medicine[J]. N Engl J Med, 2018, 379(15): 1452-1462.

[2] JAMESON J L，LONGO D L. Precision medicine--personalized, problematic, and promising[J]. N Engl J Med, 2015, 372(23): 2229-2234.

[3] MARON, B J. Clinical Course and Management of Hypertrophic Cardiomyopathy[J]. N Engl J Med, 2018, 379(7): 655-668.

[4] FINOCCHIARO G，PAPADAKIS M，ROBERTUS J L，et al. Etiology of Sudden Death in Sports: Insights From a United Kingdom Regional Registry[J]. J Am Coll Cardiol, 2016, 67(18): 2108-2115.

[5] GERULL B，HEUSER A，WICHTER T，et al. Mutations in the desmosomal protein plakophilin-2 are common in arrhythmogenic right ventricular cardiomyopathy[J]. Nat Genet, 2004, 36(11): 1162-1164.

[6] LEE T M，HSU D T，KANTOR P，et al. Pediatric Cardiomyopathies. Circ Res, 2017, 121(7): 855-873.

[7] MARON B J，ROBERTS W C，ARAD M，et al. Clinical outcome and phenotypic expression in LAMP2 cardiomyopathy[J]. JAMA, 2009, 301(12): 1253-1259.

[8] KES V B，CESARIK M，ZAVOREO I，et al. Guidelines for diagnosis, therapy and follow up of Anderson-Fabry disease[J]. Acta Clin Croat, 2013, 52(3): 395-405.

[9] MEYERS D E，BASHA H I，KOENIG M K. Mitochondrial cardiomyopathy: pathophysiology, diagnosis, and management[J]. Tex Heart Inst J, 2013, 40(4): 385-394.

[10] MCPHERSON R，TYBJAERG-HANSEN A. Genetics of Coronary Artery Disease[J]. Circ Res, 2016, 118(4): 564-578.

[11] GEISTERFER-LOWRANCE A A，KASS S，TANIGAWA G，et al.A molecular basis for familial hypertrophic cardiomyopathy: a beta cardiac myosin heavy chain gene missense mutation[J]. Cell, 1990, 62(5): 999-1006.

[12] HUMPHRIES S E，DRENOS F，KEN-DROR G，et al. Coronary heart disease risk prediction in the era of genome-wide association studies: current status and what the future holds[J]. Circulation, 2010, 121(20): 2235-2248.

[13] INOUYE M, ABRAHAM G, NELSON C P, et al. Genomic Risk Prediction of Coronary Artery Disease in 480, 000 Adults: Implications for Primary Prevention[J]. J Am Coll Cardiol, 2018, 72 (16): 1883-1893.

[14] MEGA J L, STITZIEL N O, SMITH J G, et al. Genetic risk, coronary heart disease events, and the clinical benefit of statin therapy: an analysis of primary and secondary prevention trials[J]. Lancet, 2015, 385 (9984): 2264-2271.

[15] Carroll K J, Makarewich C A, McAnally J, et al. A mouse model for adult cardiac-specific gene deletion with CRISPR/Cas9[J]. Proc Natl Acad Sci U S A, 2016, 113 (2): 338-343.

[16] Jiang J, Wakimoto H, Seidman J G, et al. Allele-specific silencing of mutant Myh6 transcripts in mice suppresses hypertrophic cardiomyopathy[J]. Science, 2013, 342 (6154): 111-114.

第三章

其他组学技术及表观遗传学

心血管疾病的临床研究主要是以循证医学的研究方式为主,通过大规模的观察性人群研究以及多中心、随机、双盲对照试验来获得研究结论。随着生物医学研究进入"组学(omics)"时代,疾病发生发展过程中精细的发病调控网络和分子基础已经成为研究的热点所在。对心血管疾病多层面的研究有助于提出更准确有效的防治措施,而精确地检测心血管疾病的发生发展对心血管疾病的诊断和预后评估也具有重要价值。除了人类基因组计划探索的基因组学(genomics)之外,转录组学(transcriptomics)、蛋白质组学(proteomics)、代谢组学(metabolomics)、微生物组学(microbiomics)以及表观遗传学(epigenomics)等层面的技术也已经广泛地应用于心血管疾病的研究中,使得心血管疾病的精准医疗成为可能。

第一节　转录组学:为心血管疾病提供新的治疗靶点和诊断标志物

转录组学可以定量的研究某一特定状态下的生物体(细胞、组织或者器官)所有基因的转录情况,提供不同状态下基因表达的差异情况,因此常被用来发掘基因的未知功能,揭示特定基因的作用机制以及诊断多种疾病的发生和用于预后评估。

心血管疾病的病因及发病机制复杂,近年来转录组学为探讨心血管疾病的病因及发病机制提供了有效的手段。心力衰竭(简称"心衰")是指由各种心脏疾病导致心功能不全的一种综合征,是导致心血管疾病死亡的主要原因。通过检测正常人和心衰患者心脏组织中基因转录的变化,不仅发现已知的功能分子如 *MEF2*、*NKX*、*NFAT* 和 *GATA* 表达发生了变化,还发掘出了新的与人类心衰发病过程密切相关的基因,例如 FOX 家族转录因子 *FOXC1*、*FOXC2*、*FOXP1*、*FOXP4* 和 *FOXO1A*[1]。这些新的发现为心衰的治疗提供了新的方向。此外,通过比较正常心肌和缺血性心肌病所致的心衰组织中基因表达的差异,发现细胞外基质基因的表达变化较为明显。而在扩张型心肌病导致的心衰组织中,细胞膜相关基因的表达差异更为明显。通过对不同类型心衰组织中基因转录整体水平的研究,将有望为不同病因的心衰治疗提供了不同的策略和靶点。

生物标志物在心血管疾病的诊断和预后评估中发挥重要作用,目前主要是采用酶联免疫吸附测定法(ELISA)检测血清中的相关标志物,例如肌钙蛋白 T(troponin T,TnT)、B型钠酸肽(B-type natriuretic peptide,BNP)、C 反应蛋白(C-reactive protein,CRP)、肌酸激酶 MB 同工酶(creatine kinase-myocardial band,CK-MB)、髓过氧化物酶(myeloperoxidase,MPO)和肌红蛋白(myoglobin,Mgb)等,但是这些传统诊断标志物会有 20% 的漏诊率[2]。因此,寻找新的心脏标志物具有重大的临床意义。已经被 FDA 批准用于慢性心衰诊断的新的生物标志物——可溶性生长刺激表达基因 2 蛋白（growth STimulation expressed gene 2）便是通过体外分析心肌细胞的转录组发现的[3]。非编码 RNA 是近年来发掘心血管生物标志物的热点所在。利用转录组学分析发现，急性心梗患者的循环血中有多个微小 RNA 表达异常[4]，目前转录组学已筛选出与心血管事件发生密切相关的微小 RNA，包括 miR-126、miR-223、miR-197、miR-1、miR-122、miR-133、miR-208a/b、miR-375、miR-499、miR-21、miR-29a 和 miR-133a 等。这些微小 RNA 均有可能成为未来临床心血管疾病诊断或者预后评估的生物标志物，当然目前尚需要标准化的研究方案并在不同国家的多中心大样本人群中验证。此外，除了单个的微小 RNA 之外，也可以结合多个微小 RNA 抑或与现有生物标志物联合应用。

第二节　蛋白质组学：在蛋白水平全面认识疾病

蛋白质组学是利用一系列完整的技术手段来分析生物系统在不同的刺激或者不同的病理生理条件下蛋白质的表达情况，目的是从整体水平分析生物体内动态变化的蛋白质组成、表达水平与修饰状态，了解蛋白质之间的相互作用与联系。事实上，蛋白质是生命活动的最终执行者，由于蛋白质的表达水平与 mRNA 的水平不完全相关，所以蛋白质组学的差异分析更能代表生命体的真实状态，可以帮助提高预测和诊断疾病的准确性。

越来越多的研究表明，许多心血管疾病的发生与蛋白质翻译后修饰相关，比如磷酸化、泛素化和乙酰化等。蛋白质组学因而成为一种更为精准、更为直接的检测手段，这将使得我们对心血管疾病有更深入的认识。通过对心衰起始、发展以及终末等阶段的心室蛋白质组学分析，发现炎症因子、钙信号、生长与死亡、细胞骨架与基质重构靶蛋白有较大的差异。在 *Rac1* 转基因小鼠导致的心肌病模型中，发现调控心衰的靶点主要包括肌酸激酶、微管蛋白 β 链、锰超氧化物歧化酶和苹果酸脱氢酶[5]。动脉粥样硬化时，钙离子信号、基质金属酶以及炎症等方面的蛋白质的表达与正常人不同[6]，这为动脉粥样硬化发病机制的研究提供了重要依据。

利用质谱分析心梗患者的血清，发现血清蛋白 α 和 S- 硫酸化蛋白可以作为心梗的新的生物标志物，其敏感性与特异性能够达到 97%，这对提高临床诊断的准确性具有十分重要的意义[7]。通过比较正常人、高血压前期及高血压患者血浆蛋白质组学的差异，发现血浆中多个蛋白表达发生变化。通过比较心梗患者和正常人血清蛋白，发现有切割后的 C3f 产生，这表明补体 C3f 很可能成为心梗患者的生物标志物[8]。尽管蛋白质组学在心血管疾病生物标志物研究中取得了快速的进展，但是该领域还处在初级阶段，需要更多的临床研究进行验证。

第三节　代谢组学：系统反映疾病中代谢物质的变化

代谢组学又称代谢图谱、代谢指纹等，研究的是代谢物及其在不同的生物状态下的流向，可以反映生物体应对环境刺激的状态和方式。目前，代谢组学应用的两个最主要平台是磁共振和质谱。

心脏疾病的发生发展过程中，新陈代谢会出现巨大的变化，然而之前的研究由于技术的限制仅仅对某一个代谢通路或者一小部分代谢物的情况进行了研究，而不是将所有的代谢途径作为一个整体进行分析。与传统的生物化学对单个代谢物的研究相比，代谢组学是通过获取广泛的代谢产物的数据信息,或者是代谢动力学与感兴趣环境(如心血管疾病状态等)之间联系的信息,对代谢获得深入的认识。研究心脏的代谢会使我们对特定病理过程中代谢的变化以及代谢的特殊性有更为深入的认识。此外,代谢组学还可以帮助我们检测病理的进程。

代谢组学研究在心血管疾病中的应用正在快速发展。通过核磁共振检测冠心病三支病变患者和正常人的血清中极低密度脂蛋白、低密度脂蛋白、高密度脂蛋白和卵磷脂的脂肪酸侧链浓度的变化,对该病诊断的敏感性可达92%,特异性可达93%[9],因此该诊断方式具有取代血管造影的可能性。动脉粥样硬化患者与正常人相比,丙氨酸、天冬氨酸、络氨酸和丝氨酸的水平会较低。血清中支链氨基酸代谢与冠状动脉疾病和心梗则有密切相关性[10]。扩张型心肌病患者血清中三羧酸循环代谢产物与脂肪酸β氧化产物增多,类固醇代谢产物谷氨酸、苏氨酸和组氨酸减少,这些代谢产物的改变可能与线粒体功能紊乱相关[11]。尽管代谢组学在心血管疾病中有不少应用,但仍然处于研究初期,目前还没有应用于临床的诊断和检测。随着更多的代谢数据的挖掘,将为心血管疾病检测和诊断提供新的精准的标志物。

第四节　微生物组学:为疾病研究提供新思路

微生物组学是利用高通量测序技术研究某一生态环境中全部微生物的多样性、基因组、转录组和代谢组等情况。微生物是指包括细菌、病毒、真菌等在内的一个重要的生物群体。人体微生物数量庞大,在人体肠道中密集存在,其生存生长的状况和人体息息相关。微生物组学的研究采用微生物多样性、微生物宏基因组、微生物宏转录组和微生物代谢组学等,研究微生物的分类、功能、状态以及代谢情况。

越来越多的研究发现,人体胃肠道中的微生态和人体的疾病具有密切的联系。在结直肠癌的研究中,肠道微生物被发现具有指示结直肠癌发生标志物以及预测患者是否患癌的作用[12]。采用二甲双胍治疗糖尿病,患者体内肠道微生物的种群分布和生长情况被改变,肠道菌群的功能转移被促进。在动脉粥样硬化的研究中,发现胃肠道微生物的代谢物三甲胺与动脉粥样硬化的发生密切相关。三甲胺通过肝脏代谢氧化产生的氧化三甲胺(trimethylamine N-oxide,TMAO)促进了动脉粥样硬化的发生[13]。更多研究发现,TMAO有望预测动脉粥样硬化和其他心血管疾病的发生。在高血压中,通过微生物多样性和微生物代谢组学的的分析发现高血压可以改变菌群的多样性和功能性以及微生物的代谢表达。将高血压患者的肠道菌群移植入小鼠体内,发现肠道菌群的失衡会促进高血压疾病的发展[14],表明肠道微生物和心血管疾病之间相互影响,密不可分。

目前,微生物组学在心血管疾病中的研究成果数量并不多,但微生物和人体是一种重要的寄生关系,未来通过微生物组学可能发现更多治疗心血管疾病的靶点以及预测心血管疾病发生与发展的标志物。

第五节　表观遗传学:调控疾病的另一类遗传密码

表观遗传学是遗传学的分支,研究在核苷酸序列不发生改变的情况下,基因表达发生可遗传的变化。表观遗传学的机制是可变的,不仅在外界的影响下改变了基因的功能,还提供了能够向下一代稳定遗传的分子基础。表观遗传的机制主要包括 DNA 甲基化、组蛋白修饰以及基于 RNA 的修饰等。这些表观遗传机制与动脉粥样硬化、心衰、心梗和心肌肥厚的发生有着显著相关性。

研究表明，在心衰末期的患者中，DNA 的甲基化与血管形成因子（PECAM1、ARHGAP24 和 AMOTL2）的表达具有相关性。在动物的心衰模型及心衰患者的心肌细胞中，组蛋白的两种修饰 H3K4me3 和 H3K9me3 的表达在心衰的不同阶段会发生改变[15]。有研究组发现，组蛋白去甲基化酶 JMJD2A 可以通过调控 FHL1 进而影响心肌肥厚[16]。

在非编码 RNA 与心血管疾病关系的研究中，miR-208 是最早被发现参与调控左室心肌肥厚的心肌特异性微小 RNA。miR-208a 的高表达能够促进心肌肥厚，表现为心室壁增厚，心功能降低。压力超负荷小鼠心肌以及心肌病患者心肌中的 miR-1 和 miR-133 表达下调。miR-212/132 在心力衰竭患者以及心肌肥厚小鼠的心肌中呈现高表达，并且可以通过激活钙调蛋白和活化 T 细胞核因子以及调节 CaMKⅡ/MEF-2 通路促进心肌肥厚。我们的研究发现，运动可以增加 miR-222 和 miR-17-3p，保护心脏缺血再灌注损伤所致心室重构不良。另一类非编码 RNA 长链非编码 RNA（LncRNA），也与心脏疾病密切相关。例如 LncRNA *Mhrt*、*Novlnc6*、*Malat1*、*Chast*、*Chrf*、*Carl*、*Hrcr*、*Apf*、*Mirt1&2*、*Chaer*、*Anril*、*Miat*、*Lipcar* 和 *H19* 被证实在包括病理性心肌肥厚和心肌梗死在内的多种心脏疾病的发生发展中起了作用。此外，环状 RNA 在心肌肥厚和心衰中的作用正被广泛探索中，是未来新靶点产生的热点领域。

与以往我们对于病理机制的理解不同，表观遗传途径在理解基因的调控方面提供了新的视角，对未来心血管疾病的治疗和诊断具有开创性意义。随着人类表观基因组计划和国际人类表观基因组联盟的建立，未来表观遗传学在心血管健康方面会有很大应用前景。

综上所述，组学时代的到来，为心血管研究开启一个有望将心血管医学推入精准医学时代的新的窗口，将会帮助我们揭示心血管疾病错综复杂的内在机制，为临床诊断和治疗提出新的手段方法。

（肖俊杰　李　进　周秋莲）

参 考 文 献

[1] HANNENHALLI S，PUTT ME，GILMORE JM，et al. Transcriptional genomics associates FOX transcription factors with human heart failure[J]. Circulation，2006，114（12）：1269-1276.

[2] MACNAMARA J，EAPEN D J，QUYYUMI A，et al. Novel biomarkers for cardiovascular risk assessment：current status and future directions[J]. Future Cardiol，2015，11（5）：597-613.

[3] WEINBERG E O，SHIMPO M，DE KEULENAER G W，et al. Expression and regulation of ST2，an interleukin-1 receptor family member，in cardiomyocytes and myocardial infarction[J]. Circulation，2002，106（23）：2961-2966.

[4] MEDER B，KELLER A，VOGEL B，et al. MicroRNA signatures in total peripheral blood as novel biomarkers for acute myocardial infarction[J]. Basic Res Cardiol，2011，106（1）：13-23.

[5] BUSCEMI N，MURRAY C，DOHERTY-KIRBY A，et al. Myocardial subproteomic analysis of a constitutively active Rac1-expressing transgenic mouse with lethal myocardial hypertrophy[J]. Am J Physiol Heart Circ Physiol，2005，289（66）：H2325-2333.

[6] SUNG H J, RYANG Y S, JANG S W, et al. Proteomic analysis of differential protein expression in atherosclerosis[J]. Biomarkers, 2006, 11 (3): 279-290.

[7] KIERNAN U A, NEDELKOV D, NELSON R W. Multiplexed mass spectrometric immunoassay in biomarker research: a novel approach to the determination of a myocardial infarct[J]. J Proteome Res, 2006, 5 (11): 2928-2934.

[8] MARSHALL J, KUPCHAK P, ZHU W, et al. Processing of serum proteins underlies the mass spectral fingerprinting of myocardial infarction[J]. J Proteome Res, 2003, 2 (4): 361-372.

[9] BRINDLE J T, ANTTI H, HOLMES E, et al. Rapid and noninvasive diagnosis of the presence and severity of coronary heart disease using 1H-NMR-based metabonomics[J]. Nat Med, 2002, 8 (12): 1439-1444.

[10] SHAH S H, BAIN J R, MUEHLBAUER M J, et al. Association of a peripheral blood metabolic profile with coronary artery disease and risk of subsequent cardiovascular events[J]. Circ Cardiovasc Genet, 2010, 3 (2): 207-214.

[11] ALEXANDER D, LOMBARDI R, RODRIGUEZ G, et al., Metabolomic distinction and insights into the pathogenesis of human primary dilated cardiomyopathy. Eur J Clin Invest, 2011, 41 (5): 527-538.

[12] YU J, FENG Q, WONG S H, et al., Metagenomic analysis of faecal microbiome as a tool towards targeted non-invasive biomarkers for colorectal cancer. Gut, 2017, 66 (1): 70-78.

[13] WANG Z, KLIPFELL E, BENNETT B J, et al. Gut flora metabolism of phosphatidylcholine promotes cardiovascular disease[J]. Nature, 2011, 472 (7341): 57-63.

[14] LI J, ZHAO F, WANG Y, et al. Gut microbiota dysbiosis contributes to the development of hypertension[J]. Microbiome, 2017, 5 (1): 14.

[15] KANEDA R, TAKADA S, YAMASHITA Y, et al. Genome-wide histone methylation profile for heart failure[J]. Genes Cells, 2009, 14 (1): 69-77.

[16] ZHANG Q J, CHEN H Z, WANG L, et al. The histone trimethyllysine demethylase JMJD2A promotes cardiac hypertrophy in response to hypertrophic stimuli in mice[J]. J Clin Invest, 2011, 121 (6): 2447-2456.

第 四 章
生物信息学与大数据研究

第一节 多组学测序技术的生物信息分析

2011 年美国国家科学院组织编写的一份题为"迈向精准医学:为生物医学研究和新的疾病分类系统建立知识网络"[1]的长篇报告首次提出精准医学。主要内容是通过获得大规模人群的组学数据与临床数据并进行整合分析,构成能够揭示个体的疾病分子机制和遗传易感性的知识网络,产生基于生物学机制的疾病分类体系,并由此针对患者的基因组等个体特征进行预防和治疗。

精准医学的基础是多组学大数据。随着高通量测序技术的发展,科学家对于人类基因组的了解越来越深,基因组学相关技术正在从实验室快速向疾病研究、临床诊断等实用领域转移,临床基因组学检测也已经从个例研究走向规模化。除基因组学研究外,转录组学、蛋白质组学、代谢组学等多组学技术分别从不同角度向人们展示了复杂生物对象的不同侧面,帮助科学家研究和理解疾病的发生发展,将多个组学结合起来进行生物学系统研究能更好地对疾病进行诊断和治疗。

用多组学技术来分析人类疾病的发病机制或治疗措施,不仅有助于发现可用于临床的分子标志物,还可以在试验环境下探索多种疾病的发病机制。以基因组、转录组、蛋白质组、代谢组为重点的多组学研究提供了更接近临床表型的验证和解释,辅助进行早期诊断和精准治疗,从而提高疗效和治愈率,对于各种出生缺陷进行产前检测和干预等。从基因组出发,整合多组学数据,结合生命科学重要知识进行精准医疗,已成为生物医学和医学研究的前沿科学。

一、基因组测序数据的生物信息学分析

基因组测序分析可分为基因组从头测序(de novo 测序)分析和基因组重测序分析。

1. **基因组从头测序的生物信息学分析** 基因组从头测序分析是在不依赖参考基因组的情况下,利用生物信息学的分析方法对测序序列进行拼接、组装,获得该物种的基因组序列图谱(图 4-1),为后续研究物种起源进化及特定环境适应性奠定基础,为后续的基因挖掘、功能验证提供 DNA 序列信息。需根据基因组的重复序列比例、杂合率等制定合适的组装方案。

基因组 de novo 测序的广泛普及,对我们揭示自然界的物种进化规律和挖掘重要的功能基因将发挥越来越重要的作用。

2. **基因组重测序的生物信息学分析** 基因组重测序分析是对已知基因组序列的物种进行不同个体的基因组测序,并在此基础上对个体或群体进行差异性分析。基因组重测序的个体,通过序列比对,可以找到大量的单核苷酸多态性位点(single nucleotide polymorphism,SNP),插入 / 缺失位点(insertion/deletion)、结构变异位点(structure variation)

位点和拷贝数变异位点（copy number variation）。并通过生物信息手段，分析不同个体基因组间的结构差异，同时完成注释（图4-2）。

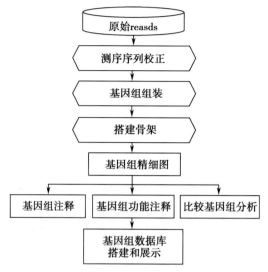

图4-1 基因组 de novo 测序分析流程

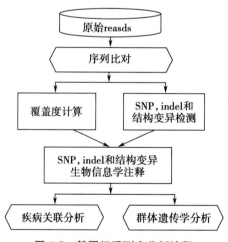

图4-2 基因组重测序分析流程

基因组重测序分析对于挖掘个体内的遗传变异有重要意义。

二、转录组测序的生物信息学分析

转录组测序又称为 RNA-Seq，其研究对象为特定细胞在某一功能状态下所能转录出来的所有 RNA 的总和，主要包括 mRNA 和非编码 RNA。转录组研究是基因功能及结构研究的基础和出发点，通过新一代高通量测序，能够全面快速地获得某一物种特定组织或器官在某一状态下的几乎所有转录本序列信息，已广泛应用于基础研究、临床诊断和药物研发等领域。

转录组测序的生物信息学分析流程（图4-3，图4-4）：

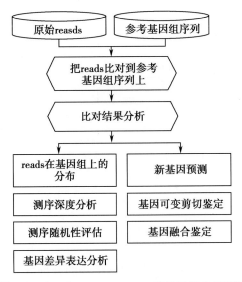

图 4-3 有 reference genome 的转录组分析流程

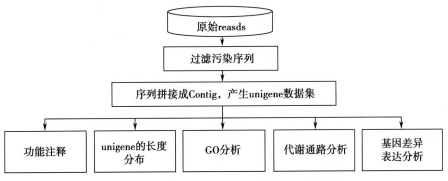

图 4-4 无 reference genome 的转录组分析流程

通过转录组测序数据分析,找到新的转录本和新的选择性剪接信息,同时可以找到和生理状态相关的差异表达基因集合。

三、宏基因组测序数据的生物信息学分析

宏基因组测序分析,是从测序的海量数据中,估算环境样品中微生物的种类和各种微生物的丰度,对样品的所有测序序列进行组装,并对所有可能的编码基因进行预测,得到可能的基因集合,同时完成对基因功能的注释。

基于高通量测序的宏基因组学研究给环境相关微生物的研究带来了新的机遇。随着越来越多的各种生态环境中宏基因组序列被测定并公开,有效的宏基因组数据分析和功能预测软件被开发与应用,都大大推动了宏基因组学的发展。目前研究基因预测的方法主要有两类:一类是基于序列相似性的预测方法,基于已知的基因序列,通过搜索相似度较高的序列进行预测;另一类是基于统计学模型的预测方法,即利用数学统计模型进行基因预测,从已知的 DNA 序列中训练出统计学模型,应用到宏基因组的测序结果上进行预测(图 4-5)。

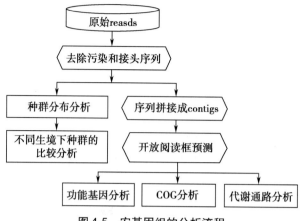

图 4-5　宏基因组的分析流程

利用宏基因组测序分析可得到：①环境中微生物的种群分布，并和其他环境进行比较；②拼接原始的序列，得到全部单基因簇（unigene）集合；③分析发现有重要应用价值的功能基因。

四、甲基化测序的生物信息学分析

DNA 甲基化测序分析，通过测序和 MBD2b 结合的 DNA 片段进行富集测序，将测序得到的序列比对到参考基因组，得到甲基化区域，并分析每个甲基化区域内的 GC 含量，同时分析甲基化区域在基因组中的分布情况以及甲基化区域与特定区域，如启动子区、外显子、内含子、非翻译区的位置关系。如果有多个样品，对多个样品的甲基化区域进行差异分析（图 4-6）。

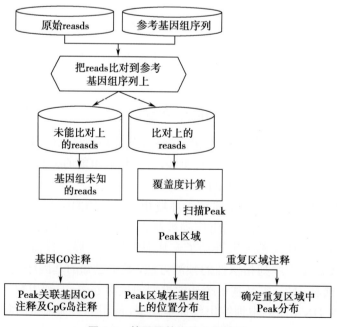

图 4-6　基因甲基化的分析流程

通过 DNA 甲基化测序分析，可得到全基因组水平上的甲基化图谱，并结合启动子信息，分析得到甲基化和转录调控的内在关联。

五、多组学测序的生物信息学整合分析

疾病的发生与发展涉及基因组、转录组、表观组、蛋白组及代谢组等多个不同层次，是一个持续的多过程连锁事件。单组学数据的分析往往只能体现出疾病样本其中一个层面的变化，很难解释疾病的整个发生过程，在筛选疾病靶点方面具有很大的局限性。以转录组基因表达为例：基因的表达和蛋白质的表达，生物活性和代谢组之间的相关性较差。另外，细胞中的许多调控是发生在基因表达之后，如转录后调控、翻译、翻译后调控以及各种形式的异构体和反馈调控。例如，Kuile 等发现糖酵解过程和代谢组、蛋白组和基因组都相关，因此功能基因组学不能仅停止在 mRNA 水平[2]。

当前的高通量测序技术已可以检测到基因组、转录组和表观组等多个层面的数据。通过它们之间的线性或非线性关系等联系到一起，进而使多组学数据的整合分析成为可能。通过对多层次疾病组学数据的整合分析，可以有效去除单个层面的随机事件，并观察到真正的候选疾病因子在各个层面的不同变化，从而探究这些候选疾病因子的作用机制，找到最有效的治疗措施。有助于人们对疾病形成更加系统全面的认识，为药物研发、临床诊断及个性化治疗提供更多有用的参考信息。

多组学数据整合分析的首要步骤是对不同来源的数据进行标准化处理，然后通过比较，建立不同组学数据之间的关联性和差异性，进而根据这种内在联系，在不同层次对候选疾病因子进行筛选过滤，最终目标是对疾病的发生过程建立定量模型，通过模拟仿真等手段预测候选疾病因子的作用，通过改变因子的水平预测治疗效果等。

第二节　大数据平台及知识库构建

在大数据时代，生命科学的发展逐步转向数据驱动的科学发现模式，利用海量的生物数据发现生命运行的机制。其中对生物大数据的利用和挖掘以及整合现有国际生物医学数据库并利用跨库知识融合技术，构建"基因 - 异常 - 疾病 - 诊疗方案"的精准医学知识图谱，是整个生命科学研究中的核心，将来也会成为常规的方法和手段，是具有颠覆性的医学新模式。然而这一新模式仍面临一些困难。

1. **多组学数据匮乏**　尽管我国有多个遗传学研究体系数据，但对个体高覆盖度的多组学数据还十分缺乏，无法建立有效地进行组装和分析提取大规模数据的快速生物信息支撑体系，无法建立精准医学研究的核心，即多层次精准医学知识库体系和多组学大数据分析平台。

2. **原始数据不规范，数据分散，缺乏监管，数据共享薄弱**　从临床表型到组学数据特别是很多临床指标的缺失或不规范，是造成样本或组学数据无法被充分利用的重要原因。统筹建立共享的标准化数据采集流程、记录和录入系统是当务之急。

3. **缺乏数据解读与临床知识库的结合**　基因测序数据需要与疾病相关的其他病理临床表型数据（包含疾病、生物标志物、变异位点、药物、诊疗方案等数据）进行关联，通过全面解析样本基因信息，才能得到包含有详细的位点、药物注释信息以及可推荐给临床使用

的疾病诊疗方案解读报告。然而目前的科研机构和第三方医学检验所,很难对疾病临床表型数据、医学知识库进行关联分析解读,使数据解读能力大打折扣。

精准医学知识库体系和多组学大数据分析平台的构建需要遵循分层次、标准化、智能化、开放共享的建设原则。通过整合国内外已经公布的数据库,并借助文献对相关疾病为主题的文献进行知识挖掘和提取,形成底层的"专家数据库";在"专家数据库"基础上对生物样本多组学大数据进行多维度的数据注释,通过定义知识转换规则,搭建知识挖掘模块,形成智能的知识增广,构建智能的知识库模块;在顶层,通过本体标准化完成知识模块的互通,构建开放共享的顶层接口,形成面向不同应用场景的完备知识库体系,包括面向疾病应用场景的早期检测分子标志物知识库、靶向药物知识库、单核苷酸多态性知识库、致病性变异知识库、罕见变异知识库、基因 - 疾病关联知识库等。

精准医学知识库和多组学大数据分析平台是精准医学实践的重要支撑,能有效帮助科研人员从海量信息中高效准确地找到相关的知识开展研究,助力临床医生通过诊断结果精准地判断疾病类型、寻找最佳治疗方案。

（赵　屹）

参 考 文 献

[1] National Research Council（US）Committee on A Framework for Developing a New Taxonomy of Disease. Toward Precision Medicine: Building a Knowledge Network for Biomedical Research and a New Taxonomy of Disease. 2011.

[2] TER KUILE B H, WESTERHOFF H V. Transcriptome meets metabolome: hierarchical and metabolic regulation of the glycolytic pathway[J]. FEBS Lett, 2001, 500（3）: 169-171.

第 五 章
精准医学相关基因检测技术

循证是现代医学的核心，因此检测技术是现代医学发展的重要基石。"精准医学"的产生与发展，也正是基于医学检测技术的重大革新。这既包括以基因检测技术为代表的现代遗传学技术、为处理海量基因数据而产生的生物信息技术，也包括以分子影像技术、手术机器人为代表的更为精细的传统诊疗技术。这些新技术的综合使用，使医生具备了空前丰富的信息和手段，在疾病的精准分类、诊断及治疗方面不断取得重要突破。

这其中，最重要的是突飞猛进的基因检测技术，它使医生真正可以在表型乃至标志物出现之前预测疾病，确认复杂疾病的病因或准确提示预后，同时还可以分析患者的遗传背景以迅速确定有效药物并减少药物副作用，从而帮助患者和国家以最低的医疗成本、最小的医源性损害获得最大化的医疗效益。

本节重点介绍当前精准医学领域应用最为广泛的三类基因检测技术，即 PCR 技术、基因芯片技术和 DNA 测序技术。

第一节　PCR 技术

一、基本原理

聚合酶链反应（polymerase chain reaction，PCR）是一种体外扩增特异 DNA 片段的技术，自 1983 年发明以来，它迅速渗透至分子生物学的各个领域，1993 年，Mullis K 因为发明 PCR 技术而被授予诺贝尔化学奖。

PCR 反应的本质是在模板 DNA、引物和 4 种脱氧核糖核苷酸存在的条件下，依赖于 DNA 聚合酶的酶促合成反应。整个过程由变性、退火、延伸 3 个基本反应步骤构成。重复上述 3 个循环过程，每一循环的产物可以作为下一循环的模板，20～30 个循环后，介于两个引物之间的特异性 DNA 片段即被大量复制，数量可达 $2 \times 10^{6-7}$ 拷贝[1]。

二、技术特点

PCR 技术最大的优点是高特异性和高灵敏度。理论上，在 2～3 小时内，PCR 能将一个分子靶 DNA 扩增至 10 亿个分子。除此之外，PCR 的另一特点是简便快速，如实时荧光 PCR 技术，整个 PCR 反应可在 3 小时之内完成，温度变化则由 PCR 仪器自动控制。

由于 PCR 方法具有极高的检测灵敏度，在实际操作中最需要注意的是外源 DNA 污染问题。设备、试剂、耗材及操作环境均有可能带入污染。因此，开展 PCR 实验，从硬件环境到技术操作，都必须严格遵守 2010 年卫生部办公厅印发的《医疗机构临床基因扩增检验实验室管理办法》的相关规定。

三、应用与发展

PCR 技术历经三十余年不断革新,已十分成熟,应用广泛。主要应用领域包括遗传病诊断、病原体检测、药物基因组检测、基因功能研究等,同时也是多数基因芯片技术和 DNA 序列测定技术的重要组成环节。

为适应不同检测需求,基于 PCR 技术的基本原理,研发人员陆续发明了一系列新的 PCR 检测技术,如反转录 PCR、巢式 PCR、反向 PCR、多重 PCR 等,其中应用最广、最有潜力的是以下几种:

1. **实时荧光 PCR(real-time PCR）** 普通 PCR 都是在扩增反应结束之后通过凝胶电泳或类似的方法对扩增产物进行定性、半定量的分析,或通过放射性核素掺入标记后的光密度扫描来进行定量检测,分析对象都是 PCR 终产物,体现的是终点法的检测思想。实时荧光 PCR 则是监测每个扩增周期结束后的产物量,从而实现 PCR 扩增反应的动态监测。具体而言,就是在 PCR 反应中引入特异性或非特异性荧光标记,随着 PCR 反应的进行,反应产物不断累积,荧光信号强度也等比例增加。每经过一个循环,收集一个荧光强度信号,这样得到一条荧光扩增曲线,从而实现实时检测每一循环扩增产物量的变化,并通过分析循环阈值(cycle threshold, Ct)和标准曲线对起始模板进行定量。实时荧光 PCR 技术由 Higuchi R 等在 1993 年首次建立,它综合了 PCR 技术、荧光标记技术、激光技术、数码成像技术等,不仅灵敏度高,而且速度快、通量高。扩增与检测可以在同一个反应管里进行,且二者同一步骤完成,无需后期处理,也不易污染。所以该方法发展极为迅速,几乎已普及到每个分子诊断实验室,是当前使用最广泛的 PCR 技术,在病原体定量检测、遗传病诊断、药物基因组学、法医学鉴定和基因功能研究等诸多领域发挥着重要作用[2]。

2. **数字 PCR(digital PCR）** 数字 PCR 是一种核酸分子绝对定量技术,主要采用当前分析化学热门研究领域的微流控或微滴化方法,将大量稀释后的核酸溶液分散至芯片的微反应器或微滴中,每个反应器的核酸模板数少于或等于 1 个,这样经过 PCR 循环之后,有一个核酸分子模板的反应器就会给出荧光信号,没有模板的反应器就没有荧光信号。根据相对比例和反应器的体积,就可以推算出原始溶液的核酸浓度。当前核酸分子的定量有三种方法:①光度法基于核酸分子的吸光度来定量;②实时荧光定量 PCR 基于 Ct 值,Ct 值是指可以检测到荧光值对应的循环数;③数字 PCR 是最新的定量技术,基于单分子 PCR 方法来进行计数。数字 PCR 特别适用于依靠 Ct 值不能很好分辨的应用领域,如拷贝数变异、基因相对表达研究(如等位基因不平衡表达)、二代测序结果验证、miRNA 表达分析、单细胞基因表达分析等[3]。

第二节　基因芯片技术

一、基本原理

基因芯片(gene chips)技术也称为 DNA 微阵列(DNA microarray)技术,原型产生于 20 世纪 80 年代,其测序原理是杂交测序,即通过与一组已知序列的核酸探针杂交进行核酸序列测定。通俗地说，就是通过微加工技术，将数以万计乃至百万计的特定序列的 DNA 片段（基因探针），有规律地排列固定于 $2cm^2$ 的硅片、玻片等支持物上，构成的一个二维 DNA 探针阵列。由于与计算机的电子芯片十分相似，所以被称为基因芯片。基因芯片从实验室走向工业化，直接得益于探针固相原位合成技术和照相平版印刷技术的有机结合，以及激光共聚焦显微技术的引入[4]。

基因芯片技术的实验操作包括 DNA 微阵列的构建、DNA 样品的制备、靶分子和探针分子之间杂交、信号检测及分析四个步骤。具体技术组成有多种，如基质材料包括尼龙膜、玻璃片、塑料、硅胶晶片、微型磁珠等；检测的生物信号种类为核酸、蛋白质、生物组织碎片甚至完整的活细胞；工作原理有杂交型、合成型、连接型、亲和识别型等。通常根据使用探针的不同将基因芯片分为 cDNA 微阵列和寡核苷酸阵列，或根据芯片用途分为基因表达谱芯片、测序芯片、诊断芯片等。

二、技术特点

基因芯片技术同时将大量探针固定于支持物上，所以可以一次性对样品进行大量序列检测和分析，从而解决了传统核酸印迹杂交技术操作繁杂、自动化程度低、操作序列数量少、检测效率低等问题，具有高度集成化、并行化、多样化、微型化和自动化的优点。但也存在一些不足，如：①制备样品、标记过程复杂，耗时较长；②不同技术平台间的结果判定区别较大，难以标准化；③只能检测已知物种的已知序列；④不能对微生物特别是病毒进行定量分析等。

三、应用与发展

与 PCR 技术相比，基因芯片的检测通量可高出几十到几万倍，可以在一张芯片同时对多个患者进行多种疾病的检测，且检测成本低，自动化程度高，因此尤其适合大人群集中筛查项目，目前在遗传性疾病、感染性疾病及肿瘤等的疾病筛查方面应用很广，在基因相关的基础研究、临床辅助诊断、疗效监测与药物开发中也发挥着重要作用。此外，芯片技术具有的高通量、大规模、平行性等特点也适用于新药筛选，如调查药物处理后细胞基因的表达情况或对药物进行毒性评价。采用这一策略可大量减少动物试验，缩短药物筛选时间[5]。

1. **PCR 芯片（PCR chip）- 基因芯片技术和芯片上 PCR（on-chip PCR）- 基因芯片技术**　传统的 PCR- 基因芯片检测是首先对待测样本进行 PCR 扩增后再将反应产物加样至基因芯片，进行靶序列 - 探针杂交。该方法步骤较多，不利于质量控制且存在一定交叉污染的风险。而 PCR 芯片 - 基因芯片技术和芯片上 PCR- 基因芯片技术较好地解决了这一问题。PCR 芯片 - 基因芯片技术的基本思想是将常规条件下的 PCR 反应转移至芯片上完成，具有微量、快速、高效的特点，并可通过微管路与基因杂交芯片接合。目前 PCR 芯片主要有两种实现方式，即连续流动 PCR 微芯片和 PCR 微池芯片。前者反应速度快，集成度较差，后者反应时间略长，但集成度高，更易实现与基因芯片的对接。芯片上 PCR- 基因芯片技术则体现了另一种思路，即将 PCR 和基因杂交两个反应有机结合，在一张芯片上完成全部检测。目前的主要不足是荧光背景较高，因此在完成检测后还需要进行熔解曲线分析以确保实验的特异性[6]。

2. **液态芯片（liquid chip）技术**　液态芯片技术将激光技术、应用流体学、高速数字信号处理技术和计算机法则整合在一起，通过在特制的微球上包被抗体、抗原或核酸等探针分子，实现对液相中多种组分的高通量测定。其主要特点是：①通量高，速度快；②灵敏度高，特异性好；③线性范围广，重复性好；④成本低，操作方便等。液态芯片具有的独特技术优势使其正逐步从实验室走向临床，当前在基因诊断方面最广泛的应用是 HPV 基因分型和 HLA 基因分型。

<h1 style="text-align:center">第三节　DNA 测序技术</h1>

一、基本原理

第一代基因测序技术即双脱氧链终止法，是由 Sanger F 等在 1977 年建立的，也被称为"Sanger 测序法"。该方法的原理是以 DNA 单链为模板，利用 DNA 聚合酶来延伸结合在待定序列模板上的引物，根据碱基互补配对原则，将 4 种脱氧核苷三磷酸和经过不同颜色染料标记的双脱氧核苷三磷酸加入到引物 3′-OH 末端并使引物链得到延伸或终止，最终得到长度不等的有荧光标记的 DNA 片段，然后经电泳分离和荧光激发检测 DNA 各片段末端碱基类型，进而读取完成 DNA 序列[7]。

第二代测序技术也称高通量测序技术，是在第一代 DNA 测序技术之上发展起来的下一代测序技术（next-generation sequencing，NGS）。顾名思义，第二代测序技术最显著的特征是高通量，一次能完成几十万到几百万条 DNA 分子的序列测定，从而使基因组深度测序、转录组测序和甲基化测序等变为现实。同时，单位序列的测序成本实现超摩尔定律的下降，这也直接推动了 DNA 测序技术大规模进入常规科研和临床应用[7, 8]。

与一代测序技术不同，二代测序可以同时完成测序模板互补链的合成与序列数据的读取。具体主要有两种测序方法，即"边合成边测序（sequencing by synthesis，SBS）"和"边连接边测序（sequencing by ligation，SBL）"，前者以 Solexa（后并入 Illumina）测序为代表，后者以 SOLiD 测序为代表。

"边合成边测序"的分子机制是通过制造大规模分子簇达到荧光信号检测所需的强度，其核心技术是可逆的阻断技术及桥式 PCR 技术。简要流程包括：文库的构建→ cluster 生成→边合成边测序→数据处理。

作为"边连接边测序"代表的 SOLiD 测序，与其他传统的聚合酶连接反应的不同之处在于以 8 碱基 4 色荧光标记寡核苷酸的连续连接合成为基础，核心技术是高密度微珠和双碱基测序。由于是双次检测，这一技术的原始测序准确性高达 99.94%，而 15x 覆盖率时的准确性更可达 99.999%，是目前二代测序技术中准确性最高的。简要流程包括：文库制备→ PCR 扩增→微珠沉积→连接测序。

二、技术特点

DNA 测序技术的原理决定了它的最大优势，即是一个开放的检测平台，无论物种、序列是否已知，只要有核酸序列，就能通过建库来进行检测。因此，可以用来发现新的序列，新的突变和基因转录本等，即使是低表达丰度的基因或稀有突变，通过加大测序深度也可以发现。

测序技术有 4 个主要评价指标：读长、准确度、成本、通量。

读长是指测序反应所能测得序列的长度。如果 DNA 序列长度高于读长，则必须把 DNA 序列分割成长度在读长以内短序列才能测序。一代测序的读长约 1 000bp，二代测序较低，为 30～600bp，三代测序则可以达到 20kb。

准确度是指测序结果的准确程度，如二代测序可以达到 99.9%，而三代测序的错误率目前仍较高，普遍高于 15%。测序质量的综合评估指标则包括测序深度、覆盖度、测序质量值 Q20、Q30 等。

成本方面在以超摩尔定律的速度下降，目前单个人类基因组的测序成本已经从超 10 亿美元下降到 1 000 美元。

通量是指单位时间内所能产生的数据量，二代测序效率大幅提升，不仅在于测序速度的提高，更重要的是能同时对几百万条序列进行测序。以华大智造的 MGISEQ-T 7 四联流动槽平台为例，一次运行小于 24 小时产出的数据量就可达 6 000G，相当于 2 000 个人的完整基因组，因此二代测序也被称为高通量测序。

综合来看，一代测序和二代测序各有优缺点：

1. **一代测序** Sanger 测序法在其出现后的 30 年间，由于操作简便、测序读长长、数据准确性高，一直是应用最为广泛的 DNA 测序技术，直至今日，仍是测序结果的"金标准"，但该方法也有其局限性：①只适用于定性研究，不能定量；②灵敏度有限，在基因组某些区域或靶基因突变比例过低时，可能出现假阴性；③速度慢，通量低；④操作复杂，成本高。

2. **二代测序** 焦磷酸测序平台读长较长，适用于对未知基因组从头测序，但是在判断连续单碱基重复区时准确度不高；Solexa 测序读长较短，但测序通量高、价位低，适合全基因组 de novo 测序、全基因组重测序、转录组测序、甲基化测序等；SOLiD 测序读长较短，但测序精度高，特别适合 SNP 等检测。

三、应用与发展

DNA 测序技术，尤其是二代测序技术诞生以来，极大地推动了分子生物学、遗传学、生物信息学乃至医学的发展。在农学方面，据不完全统计，截至 2015 年 10 月，已有 101 种植物、170 种动物和数百种微生物基因组序列发表。在医学方面，全世界已有十多个国家规划开展了万人、十万人乃至百万人基因组计划，无创产前检查、肿瘤用药指导和遗传病辅助诊断等数百项 DNA 测序项目正逐步进入常规临床检查。

2008 年，Harris TD 等报道了单分子测序技术，该技术跨过了二代测序依赖的基于 PCR 扩增的信号放大过程，真正达到了读取单个荧光分子的能力，大大提高了反应速度，使测序更加简便易行，因此也被称为第三代测序技术。目前已建立或正在完善之中的第三代测序平台有 PacBio Sequel 和 Oxford Nanopore 等，其共同优点为读长长、实时读取、取样量低、速度更快等。

当前，DNA 测序技术仍在快速发展，是精准医学理念下创新和转化最活跃的领域，未来必然向着更加准确、更加便捷、成本更低的方向不断进步，与 PCR、基因芯片等其他精准医学检测技术一起，共同引领现代医学进入真正的个体化医疗时代。

（刘 哲）

参 考 文 献

[1] 李金明. 实时荧光 PCR 技术 [C]. 北京：人民军医出版社，2009.

[2] BUSTIN S A，BENES V，GARSON J A，et al. The MIQE guidelines：minimum information for publication of quantitative real-time PCR experiments[J]. Clin Chem，2009，55（4）：611-622.

[3] DONG L H，MENG Y，SUI Z W，et al. Comparison of four digital PCR platforms for accurate quantification of DNA copy number of a certified plasmid DNA reference material[J]. Sci Rep，2015，5：13174.

[4] TAUB F E，DELEO J M，THOMPSON E B，et al.Sequential comparative hybridizations analyzed by computerized image processing can identify and quantitate regulated RNAs[J]. DNA，1983，2（4）：309-327.

[5] ETIENNE W，MEYER M H. Comparison of mRNA gene expression by RT-PCR and DNA microarray[J]. Biotechniques，2004，36（4）：618-620.

[6] GAGNA C E，LAMBERT W C. Novel multistranded，alternative，plasmid and helical transitional DNA and RNA microarrays：implications for therapeutics[J]. Pharmacogenomics，2009，10（5）：895-914.

[7] PETTERSSON E，LUNDEBERG J，AHMADIAN A. Generations of sequencing technologies[J]. Genomics，2009，93（2）：105-111.

[8] SHENDURE J，JI H. Next-generation DNA sequencing[J]. Nat Biotechnol，2008，26（10）：1135-1145.

第 六 章
临床信息和生物标本信息采集及管理

—————— 第一节 临床信息和生物标本信息采集 ——————

一、临床信息模型与元素

随着信息技术的深入发展，人们逐渐认识到，医疗信息化建设标准化能极大地方便临床信息在医疗服务过程中的首次利用以及在医学科学和政策研究中的二次利用。临床医疗活动中，在将数据转化为正确的决策信息时，通常要经过对数据的收集、整理、分析和提炼等过程，但由于不同信息系统中临床信息表达的途径和方式不同，会出现信息不兼容、无法共享的情况，故为了保持临床信息在异构信息系统传递过程中语义的唯一性、一致性和完整性，满足整个卫生信息系统对数据采集、理解、分析和利用的需要，亟须建立一个通用模型，即临床信息模型，来规范这些需求。

临床信息模型（detailed clinical model，DCM）又称为"原型"，是一种可计算的正式规范条例，由美国学者 Stan Huff 在 2004 年首次提出[1]。DCM 是实现临床数据在异构信息系统中传递而保持语义准确性和完整性的基础，也是结构化文本或编码数据以保证计算机准确识别和处理临床信息的前提。目前研究者们通过结合专家知识、数据规范和术语，构建的临床信息模型主要有 openEHR（开放电子健康档案）原型模型、临床元素模型（clinical element model，CEM）等。由 openEHR 组织制定的 openEHR 规范共建立了两层模型——参考模型和原型，而 openEHR 原型是通过对参考模型（定义基础数据类型和数据结构）进行约束的方式来规范化和结构化表达具体的医疗信息概念，并将通用的参考模型逐步根据医疗信息概念添加属性进行细化。每个原型都向着包含对应医疗概念全部属性和适应所有医疗应用需求的最大数据集和最小约束方向定义，通常由描述数据、约束规则和本体定义三个部分组成。目前 open EHR 已制定了 80 多个粗细各异的原型，有层级水平较高的影像学检查原型、实验室检查原型等，也有颗粒度较细的阿氏评分（Apgar score）、血压、体重等原型[2]。为了描述一个开放、可共享的临床信息模型和术语库，定义卫生保健活动中数据元的逻辑结构，美国 Intermountain Healthcare 和 GE Healthcare/Caradigm 项目组开发了基于临床事件模型（clinical event model）的临床元素模型（clinical element model，CEM），存储了大约 200 万的临床数据实例。CEM 是由抽象实例模型（abstract instance model）和抽象约束模型（abstract constraint model）结合起来的双层模型[3]。其中实例模型为描述医学数据任意实例的通用结构，提供基础架构、关系和约束来表达临床信息模型，而约束模型则是对实例模型中特定类型数据的语义进行定义，约束实例的取值。

二、生物标本信息采集的规范化操作及标准

人体生物标本信息是指与个体健康和疾病相关的生物大分子、细胞、组织和器官等样本及这些样本经处理获得的 DNA、RNA 和蛋白质等。根据不同的标本类型和使用目的，生物标本信息的采集采用最适的条件对生物样本信息进行筛选、收集和加工，并配有系统的资料和可靠的数据。标准作业程序体系（standard operation procedure system，SOPs）就是将某一"过程"的标准操作步骤、过程接口和管控以统一的格式描述出来，用来指导和规范日常的工作。为了保证获得可靠可信的样本信息，需要建立全基因、全外显子组、转录组、蛋白质组、代谢组等精准医学常见生物组学的分析规范，遵循对照设置和规范操作过程，特别是根据分析目标对每批检测样本进行合理组合，建立高效、可重复的生物信息流程，以保证分析结果的可靠可信。

临床信息与生物标本信息采集标准，是通过分析临床信息特征和生物标本信息的特点，研究疾病样品和对应的组学数据产生方案，收集已有的标准化组学数据集，设计与疾病特征相匹配的标准样品，产生标准组学数据集，再根据疾病特征和临床需求，评估标准组学数据集的分析结果，确定标准样品在复杂疾病样本基质或组学测试系统中的行为，制定相应的质量控制标准及数据产生和利用标准化规范。目前，国内主要采用的临床信息与生物标本信息采集标准有《生物标本采集技术规范及数据库建立指南》《临床研究队列入组标准》《国际肿瘤基因组协作研究（ICGC）肿瘤组织样本质量标准》等。

高质量、高水准生物样本信息采集是人类重大疾病基因组、功能基因组、蛋白质组的基础，是临床研究与分子诊断标志物、药物靶点研发、健康研发的最珍贵资源与关键环节，也是促进规模化临床样本向大数据资源的转化、整合、管理与共享，快速实现大样本验证、产业化的基石。

三、生物标本数据库的建立

生物标本数据库的主要职责是通过标准化收集、处理、储存、管理和应用生物样本及与这些生物样本相关的临床、病理、治疗、随访、知情同意等资料，同时配置相关信息管理数据库，从而为基础研究者探索疾病发病原因、发生发展机制提供实验材料，或给临床医师进行疾病分期、药物筛选、精准治疗、疗效评估、预后随访等提供相应的支持[4,5]。

目前快速发展的生物技术和计算机技术为大规模收集人体生物标本、存储标本的相关医疗信息、进行大量的样本数据统计分析、生物样本信息资源库的信息化应用管理以及不同地域间生物样本信息资源库的资源交流共享提供了良好的平台。

大多数慢性疾病都属于多基因病（polygenic disorder），即由多个基因、基因与环境等多种复杂因素相互作用所导致的疾病，如高血压、冠心病、糖尿病等[6,7]。为了深入了解基因的功能并探索遗传与环境因素在引起疾病时的复杂相互作用，弄清基因和环境的相互作用对一些常见疾病如冠心病、高血脂等发生的影响，研究者们希望建立标准化人体生物样本信息资源库，并利用该方式提供的宝贵资源，将基因组学、功能基因组学等与生物医药研发相关的生命科学研究以及医学研究的成果应用到提高人们生存质量的医学实践中。通过建立可用于生物医学研究的人体生物样本信息资源库，对大规模且具有代表性的人体生物样本进行全基因组关联研究（genome wide association studies，GWAS）[8]或下一代测序（next generation sequencing, NGS)[9]。

通过分析、比对人体生物样本的医疗、家谱或生活方式等信息，可以达到探寻基因型（genotype）和表现型（phenotype）以及生活上的某些致病因子如环境暴露因素、饮食习惯等与复杂疾病之间关系的目的[10]。

人体生物样本信息资源库可用于了解复杂疾病背后的危险因素，如疾病发病机制的研究、疾病相关分子标志物筛选、表观遗传学的研究等，以及将生物医药研究转化为临床应用，尤其在药物基因组学研究和个体化医疗研究（分子分型检测、诊断与疾病的预测、减少药物副反应、制定个性化治疗用药方案等方面）中的重要性已得到了研究者的广泛认同[11]。因此，建立信息完整、质量可靠、样本量大的现代标准化人体生物样本信息资源库至关重要。

第二节　临床信息和生物标本管理

一、数据提交规范化流程

临床信息和生物标本数据管理规范化，涉及数据完整性（样本元数据、临床组学数据与元数据）、标准化数据获取接口（数据下游有效的处理与贡献）、数据的功能与结构（数据切片、下载与快速浏览能力等）以及数据库架构与存储的开放性与稳定性等。数据提交有三种规范化结构：

1. **SNOMED 系统医学命名法**　SNOMED（systematized nomenclature of human and veterinary medicine）是人类与兽类医学系统术语，由美国病理学会提出的用以描述病理检验结果的医学系统化术语，已在 40 多个国家得到应用。其 3.5 版本有 180 000 多个词条，包括解剖学、形态学、正常与非正常的功能、症状及疾病体征、化学制品、药品、酶及其他体蛋白、活有机体、物理因素、空间关系、职业、社会环境、疾病 / 诊断和操作。

2. **UMLS 医学一体化语言系统**　UMLS（unified medical language system）医学一体化语言系统包含 4 个部分：超级叙词表、语义网络、信息资源和专用词典。超级叙词表囊括了"medical subject heading"（医学主题词表）在内的词表、分类表共 70 余种，涵盖了生物医学概念 730 000 项，相关名称 1 500 000 条。每个概念都指定有至少一种"语义类型"，主要的语义类型包括生物、解剖学结构、生物学功能、化学物质、事件、有形对象以及概念。

3. **CDA 临床文档系统结构标准**　CDA（clinical document architecture）临床文档架构标准是由 HL7（Health Level7，卫生信息交换标准）开发的 V3 标准之一，用以撰写临床文本，被认为是 HL7V3 标准系列中最可能被广泛接受并落地使用的标准，最早发布于 2000 年。相对于最初的版本而言，目前的 CDA 版本 2（CDAR2）整个临床文本模型完全从 RIM 导出，基于 RIM 的 CDA 文本体模型支持结构化的临床信息文本内容表达。CDAR2 用同一模型提供撰写不同结构程度的临床文本的能力，从而使不同结构程度的文本可以方便地用同样的方式管理。文本结构程度的范围包括从完全不由 CDA 控制的无结构不透明的数据块到用 CDA 模型定义的高度结构化、编码表达的临床信息。

二、数据标准化存储及管理

采集的生物样本是否具有科学研究价值，相匹配的临床资料十分重要，其中资料的完整性、系统性和标准性决定生物样本的价值。另一方面,资料的收集、整理分析和数据标准化管理也是保障研究结果质量的重要环节。数据标准化存储与管理,主要涉及以下内容:

1. 临床信息数据库集管理 生物样本和相关的临床资料应采用统一、专一的数据库进行管理。要求使用的数据库支持多中心研究的网络化用户环境,有比较全面的分级权限管理数据,能够方便地导出、导入为 Excel 或 SPSS 等较通用软件的数据格式,以便于学术交流和资料汇总。

所有临床资料应基于临床的规范化诊疗,临床治疗过程记录和随访资料要完整,采用的数据库系统能够方便灵活地产生符合各病种 CRF(case report form)表格的随访数据格式,并能通过统一的患者编号对样本和随访信息进行关联,以提高临床资料的完整性和数据质量。

2. 疾病组学数据库集管理 疾病组学数据库集管理包括各组学实验数据收集、分析数据以及相关元数据的完整与结构化管理等,提供组学数据类型动态变化的数据模型,为精准医学专项组学实验数据及其跨组学分子图谱关系的浏览、下载、检索以及线上分析等需求提供稳定与快速的数据服务。与生物样本相关的资料信息应采用统一的、非重复的编码格式标注并录入数据库,数据库系统能够在保存样本信息的同时自动打印出条形码标签,以提高样本管理的效率,标签的内容能够符合统一制定的格式标准,并能在低温冰箱、液氮罐等低温环境下长期保存。考虑生物样本和相关资料将用于基因组学和蛋白组学研究的需要,兼顾其特殊性和可操作性。

第三节 临床信息和生物标本共享及隐私保护

一、数据共享智能检索服务

随着互联网技术的发展,越来越多的用户通过互联网查询自己想要了解的生物医学相关信息,采集和管理临床信息和生物标本的数据库,需要为数据使用者提供共享智能检索服务。医学数据包含大量的结构化、半结构化和非结构化数据,因此需要建立高效的索引技术和有效的语义索引库来实现快速、准确的异构数据库检索,同时还需要采用面向异构数据库的数据检索技术,以针对不同的数据源、不同的数据格式、不同的数据逻辑关系[12]。为此,世界卫生组织(world health organization,WHO)发布了相关标准。

《国际疾病分类》(第 9 次修订本)(International Classification of Diseases,9th Revision,ICD-9)是世界卫生组织(WHO)在欧洲早期制订的标准上拓展、细化、补充、修订形成的,其目的是用于统计疾病率与死亡率,也可用于医院临床疾病诊断与手术操作的分类、存储、检索及统计应用。ICD-9-CM(International Classification of Diseases 9th Revision,Clinical Modification)是 ICD-9 在美国的临床修订版,ICD-9-CM 更适合于临床的需要,是 DRG 分组的基础。

《国际疾病分类》(第 10 次修订本)(International Statistical Classification of Diseases and Related Health Problems,10th Revision,ICD-10)大大扩展了 ICD-9,增加了疾病分类的数量,提高了细致程度,并且适用于流行病学及保健评估的需求,编码方式亦更加科学实用。目前 ICD-10 已在欧洲得到广泛应用,但由于 ICD-9-CM 在美国已被嵌入众多的其他医院计价、补偿、财务系统中,因此美国国家卫生统计中心正在编制 ICD-10-CM,准备将其投入实际应用,替换原来的 ICD-9-CM。WHO 正在组织 ICD-11 标准的开发,这是一个基于疾病概念本体(ontology)方法开发的全新疾病分类系统。该系统已有方案把传统医学(traditional medicine)疾病分类(包括中医)纳入新的编码体系之中。

二、隐私保护和安全

我国法律上定义的隐私包含地址、肖像等,而数据隐私包括很多只有大数据时代才有的特点:网上的言行、移动的位置以及生理数据和消费数据。党中央、国务院高度重视大数据安全及其标准化工作,将其作为国家发展战略予以推动。2015 年 9 月,国务院发布《促进大数据发展行动纲要》,要求"完善法规制度和标准体系""推进大数据产业标准体系建设"[13,14],2017 年 6 月 1 日起施行《中华人民共和国网络安全法》。在隐私保护数据发布过程中,应对身份进行保护的匿名方法,针对可能存在的隐私泄露情况,有以下三种有效的隐私保护模型和策略。

1. **数据发布中的隐私保护** 美国艾滋病、肝炎、性传播疾病与结核病预防中心(NCHHSTP)发布了旨在实现 HIV、病毒性肝炎、性传播疾病和肺结核监护数据共享的数据安全和私密性指南。该指南详细分析了共享数据、维护安全和私密性的好处、风险和代价,给出了实现数据收集、存储、共享和使用过程安全和私密性的十大指导原则。《NCHHSTP 数据安全和隐私性指南》包括策略和责任、数据的收集和使用、数据的贡献和发布、物理安全和电子数据安全五个方向。

2. **数据存储中的隐私保护** 不同的信息,在隐私保护中的权重并不一样,如果对这些信息一概而论,都采用高级别的保护手段,会对实际的应用效率产生影响,还会造成资源的浪费。但如果只针对核心信息进行防护,也可能造成隐私的信息泄露。所以,需要构建比较完善的数据分级制度,对于不同级别的个人信息和数据采用不同的保护措施。

3. **数据的访问控制** 医疗隐私层次化控制是对患者个人信息采用分类、分级的层次化控制,患者对自己隐私数据的使用意图具有管理资格,每个患者可根据自己对隐私的偏好来定义个性化的访问控制策略。首先,患者把个人信息按照保护级别分为个人身份信息、敏感信息、准标识符信息、公开信息以及一般信息并进行信息访问的权限分配;其次,根据保护级别,医院、卫生部门、医学研究机构等可以在信息流转各个环节如收集、存储、使用、发布或共享、删除等环节中实施不同层次的保障,但面对医务人员、医院、卫生部门、医学研究机构、医疗保健公司等访问患者个人数据的不同需求,患者个人很难对这些多目标、多层次、多准则的问题做出决策,因为这些决策会随着需求、情境的不同而变化。

本章论述了临床信息和生物标本信息的采集及管理,对信息的采集模型建立和规范化操作、数据库的建立等进行了讨论。在此基础上,提出了信息管理、数据使用和交换的系统性方法和标准化管理。同时,对信息检索服务中的个人信息隐私保护和数据安全问题进行了探讨。

(王新宴)

参 考 文 献

[1] GOOSSEN W, GOOSSEN-BAREMANS A, VAN DER ZEL M. Detailed clinical models: a review.[J]. Healthc Inform Res, 2010, 16(4): 201-214.

[2] GIBSON M，GOODCHILD A. Electronic Health Records and openEHR[EB/ OL]. [2013-3-15]. http：// www.openehr.org/ckm/.

[3] COYLE J，ERAS Y H，ONIKI T，et al. Clinical Element Model[EB/OL]. Intermountain Health Care，（2018-11-14）. http：//www.clinicalelement.com/docs/CEReference20081114.pdf

[4] MCHALE J，HABIBA M，DIXON-WOODS M，et a1. Consent for child-hood cancer tissue banking in the UK：the effect of the Human Tissue Act 2004[J]. Lancet Oncol，2007，8（3）：266-272.

[5] SUH K S，REMACHE Y K，PATEL J S，et a1. Informatics-guided procurement of patient samples for biomarker discovery projects in cancer research[J]. Cell Tissue Bank，2009，10（1）：43-48.

[6] KIBERSTIS P，ROBERTS L. It's not just the genes[J]. Science，2002，296：685.

[7] WILLETT W C. Balancing life-style and genomics research for disease prevention[J]. Science，2002，296（5568）：695-698.

[8] VAN NOORDEN R，LED FORD H，MANN A. GWAS prove their worth[N]. Nature，2010（2010-01-02）[2012-09-04]. http：//www.nature.com/news/2010/10 1231/full/469012a.html.

[9] VAN NOORDEN R，LED FORD H，MANN A.Genome-sequencing explosion[N]. Nature，2010（2010-01-02）[2012-09-04]. http：//www.nature.com/news/ 2010/101231/full/469012a.html.

[10] KHOURY M J，LITTLE J，BURKE W. Human genome epidemiology[M]. New York：Oxford University Press，2004，195.

[11] Australia Government NHMRC（National Health and Medicine Research Council）.Biobanks Information Paper[EB/OL]. 2010[2012-09-04]. http：//www.nhmrc.gov.au/_files_nhmrc/file/your_health/egenetics/ practioners/biobanks_information_paper.pdf.

[12] 潘昊杰，周芳，张博文，等 . 生物医学文献检索方法与问答系统 [J]. 情报工程，2016，2（5）：50-57.

[13] 陈兴蜀，罗永刚，罗锋盈 . 国家标准 GB/T31167-2014《信息安全技术云计算服务安全指南》解读与实施 [M]. 科学出版社，2014.

[14] 陈兴蜀 .《云计算服务安全指南》国家标准解读 [J]. 保密科学技术，2015（4）.

第 七 章
卫生经济学

精准医学通过某些检验或诊断方法将不同的患者个体进行分类,并进行针对性预防或治疗。其中,对患者个体的分类、预防和治疗等均需要医疗技术(如新的基因诊断技术)或医疗服务(如医疗工作者的劳动力)等医疗资源的投入。随着科学的发展,医疗技术或医疗方案的优化似乎具有无限的可能性,但可投入的医疗资源的总和是有限的。例如相对于传统治疗方案,某价格昂贵的新型靶向药能够延长患者的寿命,如果只从患者的健康收益考虑,该靶向药的应用毋庸置疑。但购买和使用该药需要比传统治疗方案投入更多的费用,而社会和家庭对于医疗的经费投入是有限的,在有限的经费投入下,患者选择治疗方案时,除了考虑健康收益之外,还需要考虑对医疗的经费投入,考虑方案的经济性。故在有限的资源投入条件下,为了使患者的健康收益最大化和医疗投入的效率最大化,就需要对精准医学的医疗技术或医疗方案的投入和产出进行评估,即评估医疗技术或医疗方案的性价比,为医疗决策提供经济性方面的优选方案。

卫生经济学是应用现代经济学的理论和方法,结合流行病学、决策学、生物统计学等多学科研究成果,对比分析不同医疗方案的成本和产出,为医疗相关决策提供优选方案。本章主要介绍卫生经济学评价的相关概念及方法。

第一节 卫生经济学评价相关概念

在卫生经济学评价中,核心工作是识别计量并对比不同决策方案的成本和产出。以下主要介绍卫生经济学评价中成本和产出的相关概念。需要注意的是,对医疗决策涉及的不同利益相关方而言,成本和产出计量的范围有所区别,故在进行研究时首先需要明确研究是从哪个利益相关方的角度出发的,即确定研究角度。卫生经济学评价的研究角度包括全社会角度、医保支付方角度、患者角度、医疗服务提供者角度等。

一、成本

成本指从特定研究角度出发,以货币计量的实施某一医疗方案需要消耗的资源。一般根据消耗的资源类型划分为直接成本、间接成本和隐性成本。

1. **直接成本** 直接成本指以货币计量的实施医疗方案直接消耗的资源,包括直接医疗成本和直接非医疗成本。直接医疗成本是指实施医疗方案过程中直接消耗的医疗资源,如药品费用、检查费用、手术费用等;直接非医疗成本是指实施医疗方案过程中直接消耗的除医疗资源以外的资源,如患者就医发生的交通费用、食宿费用等。从全社会角度出发的直接成本包括全部的直接医疗成本和直接非医疗成本;对于医保支付方而言,直接成本只包括由其赔付的直接医疗成本；患者的直接成本包括未由医保支付方报销的直接医疗成本和全部直接非医疗成本；医疗服务提供者的直接成本包括其为患者提供医疗服务所需要承担的直接医疗成本和非直接医疗成本（如果有的话）。

2. **间接成本**　间接成本指以货币计量的因实施医疗方案导致的患者和其家庭的劳动时间及生产力损失，如因就医造成的休工所带来的损失等。从全社会和患者角度开展研究时，需要将直接成本计入，但基于医保支付方和医疗服务提供者角度的研究则不需要。间接成本可采用人力资本法进行计算，即采用所付出的时间能获得的工资收益来代表时间成本和生产力损失。

3. **隐性成本**　隐性成本包括由实施医疗方案引起的疼痛、忧虑、紧张等生理上和精神上的痛苦及不适。与间接成本相同，只有当研究为全社会或患者角度时才需要将隐性成本计入。计量隐性成本时，需要将痛苦、不适等主观感受转化为货币单位，实行起来难度较大；如果产出为效用，隐性成本已经包含在产出的测量中，故大部分卫生经济学研究在考察成本时未计入隐性成本。

二、产出

产出指实施医疗方案后产生的收益。卫生经济学评价中的产出有三种不同的形式，分别为效果、效用和效益。

1. **效果**　使用效果衡量产出时，采用的指标为临床效果指标，包括中间指标（如心率、血压等生化指标）和终点指标（如心肌梗死、脑卒中等疾病状态或死亡等）两类。临床效果指标一般以临床上的检查或诊断结果为准。终点指标是患者健康状态的直接体现，是患者或相关利益方真正关注的，但终点指标出现所需时间较长，且发生率较低，通常较难收集。中间指标并不直接体现患者的健康状态，将其作为临床效果指标是由于人们在长期的探索和实践中发现中间指标与终点指标之间具有某种联系，能够在一定程度上反映患者健康状况的变化，但中间指标与患者健康状态的相关程度具有一定的不确定性，故在数据许可的条件下，优先选择终点指标或以终点指标为主联合中间指标进行分析。

2. **效用**　效用指患者或社会对于某种医疗方案所带来的健康结果的一种偏好，是一类通用的指标，便于不同疾病的医疗方案间进行比较。测量效用的方法包括时间权衡法、标准博弈法、视觉模拟法等直接测量法以及使用欧洲五维健康量表、六维健康调查简表等测量的间接测量法。一般常用的效用指标是质量调整生命年（quality-adjusted life years，QALY），指用生命质量效用值作为权重调整的生存年数，即将在某种健康状态下生存的年数按权重折算成的在完全健康状态下生存的年数。假设患有 2 型糖尿病的健康状态的效用值为 0.7，而完全健康状态的效用值为 1.0，则在两种健康状态下生存一年的 QALY 分别是 0.7 和 1.0，意味着患者或社会对患 2 型糖尿病这种健康状态的满意度是对完全健康状态的满意度的 70%。

3. **效益**　使用货币作为指标的产出，称为效益。效益包括直接效益、间接效益和隐形效益。直接效益指以货币计量的实施医疗方案带来的资源耗费的节约，可用节约的资源费用进行计量；间接效益是指使用医疗方案后，以货币计量的减少的患者健康时间损失或恢复的劳动力，可通过人力资本法进行计量，即用患者增加的健康时间或恢复的劳动力所带来的工资收益代表健康收益；隐性效益指实施某医疗方案后，以货币形式计量的减轻或避免患者身体心理上的痛苦，康复后带来的舒适和愉快等。意愿支付法是一种可用于计量间接效益和隐形效益的方法，即使用患者或其他利益相关方对某医疗方案健康产出的支付意愿代表健康产出的方法。例如，使用某治疗方案后，患者能够减轻头痛，则患者愿意为减轻头痛支付的货币数即为该治疗方案的健康产出。意愿支付法根据研究角度的不同，得出的效益结果也不尽相同。

第二节　卫生经济学评价方法

卫生经济学常用的评价方法包括成本效果分析法、成本效用分析法、成本效益分析法和最小成本分析法。同一卫生经济学研究中可采用一种或一种以上的评价方法。

一、成本效果分析法

当医疗方案的产出使用临床效果指标计量时，分析比较不同医疗方案之间成本和产出的方法称为成本效果分析法。当采用成本效果分析法得出的结果是方案的成本低且效果好或成本高且效果差时，可以直接对方案的优劣进行判断。在这种结果中，方案为绝对优势/劣势方案。但如果得出的结果是成本高但效果好或成本低但效果差时，需要通过计算成本效果比或增量成本效果比分析方案的优劣。当采用成本效果比表示结果时，通常以比值小的方案作为优选，表示该方案给患者带来单位健康产出的成本最小，效率最高。但现实中决策者往往更关注医疗方案在成本节约和健康改善两方面的综合作用，即为了获得高于对照方案那部分的健康结果，实施该医疗方案需要多支付的成本是否值得，因此目前更推荐使用增量成本效果比这一指标评估方案的优劣。增量成本效果比指增加单位健康产出所消耗的成本。不同疾病用于衡量效果的指标不尽相同，可用于计量产出的临床效果指标非常多，目前国内外没有关于以临床效果指标作为产出的增量成本效果比标准。成本效果分析法一般用于适应证相同、临床效果评价指标相同的医疗方案之间的比较。例如，高血压患者使用 A 治疗方案一年的成本为 x 元，有效率为 n%；使用 B 治疗方案一年的成本为 y 元，有效率为 m%。当 $x>y$ 且 $n<m$ 或 $x<y$ 且 $n>m$ 时，相比 B 治疗方案，高血压患者使用 A 治疗方案，为绝对劣势/优势方案；当 $x>y$ 且 $n>m$ 或 $x<y$ 且 $n<m$ 时，需要再通过计算成本效果比（x/n%，y/m%）或增量成本效果比[$(x-y)/(n\%-m\%)$]，判断两个方案的经济性。

二、成本效用分析法

成本效用分析法是指分析比较不同医疗方案之间成本和以效用计量的产出的评价方法。同成本效果分析法类似，当结果为非绝对优势/劣势方案时，通过成本效果比或增量成本效果比两个指标评价方案的优劣，后者为优选指标。对于以 QALY 作为产出的增量成本效果比的标准，世界卫生组织的推荐意见是：为了多获得 1 QALY 需要支付的成本在 1 倍人均国内生产总值（gross domestic product, GDP）以下，增加的成本完全值得；在 1~3 倍人均 GDP 之间，增加的成本可以接受；高于 3 倍人均 GDP 时，增加的成本不值得[1]。由于效用是一类通用的指标，可用于衡量不用疾病的产出，故成本效用分析法的使用范围更广泛。例如，高血压患者使用甲治疗方案一年的成本为 x 元，获得的 QALY 为 n；使用乙治疗方案一年的成本为 y 元，获得的 QALY 为 m。判断两个方案经济性的方法与成本效果分析类似。

但当使用以 QALY 作为产出的成本效果比 $[(x-y)/(n-m)]$ 为评价指标时，可根据其与人均国内 GDP 的对比结果判断方案的经济性。

三、成本效益分析法

当使用货币计量产出时，对比不同医疗方案之间成本和产出的分析方法称为成本效益分析法。当结果为非绝对优势/劣势方案时，由于产出跟成本一样均是以货币计量的，可以直接相减，推荐通过计算净效益，即医疗方案的效益现值与成本现值之差，作为评价方案优劣的指标。以净效益大的方案作为优选方案。成本效益分析法除了可用于不同疾病的医疗方案之外，还可对比医疗方案与非医疗方案的经济性。例如，某疾病患者（不接受治疗时死亡率为 $q\%$）可接受 A 治疗方案（价格为 x 元，治疗后患者死亡率降为 $n\%$）或 B 治疗方案（价格为 y 元，治疗后患者死亡率降为 $m\%$）。假设社会愿意为一个生命支付的费用为 z 元，则 A 治疗方案的净效益为 $(n\%-q\%)\times z-x$，B 治疗方案的净效益为 $(m\%-q\%)\times z-y$。通过比较两个方案的净效益可选出优选方案。

四、最小成本分析法

最小成本分析法是其他三种分析方法的特例。当有证据显示比较方案之间的产出相同或无临床意义差异时，直接对比医疗方案成本，并以成本最低的方案作为优势方案的方法称为最小成本分析法。

第三节　卫生经济学在精准医学中的应用

精准医学的目标是让患者享受到个体化的最优服务，而卫生经济学能使总体的社会医疗资源在合理的配置下达到收益最大化和效率最大化。在精准医学中应用卫生经济学，帮助实现精准医学的目标，两者可共同推动社会和患者健康受益的最优和最大化。卫生经济学在精准医学中具体应用的范围广泛，可用于：①疾病预防：通过卫生经济学评价对精准医学中的预防方案进行优选，可使预防的效果最大化，减少疾病发生，降低诊疗费用；②疾病诊疗：卫生经济学评价的结果能为精准医学的诊断、治疗等提供参考方案，使患者在得到有效治疗的同时，兼顾治疗方案的经济性；③药品目录筛选：精准医学的治疗方案进入药品目录能够提高药品可及性，而卫生经济学为基本药物目录、医疗保险药品目录纳入这些治疗方案提供参考依据，提高药品目录的科学性，促进公共卫生资源的合理配置；④药品定价：为精准医学的治疗技术或药品定价提供数据支持，合理的定价有利于技术和药品的准入、推广，提高可及性。

（刘雪丽　史录文）

参 考 文 献

[1] WHO. WHO | Table: Threshold values for intervention cost-effectivenessby Region[EB/OL]. [2017/4/21]. http://www.who.int/choice/costs/CER_levels/en/.

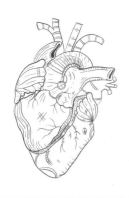

第二篇
单基因遗传性心血管疾病
精准医学研究和临床应用

第 八 章
心 肌 病

第一节 肥厚型心肌病

肥厚型心肌病（hypertrophic cardiomyopathy, HCM）是一种以心肌肥厚为特征的心肌疾病，主要表现为左室壁增厚，一般情况下超声心动图检查室间隔或左心室壁厚度≥15mm，通常不伴有左心室腔的扩大；对于有明确家族史的患者，如果成人室间隔或左心室壁厚度≥13mm，也应考虑肥厚型心肌病；需排除负荷增加如高血压、主动脉瓣狭窄等引起的左心室壁增厚方可诊断[1]。中国成年人肥厚型心肌病患病率为80/10万[2]，粗略估算中国成人肥厚型心肌病患者超过100万。

根据血流动力学，临床上将HCM分为非梗阻性HCM和梗阻性HCM，并且根据左心室流出道梗阻的变化情况可进一步分为静息梗阻性HCM和隐匿梗阻性HCM；根据肥厚的部位，HCM可分为心室间隔肥厚、心尖肥厚、全心肥厚和不典型部位的肥厚等类型；根据家族史和遗传学规律，HCM可分为家族性HCM和散发性HCM，该分型方法有利于指导遗传学研究和咨询。

HCM的初起症状大多开始于30岁以前，可见于各个年龄段，临床表现差异性较大，有的患者可以无明显症状，有的患者以心脏性猝死（sudden cardiac death, SCD）为首发表现。主要临床症状有呼吸困难、胸痛、心慌、乏力、头晕甚至晕厥。SCD是HCM最为严重的并发症，常见于10～35岁无其他异常的年轻患者和运动员，相反心衰死亡多发生于中年患者，HCM有关的房颤导致的中风则多见于老年患者。SCD的危险性随年龄增长而逐渐下降，但不会消失，直至晚年仍会出现[3,4]。

超声心动图是HCM首选的无创筛查方法，心脏核磁共振的敏感性高于超声心动图，对于诊断特殊部位的肥厚和不典型的肥厚最为灵敏。心电图和24小时动态心电图可用于风险评估，其中心电图变化出现较早且较为灵敏。心肌活检是诊断HCM的金标准之一，但临床中因其有创性和操作风险少有开展。

一、分子遗传机制

HCM是最为常见的单基因遗传性心血管疾病之一，主要表现为常染色体显性遗传，偶见常染色体隐性遗传。至少27个致病基因与HCM的发病有关，这些基因编码粗肌丝（*MYH7*、*MYH6*、*MYL2*、*MYL3*、*TTN*、*MYLK2*、*MYBPC3*）、细肌丝（*TPM1*、*ACTC1*、*TNNT2*、*TNNI3*、*TNNC1*）、Z盘（*ACTN2*、*CSRP3*、*ANKRD1*、*LDB3*、*MYOZ2*、*NEXN*、*TCAP*、*VCL*、*MYPN*）、钙调节相关蛋白（*JPH2*、*PLN*、*CALR3*）或者其他蛋白（*CAV3*、*DES*、*FLNC*）[1]。其中40%～60%为编码肌小节结构蛋白的基因突变，该类疾病主要表现为心肌肥厚。另外，临床

诊疗中原先称之为 HCM"拟表型"的一部分罕见或少见疾病，心肌肥厚的特点也符合 HCM 的诊断，因此目前归属于 HCM 的范畴，这部分心肌肥厚相关综合征疾病约占 5%～10%，包括：先天性代谢性疾病（如糖原累积症、肉碱代谢疾病、溶酶体贮积病）、神经肌肉疾病（如 Friedreich 共济失调）、线粒体疾病、畸形综合征、系统性淀粉样变等，这部分疾病一般合并心脏外受累的特殊临床表现（图 8-1）。另外还有约 20%～30% 患者是不明原因的心肌肥厚[5]，其致病原因和发病机制未明。

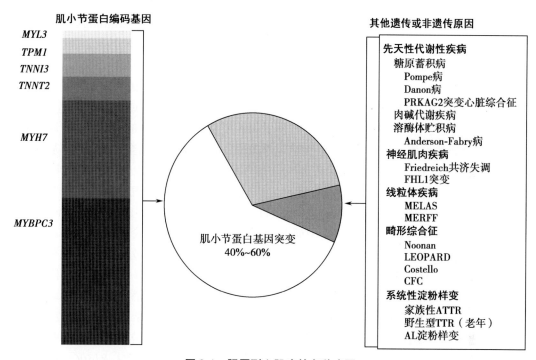

图 8-1　肥厚型心肌病的多种病因

AL：轻链蛋白；ATTR：转甲状腺素蛋白突变导致的淀粉样变；CFC：心面皮肤综合征；FHL1：四个半 LIM 结构域蛋白 1 编码基因；LEOPARD：豹斑综合征；MELAS：线粒体脑肌病伴乳酸血症和卒中样发作；MERFF：肌阵挛性癫痫伴碎红纤维病；MYL3：肌球蛋白轻链 3 编码基因；MYBPC3：心脏型肌球蛋白结合蛋白 C 编码基因；MYH7：肌球蛋白重链 7 编码基因；PRKAG2：单磷酸腺苷激活蛋白激酶 γ2 亚基编码基因；TNNI3：心肌肌钙蛋白 I 编码基因；TNNT2：心肌肌钙蛋白 T 编码基因；TPM1：原肌球蛋白 1α 链编码基因；TTR：转甲状腺素蛋白编码基因

　　基因突变引起 HCM 的发病机制仍不明确。有研究者推测基因突变导致肌纤维的收缩功能受损，从而代偿性的出现心肌肥厚和舒张功能障碍；也有研究提出基因突变导致钙循环或者钙敏感性受到干扰，能量代谢受到影响，从而出现心肌肥厚、纤维化、肌纤维排列紊乱以及舒张功能改变。这些学说虽然互为补充地阐释了 HCM 的致病机制，但均难以完全阐明该病的机制[6]。

二、精准诊疗

　　众所周知，传统的诊断方法虽然非常成熟，但是属于症状后诊断，即出现临床表现后医生才能对疾病进行识别和判断，临床上 HCM 是引起年轻人 SCD 最重要的病因，且部分患者以 SCD 为第一表现。虽然我们已经发现，年轻发病、非持续性室速、严重心肌肥厚（≥30mm）、年轻患者猝死家族史、不明原因的晕厥、严重的流出道梗阻（≥50mmHg）、运动收缩压不升高或反而降低、左房增大等至少 8 项临床征象与 SCD 危险性相关[7]，但是利用这些临床征象预测 SCD 的阳性价值低于 20%，因此亟须有更为早期的预测指标出现。

随着高通量的基因检测技术飞速进步，基因诊断应运而生。就 HCM 而言，基因诊断具有症状前诊断和指导针对性治疗的价值，并且随着 HCM 遗传病因的明确，对于 HCM 的基因诊断也逐步从实验室走向临床，目前国内外已经有比较成熟的 HCM 基因诊断技术在临床上推广使用。因此，2014 年欧洲心脏病学会（European Society of Cardiology, ESC）发布的《肥厚型心肌病诊断和治疗指南》及 2017 年中华医学会心血管病学分会发布的《中国成人肥厚型心肌病诊断与治疗指南》中对于基因诊断均给予了合理的推荐。但是基因诊断的结果能否用于患者的危险分层和预后评估仍在不断的努力探索过程中。

不少研究发现，HCM 患者存在着基因型 - 表型异质性，即不同或同一致病基因，不同的突变能够使其发生不同的形态学改变以及不同的严重程度和不同的临床预后，这阻碍了 HCM 基因诊断的价值。理论上讲，单纯基因组改变不足以解释疾病全貌，还需要从基因修饰（表观遗传组）、基因转录（转录组）、蛋白表达（蛋白组）、蛋白功能代谢（代谢组学）等方面进行诠释，甚至环境因素等也会对表型产生影响。目前临床上研究较多的就是对遗传基因的探索。表型异质性首先与不同的致病基因有关，不同的致病基因突变可导致不同 HCM 相关综合征。即使在典型 HCM 基因型研究中也发现，不同的致病突变表型不同。肌小节蛋白编码基因 *MYBPC3* 和 *MYH7* 是 HCM 最重要的致病基因，大部分 HCM 相关突变发生在这两个基因上，*MYH7* 基因突变的特点是绝大多数为错义突变，而 *MYBPC3* 基因突变形式多样，包括错义突变、剪接位点的突变、插入或缺失突变。另一个肌小节蛋白编码基因 *TNNT2* 也是一个相对常见的 HCM 致病基因。既往有研究发现，携带 *MYH7* 或者 *TNNT2* 基因突变的患者表型要轻于携带 *MYBPC3* 基因突变的患者，并且有些位点的基因突变（包括：*MYH7 - R403Q*、*R453C*、*R663C*、*R719W*、*Q734P*、*E930K*, *TNNT2 - R92Q*、*R130C*、*ΔE160*）具有明显恶性的表型[8, 9]，而且研究发现，临床上 3%～7% 的患者携带了多个位点的基因突变，携带突变的个数越多，患者表型恶性程度也越重[9, 10]，因此这些结果成为危险分层的重要依据。不过研究也发现这些结果存在着较大的不一致性，用于危险分层时要慎重。相信随着研究的深入和资料积累的增多，通过综合分析基因组、表观遗传组、转录组、蛋白组、代谢组学和环境因素等各种因素，会对基因型 - 表型关系有一个准确地阐释，换言之基因诊断在将来有希望用于 HCM 危险分层和预后判断。

2015 年前美国总统奥巴马在美国国情咨文中首次提出精准医学的概念，实际上 2014 年欧洲心脏病学会制定的《肥厚型心肌病诊断和管理指南》中最大的亮点就是对 HCM 基因诊断的推荐，这毫无疑问代表了当前对于 HCM 精准诊疗的准确认识，总结如下供临床医生参考：若 HCM 患者的病因无法完全以非遗传因素解释，建议对患者家族成员进行遗传咨询；推荐对 HCM 患者进行遗传检测以帮助对其亲属进行逐层遗传筛查；若存在可提示 HCM 病因的征象，推荐进行遗传检测以确认诊断；临床检查结果高度可疑 HCM 的患者应在专家团队详细评估后再进行遗传检测；对于病理诊断为 HCM 的已死亡患者，应推荐对其留存组织或 DNA 进行遗传检测，以帮助对其亲属进行逐层遗传筛查；携带明确致病突变患者的成年一级亲属在检查前咨询后，建议进行逐层遗传筛查；对于父母携带明确致病突变的儿童，应考虑在 10 岁时或以后进行预测性遗传检测;若家族有童年阶段或疾病早发的恶性家族病史,或该儿童出现心脏症状或参与剧烈体育活动,可考虑在 10 岁前进行临床或遗传检测。

(邹玉宝 王 东 康连鸣)

参 考 文 献

[1] 中华医学会心血管病学分会中国成人肥厚型心肌病诊断与治疗指南编写组,中华心血管病杂志编辑委员会.中国成人肥厚型心肌病诊断与治疗指南 [J].中华心血管病杂志,2017,45(12):1015-1032.

[2] ZOU Y,SONG L,WANG Z,et al. Prevalence of idiopathic hypertrophic cardiomyopathy in China:a population-based echocardiographic analysis of 8080 adults[J]. Am J Med,2004,116(1):14-18.

[3] MARON B J,SHIRANI J,POLIAC L C,et al. Sudden death in young competitive athletes. Clinical,demographic,and pathological profiles[J]. JAMA,1996,276(3):199-204.

[4] ELLIOTT P M,GIMENO J R,THAMAN R,et al. Historical trends in reported survival rates in patients with hypertrophic cardiomyopathy[J]. Heart(British Cardiac Society),2006,92(6):785-791.

[5] ELLIOTT P M,ANASTASAKIS A,BORGER M A,et al. 2014 ESC Guidelines on diagnosis and management of hypertrophic cardiomyopathy:the Task Force for the Diagnosis and Management of Hypertrophic Cardiomyopathy of the European Society of Cardiology(ESC)[J]. Eur Heart J,2014,35(39):2733-2779.

[6] FREY N,LUEDDE M,KATUS H A. Mechanisms of disease:hypertrophic cardiomyopathy[J]. Nat Rev Cardiol,2011,9(2):91-100.

[7] SPIRITO P,MARON BJ. Risk stratification for sudden death in hypertrophic cardiomyopathy[J]. Zhonghua xin xue guan bing za zhi,2009,37(4):294-297.

[8] SONG L,ZOU Y,WANG J,et al. Mutations profile in Chinese patients with hypertrophic cardiomyopathy[J]. Clinica chimica acta,2005,351(1-2):209-216.

[9] ZOU Y,WANG J,LIU X,et al. Multiple gene mutations,not the type of mutation,are the modifier of left ventricle hypertrophy in patients with hypertrophic cardiomyopathy[J]. Mol Biol Rep,2013,40(6):3969-3976.

[10] WANG J,WANG Y,ZOU Y,et al. Malignant effects of multiple rare variants in sarcomere genes on the prognosis of patients with hypertrophic cardiomyopathy[J]. Eur J Heart Fail,2014,16(9):950-957.

第二节 致心律失常性右室心肌病

致心律失常性右室心肌病(arrhythmogenic right ventricular cardiomyopathy,ARVC)是临床上最常见的可致猝死的器质性心脏病之一。1736 年意大利 Lancisi GM 描述了教堂神父记录到一个家族 4 代均有猝死伴心室扩大的案例。法国学者 Fontain 最早于 1978 年报告此病的存在,Marcus 于 1982 年率先描述其伴发以左束支阻滞形态为特点的室速。由于此病多见于青少年且病理解剖时可见部分右室心肌缺如,最初被误认为是心肌发育不良故而被称为致心律失常性右心室发育不良(arrhythmogenic right ventricular dysplasia,ARVD)。但随后的临床研究证实是右心室肌进行性非缺血性萎缩,一部分心肌被纤维 - 脂肪组织替代、右室扩大、室壁变薄、室壁瘤为主要病理表现导致左束支形态的室性心动过速或期前收缩[1,2]。

ARVC 在西方人群中发病率为 1/5 000～1/1 000[2]。虽然病变主要累及右心室,但也会有与年龄呈正相关性的左心室受累,一般为局灶性和室壁瘤形成,也可以表现为左室扩大和收缩力降低,甚至有些患者以左心室受累为首要表现,这甚至动摇了此病的命名。由于右心室功能障碍的隐匿性,绝大多数 ARVC 患者皆因伴发的室速/室颤而就诊。猝死多发生于年轻人和运动员。此病的发作可以覆盖青少年至成年一生,其猝死多在 20～40 岁时,男性的发病率明显高于女性,并且男性的右室病变较女性更明显,不同性别的猝死率无区别但与运动和体力活动水平相关[3]。

　　1994 年世界卫生组织(World Health Organization,WHO)工作组制定的 ARVC 诊断标准明显偏重解剖和病理依据。例如,虽然室性心动过速是绝大多数 ARVC 患者就诊的主要甚至是唯一原因,也是其最严重的临床后果,但原诊断标准却只将其视为次要诊断依据。这就导致相当多的患者即使已发生了室速甚至猝死,也因缺少明确的心肌病病理证据而被诊断为特发性室速。2010 年 Marcus[2]修订了 ARVC 的诊断标准,将室性心动过速乃至频发室性期前收缩作为 ARVC 的主要诊断依据并提高了心电图除极与复极异常的诊断价值,同时对诸如超声和 MRI 等影像学诊断进行了细化和量化,使得临床诊断更加精准可靠。当然,此标准目前看来依然有进一步完善的必要。

一、分子遗传机制

　　ARVC 被认为是一种常染色体显性遗传性疾病,因其外显变异和不完全表达,使得致病基因的识别与判定非常困难。目前超过 13 个基因被证明与其致病具有相关性,60% 的患者被检测出至少携带一个致病基因突变[4]。与其他遗传性心律失常不同,ARVC 的遗传突变并不是在通道蛋白上,而是在于连接通道蛋白的结构——桥粒蛋白,它是连接临近细胞间中间纤维蛋白的复合体,可维持心肌整体结构和功能的稳定。尽管 ARVC 被普遍认为是桥粒疾病,但编码非桥粒蛋白的基因突变也会导致 ARVC 表型,这些蛋白通常与桥粒蛋白在功能和结构上有一定联系。目前报道与 ARVC 相关的变异超过 1 400 个,其中 400 余个为致病突变[4]。*PKP2* 基因是其主要突变基因,占到总突变的 25%～40%,比例大于 5% 的还有 *DSG2*(5%～10%)、*DSP*(2%～12%)和 *DSC2*(2%～7%)[5]。中国人群各突变基因比例与国外相似,携带 *PKP2* 基因突变的比例为 42%,其次为 *DSG2*(11%)、*DSP*(6%)和 *DSC2*(3%)[6]。

二、精准诊疗

　　1. 应用传统临床检查的个体化诊断　典型的 ARVC 室速表现为左束支传导阻滞(left bundle branch block,LBBB),Ⅱ、Ⅲ、aVF 导联为 QS、rS 或 RS 波。部分患者可以频发的室性期前收缩为主要表现。

　　在影像学诊断方面,超声检查因其操作简便且经济,和心电图一样被用做 ARVC 的初步筛选手段。但因右心特殊的解剖位置及此病发病率较低,容易被漏诊。磁共振成像(magnetic resonance imaging,MRI)因其可提供心血池和心肌组织良好的对比并可清楚地显示心外膜下小范围的脂肪浸润而更受推崇。随访结果表明 MRI 的发现甚至可以作为室性心律失常的预测指标[7]。但因 ARVC 发病率较低,多数影像科医生对 ARVC 的经验和认识不足而可能造成假阴性结果,而如果刻意强调患者的 ARVC 可能性,则又可能诱导影像医师，致使 MRI 的假阳性率大增。核医学和心室造影等检查则均有操作或敏感性不足的缺陷。在病理诊断方面，传统上提倡进行活检帮助确诊，但因为在变薄的右室游离壁采样具有高风险和高难度，较难被医患双方接受。而有研究发现采用免疫组化观察心肌蛋白水平，具有高度敏感性特异性，并且无须在病变部位取样，因此具有较高的应用价值。

在心电图异常方面，epsilon 波是除极异常的重要证据，$V_{1\sim3}$（特别是 V_2 导联）T 波倒置代表心脏的复极异常，且 T 波倒置的胸前导联数目与右室病变发展进程相关；V_1 导联的 QRS 时限≥110ms 则代表右心室局部传导阻滞，其中尤其 $V_{1\sim3}$ 导联 S 波上升支时限≥55ms 具有较高的特异性[8]。信号平均心电图可大大提高延迟和碎裂电位（即 epsilon 波）的检出率。事实上，体表心电图的异常征象均是右心室局部除极或复极异常的反映，与其靠体表心电图，不如通过电生理检查直接到心内去寻找，这对于早期 ARVC 患者尤其具有意义。

对 ARVC 患者进行心内电生理检查，包括寻找心室局部电活动异常的证据（延迟激动、碎裂电位、低电压区等）以及诱发室性心动过速和 / 或心室颤动以对其猝死风险进行评价两个方面。基于国际最大系列的病例，我们认为任何以 LBBB 形态的持续性室性心动过速就诊的患者，如在 Ⅱ、Ⅲ、aVF 导联中见到明显的 S 波，均应高度怀疑 ARVC。当然，也有一些 ARVC 患者会合并右室流出道（right ventricular outflow tract, RVOT）起源的非折返性室速（Ⅱ、Ⅲ、aVF 均为 R 波），或者在 RVOT 部位有折返性室速的起源或出口，所以即使是典型的 RVOT 室速的形态，也应注意排除 ARVC，因为二者的风险和治疗大相径庭。

2. **遗传学诊断**　ARVC 通常被认定为由常染色体显性遗传介导，但也有些特殊类型是由常染色体隐性遗传介导，如 Naxos 病或 Carvajal 综合征。2010 年由 Marcus[2] 修订的 ARVC 诊断标准中提出，将与 ARVC 相关的致病基因突变作为一条主要诊断依据，但并没有列举相关致病基因。2011 年，在 2010 年 ARVC 诊断标准的基础上，强调了家系评估的重要性和遗传学对其影响。具有明确桥粒基因突变的 ARVC 亲属中，只有 1/3 满足确诊标准，27% 为临界诊断[9]。此外，首发心脏性猝死人群比首发持续性室速人群更年轻。因此在先证者家族中，年轻人的遗传学和分子生物学筛查显得尤为重要，有助于预防猝死和早期干预延缓疾病进展。

2011 年美国心律协会（Heart Rhythm Society, HRS）和欧洲心律协会（European Heart Rhythm Association, EHRA）联合编写了《遗传性心脏离子通道病和心肌病基因检测专家共识》[5]，指出 PKP2、DSP、DSG2、DSC2、JUP 和 TMEM43 为 ARVC 致病基因，先证者家系基因筛查为 Ⅰ 类推荐，在符合 2010 年 ARVC 确诊标准的人群中进行基因筛查为 Ⅱa 类推荐。已知与 ARVC 相关的致病突变还包括 RYR2、TGFB3、DES、LMNA、TTN、PLN 和 CTNNA3 等，但这些基因是否为 ARVC 致病基因尚待进一步验证。突变类型也与 ARVC 发病息息相关，携带多重突变的患者比单一突变的患者更容易表现出临床症状[10]。

虽然桥粒基因突变是 ARVC 的主要致病原因，但研究发现携带桥粒基因突变的儿童只有 40% 满足确诊标准[11]，此外有 5% 的扩张型心肌病患者也携带桥粒基因突变[12]，因此单依靠基因诊断还不能满足其诊断需求。ARVC 的精准诊断仍然需要结合其临床症状、病史、影像学、分子生物学和遗传学等。它的早期诊断是遏制疾病发展的重要条件之一，是精准诊断的未来发展方向。

3. **精准分层和预后**　男性、晕厥、持续性室速或室颤史、心脏骤停史、右室功能严重障碍或累及左室等是 ARVC 预后不良的高危因素[13]，但这些临床特征出现后患者已经发展为疾病晚期。而遗传危险分层有助于早期识别高危人群，从而进行早期干预。

突变数量对预后影响较大，携带超过一个突变的患者具有较差的预后，包括单一基因的复合突变，两种桥粒基因突变和基因多态性对表型的影响。Rigato[14]等发现多重突变携带者发生致死性心律失常事件风险相对于单一突变携带者增加 271%。Bauce[12]等发现多重突变患者更易发生严重右室功能障碍和累及左室。Fressart[15]等发现多重基因突变与心脏性猝死具有高度相关性，而突变类型对预后影响并没有差异。Bhonsale[16]等发现错义突变和截短突变或剪接点突变携带者具有相似的生存率和室速 / 室颤发生率。

不同基因突变导致不同的临床表型和风险。*PKP2* 基因突变在 ARVC 患者中是最常见的，具有高度致病性。其首发持续性室速 / 室颤较早，发生左室功能障碍的比例较低[16]。但其发生室速的比例较高，且可诱发的室速频率通常大于 200 次 /min[17]。病理检查发现其纤维脂肪浸润通常发生在右室和左室侧后壁中层[18]。约 25% 的 *DSG2* 突变患者累及左室，持续性室速的发生率只有 8%，纯合突变患者的右室和左室功能受损更严重[19]。约 40% 的 *DSP* 突变患者发生左室功能障碍，13% 发生心力衰竭，心脏性猝死比例也是最高的，占到桥粒基因突变猝死总人群的 11%。Sen-Chowdhry[20]等发现 *DSP* 突变携带者更多是来源于左室的室早，左室射血分数也明显降低，接着在左室受累为主的患者中进行基因检测发现 87% 为 *DSP* 基因突变，尤其是 *DSP* 突变类型为非错义突变的患者更易累及左室。*DSP* 突变患者在临床上也可出现急性心肌炎的表现。携带 *PLN* 突变的患者发病年龄较晚，但左室功能障碍和心衰的比例较高[16]。*LMNA* 突变基因携带者会出现心脏传导异常[21]。*TTN* 突变基因携带者约有 46% 出现室上速，64% 出现心脏传导异常，相对于桥粒基因突变携带者预后较好[22]。

4. 精准治疗　患者运动强度越大、职业运动生涯开始得越早，则恶性室速的出现越早和越多。在诊断 ARVC 室速之后，只要降低运动强度或避免高强度体力活动即可显著减少室速的发作[23]。

药物治疗方面，既往认为兼具Ⅱ类和Ⅲ类抗心律失常药物效应的索他洛尔应该作为首选药物，但近年有临床观察显示，似乎胺碘酮的效果依然更好。其他有效的药物包括β受体阻滞剂、Ic 类（如普罗帕酮）抗心律失常药物。有猝死风险的患者，以植入埋藏式心脏自动复律除颤器（implantable cardioverter defibrillator，ICD）加抗心律失常药物当为首选。但除了患者面临较大的经济和社会压力之外，除颤电极随时间推移而发生断裂、绝缘层破裂等故障而导致 ICD 失效的发生率逐年增高也是问题之一。因此，导管消融的吸引力越来越大。

长期以来，ARVC 室速基本上被视为导管消融的禁区。多组学者尝试了不同的标测和消融策略。迄今主流的思路是以电压基质标测将病变区域标测出来，然后按照类似缺血性大折返性室速的标测策略进行拖带或起搏标测再进行消融。其中 Verma 等即刻成功率为 82%，但三年复发率高达 47%。Dalal 等成功率仅 25%。不过，Satomi 等则侧重依靠起搏标测，成功率可达 76.5%。Nogami 等则将心室内的延迟电位作为标测和消融指标，成功率也可达 66.7%。我们采用了非接触式标测进行了片状消融，后随访 28.6 个月，81.3% 的患者无室速复发，其余均显著改善[13]。近年一系列采用内外膜结合标测消融的研究取得了令人兴奋的结果并且已经成为主流策略。不过，考虑到此病具有进行性发展的特性，且不能保证一次电生理检查时可将所有室速均诱发出来，贸然进行外膜消融，除了操作本身的并发症风险之外，其导致心包黏连反应的负面效应值得警惕。与此同时，有学者对数例 ARVC 患者相隔 8 年的基质标测进行对比，发现其基质并无明显改变，因而对导管消融作为 ARVC 室速一线治疗抱持乐观态度。

目前针对突变基因、突变类型或突变数量来进行精准治疗的相关研究较少。桥粒突变基因携带者从事耐力运动或频繁运动会增加室速 / 室颤和心衰的发生率，对于这类患者应限制运动[23]。携带桥粒基因突变的 ARVC 疑诊患者或无症状人群不良事件的年发生率仅为 0.2%，而确诊患者为 2.3%，应尽早进行干预治疗[24]。FLNC 基因突变导致左室受累为主的 ARVC，且携带患者具有较高的心脏性猝死比例，应尽早植入 ICD 进行预防[25]。TMEM43 基因 p.S358L 位点突变的男性患者没有植入 ICD 的 10 年生存率为 36.7%，而作为一级预防植入 ICD 的 10 年生存率可达到 88.3%，对于此类患者应作为一级预防植入 ICD[26]。

ARVC 发病率较低，携带突变基因与临床表型之间的关系有待进一步研究。明确之后，可能会是精准治疗至关重要的靶点。

（姚　焰）

参 考 文 献

[1] THIENE G. The research venture in arrhythmogenic right ventricular cardiomyopathy: a paradigm of translational medicine[J]. Eur Heart J, 2015, 36(14): 837-846.

[2] MARCUS F I, MCKENNA W J, SHERRILL D, et al. Diagnosis of arrhythmogenic right ventricular cardiomyopathy/dysplasia: proposed modification of the Task Force Criteria[J]. Eur Heart J, 2010, 31(7): 806-814.

[3] CALKINS H, CORRADO D, MARCUS F. Risk Stratification in Arrhythmogenic Right Ventricular Cardiomyopathy[J]. Circulation, 2017, 136(21): 2068-2082.

[4] LAZZARINI E, JONGBLOED J D, PILICHOU K, et al. The ARVD/C genetic variants database: 2014 update[J]. Hum Mutat, 2015, 36(4): 403-410.

[5] ACKERMAN M J, PRIORI S G, WILLEMS S, et al. HRS/EHRA expert consensus statement on the state of genetic testing for the channelopathies and cardiomyopathies: this document was developed as a partnership between the Heart Rhythm Society (HRS) and the European Heart Rhythm Association (EHRA)[J]. Europace, 2011, 13(8): 1077-1109.

[6] BAO J R, WANG J Z, YAO Y, et al. Screening of pathogenic genes in Chinese patients with arrhythmogenic right ventricular cardiomyopathy[J]. Chin Med J (Engl), 2013, 126(22): 4238-4241.

[7] KELLER D I, OSSWALD S, BREMERICH J, et al. Arrhythmogenic right ventricular cardiomyopathy: diagnostic and prognostic value of the cardiac MRI in relation to arrhythmia-free survival[J]. Int J Cardiovasc Imaging, 2003, 19(6): 537-543, 545-547.

[8] MARCUS F I. Electrocardiographic features of inherited diseases that predispose to the development of cardiac arrhythmias, long QT syndrome, arrhythmogenic right ventricular cardiomyopathy/dysplasia, and Brugada syndrome[J]. J Electrocardiol, 2000, 33 Suppl: 1-10.

[9] QUARTA G, MUIR A, PANTAZIS A, et al. Familial evaluation in arrhythmogenic right ventricular cardiomyopathy: impact of genetics and revised task force criteria[J]. Circulation, 2011, 123(23): 2701-

2709.

[10] BAUCE B, NAVA A, BEFFAGNA G, et al. Multiple mutations in desmosomal proteins encoding genes in arrhythmogenic right ventricular cardiomyopathy/dysplasia[J]. Heart Rhythm, 2010, 7(1): 22-29.

[11] BAUCE B, RAMPAZZO A, BASSO C, et al. Clinical phenotype and diagnosis of arrhythmogenic right ventricular cardiomyopathy in pediatric patients carrying desmosomal gene mutations. Heart Rhythm[J], 2011, 8(11): 1686-1695.

[12] ELLIOTT P, O'MAHONY C, SYRRIS P, et al. Prevalence of desmosomal protein gene mutations in patients with dilated cardiomyopathy[J]. Circ Cardiovasc Genet, 2010, 3(4): 314-322.

[13] CORRADO D, WICHTER T, LINK M S, et al. Treatment of Arrhythmogenic Right Ventricular Cardiomyopathy/Dysplasia: An International Task Force Consensus Statement[J]. Circulation, 2015, 132 (5): 441-453.

[14] RIGATO I, BAUCE B, RAMPAZZO A, et al. Compound and digenic heterozygosity predicts lifetime arrhythmic outcome and sudden cardiac death in desmosomal gene-related arrhythmogenic right ventricular cardiomyopathy[J]. Circ Cardiovasc Genet, 2013, 6(6): 533-542.

[15] FRESSART V, DUTHOIT G, DONAL E, et al. Desmosomal gene analysis in arrhythmogenic right ventricular dysplasia/cardiomyopathy: spectrum of mutations and clinical impact in practice[J]. Europace, 2010, 12(6): 861-868.

[16] BHONSALE A, GROENEWEG J A, JAMES C A, et al. Impact of genotype on clinical course in arrhythmogenic right ventricular dysplasia/cardiomyopathy-associated mutation carriers[J]. Eur Heart J, 2015, 36(14): 847-855.

[17] BAO J, WANG J, YAO Y, et al. Correlation of ventricular arrhythmias with genotype in arrhythmogenic right ventricular cardiomyopathy[J]. Circ Cardiovasc Genet, 2013, 6(6): 552-556.

[18] SEPEHRKHOUY S, GHO J, VAN ES R, et al. Distinct fibrosis pattern in desmosomal and phospholamban mutation carriers in hereditary cardiomyopathies[J]. Heart Rhythm, 2017, 14(7): 1024-1032.

[19] SYRRIS P, WARD D, ASIMAKI A, et al. Desmoglein-2 mutations in arrhythmogenic right ventricular cardiomyopathy: a genotype-phenotype characterization of familial disease[J]. Eur Heart J, 2007, 28(5): 581-588.

[20] SEN-CHOWDHRY S, SYRRIS P, PRASAD S K, et al. Left-dominant arrhythmogenic cardiomyopathy: an under-recognized clinical entity[J]. J Am Coll Cardiol, 2008, 52(25): 2175-2187.

[21] QUARTA G, SYRRIS P, ASHWORTH M, et al. Mutations in the Lamin A/C gene mimic arrhythmogenic right ventricular cardiomyopathy[J]. Eur Heart J, 2012, 33(9): 1128-1136.

[22] BRUN F, BARNES C V, SINAGRA G, et al. Titin and desmosomal genes in the natural history of arrhythmogenic right ventricular cardiomyopathy[J]. J Med Genet, 2014, 51(10): 669-676.

[23] JAMES C A, BHONSALE A, TICHNELL C, et al. Exercise increases age-related penetrance and arrhythmic risk in arrhythmogenic right ventricular dysplasia/cardiomyopathy-associated desmosomal mutation carriers[J]. J Am Coll Cardiol, 2013, 62(14): 1290-1297.

[24] ZORZI A, RIGATO I, PILICHOU K, et al. Phenotypic expression is a prerequisite for malignant arrhythmic events and sudden cardiac death in arrhythmogenic right ventricular cardiomyopathy[J]. Europace, 2016, 18 (7): 1086-1094.

[25] ORTIZ-GENGA M F, CUENCA S, DAL FERRO M, et al. Truncating FLNC Mutations Are Associated With High-Risk Dilated and Arrhythmogenic Cardiomyopathies[J]. J Am Coll Cardiol, 2016, 68(22): 2440-2451.

[26] HODGKINSON K A, HOWES A J, BOLAND P, et al. Long-Term Clinical Outcome of Arrhythmogenic Right Ventricular Cardiomyopathy in Individuals With a p.S358L Mutation in TMEM43 Following Implantable Cardioverter Defibrillator Therapy[J]. Circ Arrhythm Electrophysiol, 2016, 9(3). pii: e003589.

第三节 扩张型心肌病

扩张型心肌病(dilated cardiomyopathy, DCM)是一类以心脏左心室或双心室扩张、收缩功能不全为主要特征的心肌病,其病理基础是心肌细胞死亡以及心肌纤维化,早期可仅表现为心脏扩大及收缩功能障碍,后期往往出现充血性心力衰竭,是导致心力衰竭的重要原因。病程中常伴发心律失常、血栓栓塞甚至猝死等并发症,是心肌病的常见类型之一。

扩张型心肌病的发病无明显地域差异,其发病率随着年龄增加而增高,儿童期发病者较少见,为(1~2)/10万,男性比女性更易罹患DCM。根据1994~1999年复旦大学附属中山医院所见病例统计,男女比例为3∶1。本病确切患病率尚不清楚,世界范围内的报道从6/10万到84/10万不等[1]。

扩张型心肌病的发病原因比较复杂,心肌缺血是最常见的病因之一,约占DCM发病原因的一半,其他还包括毒物损伤、代谢异常、高血压、心脏瓣膜病以及免疫损伤等。此外,基因突变也是DCM发病的重要原因之一,非心肌缺血导致的DCM患者中,25%~50%的患者有家族聚集性,因此目前普遍认为DCM是一类由非遗传因素与遗传因素共同参与导致的复合型心肌病[2]。与其他因素导致的扩张型心肌病不同,家族性遗传性扩张型心肌病是一类进展性疾病,其病程与发病年龄、特定基因变异以及基因调控异常等因素有关。本文主要讨论家族性遗传性扩张型心肌病的分子遗传学基础及精准医学诊疗。

一、分子遗传机制

对家族性扩张型心肌病先证者及无症状亲属进行遗传学分析,发现家族性发病约占DCM总发病率的1/3~1/2,且致病基因多样,目前已经确认的致病基因超过50个。其遗传方式大多数为常染色体显性遗传,也有报道认为,特别是在儿童发病个体中多为常染色体隐性遗传、X连锁遗传及线粒体遗传。大约40%的家族性DCM为单基因遗传,基因检测的灵敏度较高(有报道为46%~73%)[3]。

DCM相关基因突变主要见于细胞结构与功能相关基因,绝大多数与肌节蛋白相关,还包括Z带、细胞核、细胞骨架及连接成分等。最主要的突变基因包括肌节蛋白基因*MYH7*(编码β肌球蛋白重链)、*TNNT2*(编码肌钙蛋白T)、*TTN*(编码肌联蛋白)以及*LMNA*基因(编码核被膜蛋白)。最近一项研究测试了1 315名DCM患者基因变异情况,并与ExAC对照数据库进行比对,发现在46项基因突变中,*TTN*基因的截短突变是最常见的DCM致病基因突变(占比14.6%)。其余只有6个基因有统计学意义差异(*MYH7*, *LMNA*, *TNNT2*, *TPM1*, *DSP*, *TCAP*)[4]。部分已知的DCM相关致病基因详见表8-1。

表 8-1 单基因扩张型心肌病相关致病基因种类及功能

基因名称	编码蛋白	蛋白功能	简要说明	占比
肌小节相关蛋白基因				
MYH7*	肌球蛋白 -7（β 肌球蛋白重链）	心肌收缩	非截短突变	5%
TNNT2*	肌钙蛋白 T，心肌细胞（肌钙蛋白 T2）	心肌收缩	非截短突变	3%
TTN*, #	肌联蛋白	分子折叠	截短突变	15%～25%
TPM1*	原肌球蛋白 α1 链	心肌收缩		<2%
MYBPC3	肌球蛋白结合蛋白 C，心肌型	心肌收缩	主要的肥厚型心肌病基因；据证与 DCM 相关，但有人群基因研究数据提示一定的不相关性	
TNNC1	肌钙蛋白 C，慢肌纤维和心肌纤维	心肌收缩	也是肥厚型心肌病相关变异基因	
TNNI3	肌钙蛋白 I，心肌纤维	心肌收缩	也是肥厚型心肌病相关变异基因	
MYL2#	肌球蛋白调节亚基轻链 2	调节肌球蛋白 ATP 酶活性	心（室）肌同源异构体，也是肥厚型心肌病相关变异基因	
FHOD3#	含 FH1/FH2 结构域蛋白 3	肌节重组		
细胞骨架蛋白相关基因				
DES*	结蛋白	收缩力传导		<1%
DMD*	肌萎缩蛋白	收缩力传导	X 连锁遗传	
VCL	黏着斑蛋白	细胞基质及细胞连接		
细胞核膜折叠相关蛋白				
LMNA*	核纤层蛋白前体 A/C	细胞核膜结构		4%
线粒体相关基因				
WWTR1（TAZ）	Tafazzin 蛋白（含 WW 结构域的转录调节蛋白 1）		与 DCM 表型相关（例如巴氏综合征），X 连锁遗传	

续表

基因名称	编码蛋白	蛋白功能	简要说明	占比
剪接体蛋白相关基因				
RBM20	RNA 结合蛋白 20	调节心肌基因剪接		2%
内质网蛋白相关基因				
PLN	心肌受磷蛋白	抑制 SERCA2a 功能	为内质网钙调节蛋白；与一种心律失常型心肌病相关	<1%
桥粒蛋白相关基因				
*DSP**	桥粒斑蛋白	桥粒连接蛋白	非截短突变；与致心律失常性左右室心肌病相关	3%
DSC-2#	桥粒糖蛋白 2	桥粒连接蛋白	与致心律失常右室心肌病相关	
DSG2#	桥粒芯糖蛋白 2	桥粒连接蛋白	与致心律失常右室心肌病相关	
PKP2#	Plakophilin 蛋白 2	桥粒连接蛋白	与致心律失常性右室心肌病相关；最近有研究质疑其与 DCM 相关	
JUP	缝隙盘状球蛋白	桥粒连接蛋白	与致心律失常性右室心肌病相关	
离子通道蛋白相关基因				
SCN5A	钠通道蛋白亚型 5α 亚基	钠离子通道	也与房性心律失常及传导疾病相关	<2%
Z 带蛋白相关基因				
FLNC#	细丝蛋白 C	心肌细胞完整性；肌动蛋白交联蛋白	—	
NEBL	Nebulette 蛋白	Z 带蛋白	—	
NEXN	Nexilin 蛋白	编码一种细丝状肌动蛋白结合蛋白	—	
CSRP3	富半胱氨酸核甘氨酸蛋白 3	感知机械牵张	—	
TCAP	Telethonin 蛋白	感知机械牵张	—	
LDB3	Lim 结构域结合蛋白 3	维护 Z 带结构完整	—	
CRYAB	Alpha-crystallin 蛋白 B 链	热休克蛋白	与左室非致密型表型相关	

续表

基因名称	编码蛋白	蛋白功能	简要说明	占比
其他				
BAG3#	BAG 家族分子伴侣调节蛋白 3	抑制凋亡	—	
ANKRD1	含锚蛋白重复结构域蛋白 1	编码转录共抑制因子 CARP		<2%
RAF1#	RAF 原癌基因丝/苏蛋白激酶	MAP3 激酶，参与 Ras-MAPK 信号传导	见于儿童发病 DCM（1 例研究）	儿童发病占比约 9%
转录因子相关基因				
PRDM16#	PR 结构域锌指蛋白 16	转录因子	1p36 缺失综合征中心肌病致病基因；也与单发 DCM 及左室心肌致密化不全相关	
ZBTB17#	含锌指和 BTB 结构域蛋白 17	转录因子	与先天性心脏病相关，也与成年发病 DCM 相关	
TBX5#	T-box 家族转录因子 TBX5	转录因子	与先天性心脏病相关，也与成年发病 DCM 相关	
NKX2-5#	同源异型框蛋白 Nkx-2.5	转录因子	与先天性心脏病相关，也与成年发病 DCM 相关	
GATA4#	转录因子 GATA-4（GATA 结合蛋白 4）	转录因子	与散发及家族性 DCM 相关	
TBX20#	T-box 家族转录因子 TBX20	转录因子	与先天性心脏病相关，也与成年发病 DCM 相关	

* 标识与 DCM 强相关的基因；# 标识 2011 年以来新发现的基因，常染色体隐性遗传以及未被复制证实的既往基因未被纳入（摘自 Walsh，et al. [4] 和 Hershberger，et al. [5]）

二、精准诊疗

1. 在传统医学理念下 DCM 诊疗面临的挑战 DCM 药物治疗主要是针对终末期心力衰竭，即使给予最优化药物治疗，预后仍非常差，5 年死亡率高达 20% 以上，往往需要心脏移植，耗费大量医疗资源。在早期评估方面尚缺乏有效的风险分层工具，目前主要依靠定量的临床数据、影像学特征以及生化标志物等综合判断，这些指标常在疾病终末期才会发生变化，因此传统诊断模式具有一定的滞后性，提示目前的流行病学观察很可能低估了真实世界中 DCM 的发病率[6]。

在家族性 DCM 患者中，多达 40% 具有确定的基因遗传背景。采用基因手段早期诊断 DCM 可及早发现罹病患者，及时采取预防措施，避免疾病的发生 / 进展，因此基因检测是 DCM 风险评估的理想工具之一。随着 DNA 测序技术的发展，大量 DCM 致病基因得到确认，也为 DCM 的精准诊疗奠定了基础[7]。

2. DCM 致病基因的精准定位 对个体来说，特定基因变异可能是少见的，但是在群体水平上，某个基因突变可能是常见的。在这一背景下，明确何种基因突变对 DCM 患者具有病理意义，成为了临床医生所要面临的挑战，因为人群中的大部分基因变异是良性的，健康个体常携带许多特定的非致病基因。因此需要有大量的人群对比数据以确认基因 - 疾病的相关性。

随着 DNA 测序在大样本人群的开展，相关组织及实验室已经在构建相应数据库，如麦克阿瑟实验室（the MacArthur lab）构建并开放公布的外显子集合数据集（the exome aggregation consortium data set，ExAC data set）。目前该数据库已升级为基因组集合数据库（the genome aggregation database，gnome AD），为这一问题提供了解决途径[8]。ExAC data-set 涵盖了 6 万条外显子数据，当掌握患者的基因组信息后，临床医生便可将患者的任何罕见突变与 gnome AD 进行比对，确认基因突变在导致疾病发生中的作用。若患者的基因突变在 gnome AD 中罕见，便可能会导致相关蛋白结构及功能异常，成为致病基因突变。

除了 gnome AD，尚有其他多个开放数据库可供比对参考，比如：人类基因变异数据库（the human gene mutation database，HGMD）、ClinVar 数据库、非同义单核苷酸多态性功能预测数据库（database for nonsynonymous SNPs' functional predictions，dbNSFP）、变异基因集合（atlas of cardiac genetic variation）、1 000 基因组计划（1 000 genomes project）以及 NHLBI 外显子测序计划（"Grand Opportunity" exome sequencing project，GO-ESP）等[9]。

3. 基因指导下的 DCM 精准药物治疗 确定 DCM 患者特定基因突变类型，可以指导个体化用药方案选择。比如性激素可能用于某些亚型 DCM 患者的治疗。DCM 患者男性与女性发病比例为 2.6～3∶1，且男性患者 DCM 进展更快，更早出现心衰，特别是在 *LMNA* 突变导致的 DCM 患者中表现得更为明显[10]。研究人员在对携带 *LMNA* 基因 H222P 变异的小鼠模型研究发现，当心肌细胞携带 *LMNA* H222P 变异时，雄激素受体转位到细胞核，该过程依赖转录调节因子 FHL2（four and half LIM domain protein）以及相关血清应答因子（serum response factor，SRF），导致 SRF 依赖的心脏重构相关转录基因被激活，诱导心脏重构及 DCM 发病；雄激素受体阻滞剂氟他胺则能够减轻 DCM 小鼠模型心肌重塑[11]。此外，在一个 DCM 家系中发现雄激素受体转位也可见于另一种突变 *LMNA* R225X，该家系男性患者发病早于女性。因此对于特定 DCM 患者行基因检测，如能确定 *LMNA* 相关基因突变，应用雄激素受体阻滞剂可能对其治疗有效,从而对其进行精准治疗。

4. DCM 精准医学治疗展望　DCM 发病机制复杂,预后不佳,这就要求对每一个患者的发病机制进行精准的个体化分析,从而制定精准的治疗方案。同时,其基因遗传病因的存在,也要求突出基因检测及筛查的重要性,一方面提早发现患者,早期精准治疗,另一方面明确其发病的遗传学机制,指导精准用药。因此精准医学在 DCM 诊疗中具有现实意义,大有可为。

但精准医学应用于 DCM 也面临着诸多挑战。首先,基因变异的复杂性要求审慎解读基因变异的临床意义,这有赖于全面的对照基因数据库的建立,以实现精准诊断、精准分层及精准预测,而这需要多方面的组织和努力;其次,基因变异导致疾病发生的具体机制尚不完全明确,而这些是精准治疗的基础,需要基础医学的不断深入研究;最后,在精准预防方面,人类胚胎的筛选及选择性生育等问题也面临着伦理考验。

总之,扩张型心肌病是临床常见疾病之一,预后较差,目前在其诊断、治疗等各方面都存在挑战,而基因致病机制使精准医学成为治疗该疾病的重要方向之一。虽然面临许多困难,但相信随着精准医学的不断发展,扩张型心肌病的精准医学治疗应是大势所趋。

(李明辉　陈瑞珍)

参 考 文 献

[1] ELLIOTT P, ANDERSSON B, ARBUSTINI E, et al. Classification of the cardiomyopathies: a position statement from the European Society Of Cardiology Working Group on Myocardial and Pericardial Diseases[J]. Eur Heart J, 2008, 29(2): 270-276.

[2] PETRETTA M, PIROZZI F, SASSO L, et al. Review and meta analysis of the frequency of familial dilated cardiomyopathy[J]. Am J Cardiol, 2011, 108(8): 1171-1176.

[3] KIMURA A. Molecular genetics and pathogenesis of cardiomyopathy[J]. J Hum Genet. 2016, 61(1): 41-50.

[4] WALSH R, THOMSON K L, WARE J S, et al. Reassessment of Mendelian gene pathogenicity using 7, 855 cardiomyopathy cases and 60, 706 reference samples[J]. Genet Med, 2017, 19(2): 192-203.

[5] HERSHBERGER R E, HEDGES D J, MORALES A. Dilated cardiomyopathy: the complexity of a diverse genetic architecture[J]. Nat Rev Cardiol, 2013, 10(9): 531-547.

[6] ZIAEIAN B, FONAROW G C. Epidemiology and aetiology of heart failure[J]. Nat Rev Cardiol, 2016, 13: 368-378.

[7] WATKINS H, ASHRAFIAN H, REDWOOD C. Inherited cardiomyopathies[J]. N Engl J Med, 2011, 364 (17): 1643-1656.

[8] LEK M, KARCZEWSKI K J, MINIKEL E V, et al. Analysis of protein-coding genetic variation in 60, 706 humans[J]. Nature, 2016, 536(7616): 285-291.

[9] TAYAL U, PRASAD S, COOK S A. Genetics and genomics of dilated cardiomyopathy and systolic heart failure[J]. Genome Med, 2017, 22, 9(1): 20.

[10] VAN RIJSINGEN I A, NANNENBERG E A, ARBUSTINI E, et al. Gender-specific differences in major cardiac events and mortality in lamin A/C mutation carriers[J]. Eur J Heart Fail, 2013, 15(4): 376-384.

[11] ARIMURA T, ONOUE K, TAKAHASHI-TANAKA Y, et al. Nuclear accumulation of androgen receptor in gender difference of dilated cardiomyopathy due to lamin A/C mutations[J]. Cardiovasc Res, 2013, 99(3): 382-394.

第四节 左室心肌致密化不全

心室肌致密化不全(noncompaction of ventricular myocardium,NVM)是一种罕见的遗传性心肌病,有家族遗传倾向。目前认为是由胚胎期心肌正常致密化过程失败而导致心室腔内凸出肌小梁间隙,病变多累及左心室,也被称为左室心肌致密化不全(left ventricular noncompaction,LVNC),伴或不伴有右心室受累。

由于诊疗技术的差异,目前尚不明确 LVNC 在一般人群中的患病率。据报道,LVNC 在心力衰竭患者中的患病率为 3%~4%[1]。总体来说,该病的患病率估计为 0.014%~1.3%[2]。目前报道,男性发病率高于女性,我国 LVNC 患者中的男性比例约 76%,而国外男性患者约占 66%[3]。

心室肌致密化不全患者的临床表现差异较大,可从无症状到心律失常、心力衰竭、体循环栓塞,甚至发生心脏性猝死。心力衰竭是最常见的临床症状,也是主要就诊原因,发生率据报道为 30%~73%[4]。另一常见临床表现为心律失常,大部分患者心电图可见非特异性的异常表现,包括心房颤动、室性心律失常、左 / 右束支传导阻滞、分支阻滞、双心室肥大、T 波倒置、心房传导阻滞和完全性房室传导阻滞,而最常见的是心房颤动和室性心律失常,在成年患者中分别占 25% 和 47%[5]。由于心肌隐窝内血流缓慢、瘀滞,容易形成附壁血栓,血栓脱落后易发生体循环栓塞,具体发生率并不明确,我国有报道约为 8.45%,而国外也有患者群未见体循环栓塞事件。心脏性猝死是该疾病的最恶性事件,且占左室心肌致密化不全死亡的 40%。

此外,心室肌致密化不全为心脏独立疾病,也可在某些综合征疾病或心脏畸形疾病中作为一种临床表现存在。与其合并出现的症状如面容异常,多见于儿童,如前额突出、耳位低、斜视、高腭和小颌畸形等。Stollberger 等研究显示,82% 的患者合并有各种神经肌肉功能障碍疾病的表现,还可出现在部分先天性心脏病如房间隔动脉瘤及二尖瓣裂、主动脉瓣二瓣化畸形、埃博斯坦畸形、先天性大动脉转位、主动脉 - 左室瘘和法洛四联症等中[3,6];可合并其他心肌病,如扩张型心肌病、肥厚型心肌病等,也可出现于代谢性疾病和遗传性综合征中,包括 Barth 综合征、腓骨肌萎缩症 1A 型、骨营养不良综合征以及甲髌综合征。

目前对于心室肌致密化不全尚无特异性治疗方法,主要是对症治疗。心力衰竭、恶性心律失常和血栓栓塞事件是其主要致死原因,所以针对心衰的药物治疗和心脏性猝死的预防(如植入 CRT/ICD 等)及有选择的抗凝治疗是目前的主要治疗手段。

一、分子遗传机制

1. **发病机制不明确** 关于心室肌致密化不全的确切发病机制,目前仍不明确,以下均为假说。

对于心室肌致密化不全的基因表型有多重遗传学说,这些学说都认为该病是由多个遗传基因引起的,主要包括 Fbkpla/Notch 通路相关基因、G4.5 基因 /TAZ、14-3-3 缺失、ZASP、TNNT2、MYH7、TPM1、MYBPC3 及 ACTC1 等基因[7]。

对于有心脏曾经明确形态正常、后进展为致密化不全的病例,使得学者提出获得性致病机理：心室肌致密化不全可能代表着一组形态学上相延续的遗传性心肌病，包括肥厚型心肌病和扩张型心肌病。

2. **遗传模式多样**　LVNC 患者中，至少 30%～50% 有家族遗传倾向，但遗传模式比较多样，除 X 连锁隐性遗传或常染色体显性遗传外，还发现有常染色体隐性遗传和线粒体遗传模式。Ichida 研究发现，44% 的遗传性 LVNC 患者中，70% 为常染色体显性遗传，30% 为 X 连锁遗传[8]。与异质性心肌病类似，引起 LVNC 的基因改变虽然多样，但是却共享一个最终通路。在 LVNC 中，不仅最终共同通路被扰乱，在大多数案例中，起始通路和发展通路也同样受到影响，通常这些是由于原发性遗传突变而导致蛋白 - 蛋白连接被扰乱。目前已被证实的与 LVNC 发生有关的基因异常有很多，与线粒体蛋白、细胞支架蛋白、骨骼肌蛋白及肌节蛋白突变密切相关。Bleyl 和其同事首先发现男性和女性 LVNC 患者的 X 染色体连锁 *TAZ* 基因存在突变[9]。*TAZ* 编码 tafazzin 蛋白，对于膜功能十分重要，*TAZ* 的突变最终导致 Barth 综合征，表现为心肌病变（多为 LVNC）、骨骼肌病、周期性中性粒细胞减少症、3- 甲基戊烯二酸尿酸症以及作为心肌细胞和线粒体关键膜磷脂的心磷脂缺失。而后越来越多的基因突变位点被发现，例如 *LDB3*、*ACTC1*、*SCR1*、*SCR3*、*HCN4* 等[10]。2011 年，Probest 及其同事发现编码肌小节蛋白基因突变的重要性[11]，Teekakirikul 等也通过对 LVNC 患者进行基因检测发现，在所有基因突变中编码肌小节蛋白的基因突变所占的比例最多[12]。在中国 LVNC 患者 8 个肌小节基因的筛查中发现比例为 12%[13]。某些染色体异常也与 LVNC 有关，目前发现的有 1p36 缺失、22q11.2 缺失等[14]。分子机制方面，已有研究证实很多蛋白和细胞因子最终通过影响 NOTCH 信号通路从而导致 LVNC，例如 *FKBP1A*、*TBX20*、*NUMB* 及 *JARID2* 等通过对 NOTCH1 通路的正向或负向调节，最终导致 LVNC 发生[15]。

二、精准诊疗

由于影像学本身存在一定漏诊、误诊，所以与基因检测相结合的手段正在逐渐开始应用于 LVNC 的诊断及鉴别诊断。目前基因筛查包含的基因主要为：LIM 域结合蛋白 3（*LDB3*）、α-dystrobrevin 蛋白（*DTNA*）、tafazzin 蛋白（*TAZ*）、核纤层蛋白 A/C（*LMNA*）、β-肌球蛋白重链（*MYH7*）、α- 心脏肌动蛋白（*ACTC*）、心脏肌钙蛋白 T（*TNNT2*）、肌钙蛋白 I（*TNN13*）、心脏肌球蛋白结合蛋白 C（*MYBPC3*）、原肌球蛋白 1（*TPM1*），和钠通道电压门控 V 型亚基（*SCN5A*）相关基因。还有研究发现，*BMP10* 的下调会导致左室壁发育不良以及肌小梁结构的缺失，而 *BMP10* 的上调则会导致 LVNC 的发生，这表明了 *BMP10* 对心肌肌小梁调节的重要性。

所以，对于 LVNC 的诊断已由单纯形态学诊断进展为基因分子诊断。虽然已发现了很多能够导致 LVNC 的突变位点以及分子机制，但是仍然只有很少一部分患者能通过基因检测出来，所以需要应用更大的基因 Panel 增加基因检测范围。

另外，对于已确诊的 LVNC 患者的家庭成员或亲属进行患者携带的特异突变位点检测存在重要意义，是早期发现和诊断以便进行恰当检测和采取药物预防干预的最佳方法[16]。欧美心律协会已声明，当特异性基因突变在病例中被确认，推荐（Ⅰ类）其家庭成员进行基因检测[16]。

（王怡璐）

参 考 文 献

[1] KOHLI S K, PANTAZIS A A, SHAH J S, et al. Diagnosis of left-ventricular non-compaction in patients with left-ventricular systolic dysfunction: time for a reappraisal of diagnostic criteria?[J]. Eur Heart J, 2008, 29(1): 89-95.

[2] STANTON C, BRUCE C, CONNOLLY H, et al. Isolated left ventricular noncompaction syndrome[J]. Am J Cardiol, 2009, 104(8): 1135-1138.

[3] STOLLBERGER C, FINSTERER J. Left ventricular hypertrabeculation/noncompaction[J]. J Am Soc Echocardiogr, 2004, 17(1): 91-100.

[4] WEIFORD B C, SUBBARAO V D, MULHERN K M. Noncompaction of the ventricular myocardium[J]. Circulation, 2004, 109(24): 2965-2971.

[5] RITTER M, OECHSLIN E, SUTSCH G, et al. Isolated noncompaction of the myocardium in adults[J]. Mayo Clin Proc, 1997, 72(1): 26-31.

[6] ATTENHOFER J C, CONNOLLY H M, O'LEARY P W, et al. Left heart lesions in patients with Ebstein anomaly[J]. Mayo Clin Proc, 2005, 80(3): 361-368.

[7] FINSTERER J. Cardiogenetics, neurogenetics, and pathogenetics of left ventricular hypertrabeculation/noncompaction[J]. Pediatr Cardiol, 2009, 30(5): 659-681.

[8] ICHIDA F, HAMAMICHI Y, MIYAWAKI T, et al. Clinical features of isolated noncompaction of the ventricular myocardium: long-term clinical course, hemodynamic properties, and genetic background[J]. J Am Coll Cardiol, 1999, 34(1): 233-240.

[9] BLEYL S B, MUMFORD B R, BROWN-HARRISON M C, et al. Xq28-linked noncompaction of the left ventricular myocardium: prenatal diagnosis and pathologic analysis of affected individuals[J]. Am J Med Genet, 1997, 72(3): 257-265.

[10] HOEDEMAEKERS Y M, CALISKAN K, MICHELS M, et al. The importance of genetic counseling, DNA diagnostics, and cardiologic family screening in left ventricular noncompaction cardiomyopathy[J]. Circ Cardiovasc Genet, 2010, 3(3): 232-239.

[11] PROBST S, OECHSLIN E, SCHULER P, et al. Sarcomere gene mutations in isolated left ventricular noncompaction cardiomyopathy do not predict clinical phenotype[J]. Circ Cardiovasc Genet, 2011, 4(4): 367-374.

[12] TEEKAKIRIKUL P, KELLY M A, REHM H L, et al. Inherited cardiomyopathies: molecular genetics and clinical genetic testing in the postgenomic era[J]. J Mol Diagn, 2013, 15(2): 158-170.

[13] TIAN T, WANG J, WANG H, et al. A low prevalence of sarcomeric gene variants in a Chinese cohort with left ventricular non-compaction[J]. Heart Vessels, 2015, 30(2): 258-64.

[14] DIGILIO M C, BERNARDINI L, GAGLIARDI M G, et al. Syndromic non-compaction of the left ventricle: associated chromosomal anomalies[J]. Clin Genet, 2013, 84(4): 362-367.

[15] ZHAO C, GUO H, LI J, et al. Numb family proteins are essential for cardiac morphogenesis and progenitor differentiation[J]. Development, 2014, 141(2): 281-295.

[16] ACKERMAN M J, PRIORI S G, WILLEMS S, et al. HRS/EHRA expert consensus statement on the state of genetic testing for the channelopathies and cardiomyopathies this document was developed as a partnership between the Heart Rhythm Society (HRS) and the European Heart Rhythm Association (EHRA) [J]. Heart Rhythm, 2011, 8(8): 1308-1339.

第五节　限制型心肌病

限制型心肌病（restrictive cardiomyopathy，RCM）是一种罕见的心脏疾病，以舒张功能异常为特征，表现为限制性充盈障碍。WHO 的定义为"以单或双心室充盈受限，舒张期容积缩小为特征，但心室收缩功能及室壁厚度正常或接近正常；可出现间质的纤维增生；可单独出现，也可与其他疾病同时存在"[1]。由于心室充盈受限，心室舒张压、肺静脉压和颈静脉压均升高，临床上表现为体循环或肺循环淤血的症状及体征如气促、呼吸困难、水肿和腹胀等；由于心室充盈减少，心输出量降低，患者可以表现为乏力、运动耐量下降等。常见的体征包括血压偏低、脉压减小、颈静脉怒张、Kussmaul 征阳性，还可能伴有心律失常、异常心音及二、三尖瓣收缩期反流性杂音等。随着疾病进展，患者最终发展为心力衰竭，预后很差。尤其在儿科病例中，心脏移植通常是唯一的首选治疗方法。猝死在限制型心肌病儿童患者中常见。50% 的儿童患者平均生存期仅有两年[2,3]。

一、分子遗传机制

越来越多的研究发现，基因遗传因素在心肌病中发挥了重要的作用；糖原累积症是一种常见的与遗传相关的继发性限制型心肌病，该病多由糖代谢相关酶蛋白基因突变引起：位于染色体 17q23-25 上的编码酸性 -α- 葡萄糖苷酶（GAA）基因突变，造成溶酶体中 GAA 缺乏，导致糖原分解障碍并过度沉积在心脏可引起 Pompe 病，表现为病理性心肌肥厚[4]；糖原脱支酶（GDE）基因突变引起 GDE 活性缺乏导致糖原支链不能完全被分解，最终致使大量糖原在心肌贮积引起 Forbes 病[5]；糖原分支酶缺陷则可引起 Anderson 病；编码 AMP 激活蛋白激酶（AMPK）γ2 调节亚基的基因（PRKAG2）突变，导致 AMPK 活性异常增加，使心肌细胞内糖原贮积可引起 PRKAG2 心脏综合征[6]。

溶酶体贮积症也是导致限制型心肌病的一种系统性疾病。溶酶体内的酸性水解酶激活蛋白、转运蛋白的功能缺陷或溶酶体蛋白的加工校正酶的缺乏，可导致溶酶体功能缺陷，使基质在心肌贮积，引起代谢性心肌病。溶酶体贮积引起的代谢性心肌病多为常染色体隐性遗传，但 Danon 病、Fabry 病和 Hunter 综合征为 X 连锁遗传。位于染色体 Xq24-25 上的溶酶体相关膜蛋白 -2（LAMP2）基因突变导致 LAMP2 原发缺陷，造成心肌自噬过程或自噬空泡形成，进而出现心肌功能障碍，引起 Danon 病[7]；α- 半乳糖苷酶 A（α-GalA）基因突变导致细胞溶酶体中 α-GalA 功能部分或全部缺失，导致糖鞘磷脂代谢异常，广泛的鞘磷脂结晶沉积于心肌细胞溶酶体引起 Fabry 病，表现为心脏传导障碍、冠状动脉功能不全、高血压、心脏瓣膜退行性病变等[8]。

另外，研究证实，特发性的限制型心肌病也可以通过家族遗传的方式获得。最初，家族性 RCM 主要发生在编码心肌肌钙蛋白 I（cardiac troponin I，cTnI）和肌间线蛋白（desmin）的基因。TNNI3 基因是 cTnI 基因中的一段保守序列，2003 年，Mogensen 等人首次明确了 TNNI3 基因突变可以导致 RCM[9]，并通过基因分析确定了 cTnI 某些特定区域中参与重要细丝相互作用的基因突变（D190H，R192H，K178E，R145W，A171T，L144Q 等）。在另一个 23 岁的 RCM 患者中，TNNI3 基因中核苷酸的缺失导致了 168 位密码子的移码突变，最终引起 C- 末端蛋白突变，从而影响肌钙蛋白的功能[10]。这些结果表明，移码突变对其机体产生了有害的影响，可能是由于 cTnI 的降解，或者是突变的 cTnI 与细丝结合失败。无论如何，cTnI 的含量减少可能会导致严重的舒张功能异常。近来的研究证实，心肌肌动蛋白（ACTC）、肌凝蛋白重链（MHC）和心肌肌钙蛋白 T（TNNT2）基因突变与 RCM 相关。2006 年，与 RCM 相关的心肌肌钙蛋白 T（cardiac troponin T，cTnT）基因（TNNT2）中的第一个突变被发现。限制型心肌病与 HCM 有相似的临床特征。随着与 RCM 相关的基因数量的增加，先前决定引起 HCM 的突变也会导致 RCM 或 HCM 的限制性表现型。一般来说，RCM 和 HCM 与 TNNI3 基因突变引起的限制性生理因素有更差的临床结果和更快的疾病进展。

二、精准诊疗

目前在限制型心肌病分子遗传学基础方面取得的巨大进展，是精准诊断、基因诊断的基础。RCM 新突变的发现既能进一步明确该病的分子遗传学特征，又有利于进一步探索这些突变如何改变心脏功能。为了更好地将突变与引起心肌病的原因联系起来，应着重参考功能性和临床数据，从而为精准治疗提供依据。目前针对 RCM 的治疗主要集中在对症治疗，预防猝死，而针对病因的治疗则是患者迫切需要的。现有的研究表明，cTnT RCM 突变位于 TnT N- 端区域，推测 cTnT 上的突变可能会破坏 TnT-TM 之间的通信，从而影响肌凝蛋白的相互作用和细丝的协同激活。因此，进一步明确和改善 cTnT N- 末端域的调节作用和功能可能对疾病有益。

TnI 的 RCM 突变位于抑制性肽或 C- 末端域内。cTnI 的 C- 端与肌动蛋白结合，并帮助细丝维持在被阻断的状态。这些 cTnI 突变可能是不稳定的，也就是说，在缺乏 Ca²⁺ 的情况下，可通过减少 cTnI C- 端区域与肌动蛋白之间的相互作用，从而缓解 cTnI 的抑制。这个小区域被称为抑制肽，对于 cTnI 调节肌肉收缩是必要的，也有可能是因为在 cTnI C- 末端区域内的突变改变抑制肽的结构和功能，故而新的治疗手段集中于针对这些方面进行改善。目前仍然处于基础研究阶段，需要进行更多的机制和临床探索，在此基础上研发出新的治疗策略来治疗这种疾病。

RCM 的精准预防主要是通过基因检测进行早期诊断、预警和针对性治疗，对致病性基因突变携带者及其家族进行遗传筛查、遗传阻断，预测疗效，进行个体化治疗，并对患者进行早期的危险分层，进行评估、早期诊疗和预防。对于有基因突变的家族史，可以对家族进行筛查，早期发现高危人群，进行干预治疗，也可以进行产前诊断，从而达到优生优育。

（李新立）

参 考 文 献

[1] BURKE M A，COOK S A，SEIDMAN J G，et al. Clinical and mechanistic insights into the genetics of cardiomyopathy[J]. J Am Coll Cardiol，2016，68（25）：2871-2886.

[2] RIVENES S M，KEARNEY D L，SMITH E O，et al. Sudden death and cardiovascular collapse in children with restrictive cardiomyopathy[J]. Circulation，2000 A，102（8）：876-882.

[3] CHEN S C，BALFOUR I C，JUREIDINI S.Clinical spectrum of restrictive cardiomyopathy in children[J]. J Heart Lung Transplant，2001，20（1）：90-92.

[4] DASOUKI M，JAWDAT O，ALMADHOUN O，et al. Pompe disease：literature review and case series[J]. Neurol Clin，2014，32（3）：751-776.

[5] ZIMMERMANN A, ROSSMANN H, BUCERZAN S, et al. A novel nonsense mutation of the AGL gene in a Romanian patient with glycogen storage disease type Ⅲa[J]. Case Rep Genet, 2016, 2016: 8154910.

[6] AGGARWAL V, DOBROLET N, FISHBERGER S, et al. PRKAG2 mutation: An easily missed cardiac specific non-lysosomal glycogenosis[J]. Ann Pediatr Cardiol, 2015, 8(2): 153-156.

[7] CETIN H, WÖHRER A, RITTELMEYER I, et al. The c.65-2A>G splice site mutation is associated with a mild phenotype in Danon disease due to the transcription of normal LAMP2 mRNA[J]. Clin Genet, 2016, 90(4): 366-371.

[8] KLEIN A L, HATLE L K, TALIERCIO C P, et al. Prognostic significance of Doppler measures of diastolic function in cardiac amyloidosis. A Doppler echocardiography study[J]. Circulation, 1991, 83(3): 808-816.

[9] KOSTAREVA A, GUDKOVA A, SJÖBERG G, et al. Deletion in TNNI3 gene is associated with restrictive cardiomyopathy[J]. Int J Cardiol, 2009, 131(3): 410-412.

[10] KASKI J P, SYRRIS P, BURCH M, et al. Idiopathic restrictive cardiomyopathy in children is caused by mutations in cardiac sarcomere protein genes[J]. Heart, 2008, 94(11): 1478-1484.

第六节　代谢性心肌病

代谢性心肌病（metabolic cardiomyopathy）是一类由于心肌或系统性代谢异常导致的疾病，归入特定类型心肌病（specific cardiomyopathy）中，包括以下四类[1]：内分泌性（甲亢心肌病、糖尿病心肌病等）、遗传性储积病或浸润病变性（血色病、糖原累积症等）、营养不良性（钾代谢异常、镁缺乏等）和淀粉样变性（原发性、继发性及家族性淀粉样变性等）心肌病。本文主要讨论遗传性代谢疾病（inborn errors of metabolism，IEM）导致的心肌病，后文中代谢性心肌病亦专指此类疾病。

心脏可以是代谢性疾病的唯一受累器官，但更多为系统性 IEM 的局部表现。整体而言，IEM 的人群患病率可高达 1/2 500 到 1/1 000[2]，单个 IEM 发生率极低，代谢性心肌病往往导致不良预后，所以精准诊断和及时干预具有重大意义。

心脏是人体重要的能量消耗器官，作为心脏收缩 - 舒张的主要承担者，心肌消耗了大量代谢底物，同时对代谢异常十分敏感。心肌的主要能源物质为游离脂肪酸与碳水化合物，二者能以任何比例为心脏提供能量。IEM 中常见的异常通路包括脂代谢通路、糖代谢通路和线粒体通路等。此外，以溶酶体贮积病为代表的大分子物质运输、分解障碍也会引起代谢性心肌病。

代谢性心肌病及 IEM 的典型表现多发生在婴幼儿期，但也有部分患者表现为不典型成年后迟发。心脏受累的表现包括心肌病、心律失常、瓣膜病、先心病等。由于 IEM 往往累及全身器官，因此系统的病史与查体意义重大。

代谢性心肌病患者可能会有阳性家族史。多数代谢性心肌病为常染色体隐性遗传模式，少数为 X 连锁遗传，线粒体异常则多为母系遗传。疾病确诊的金标准依赖于相关酶活性的测定、致病基因的确定或者病理检查。

IEM 的干预策略包括饮食干预、酶替代疗法、补充代谢产物等，同时需对患者的亲属提供遗传检测与遗传咨询。早期干预常可以有效避免代谢性心肌病等严重并发症的发生。

一、分子遗传机制

1. 脂肪酸代谢异常　心肌细胞从外界摄取或自身合成脂质，以脂滴（lipid droplet，LD）的形式在细胞质中储存，由于摄取 - 消耗平衡，正常心肌细胞中脂滴数量较少。细胞质中的脂肪酸与肉碱结合，通过肉碱循环运输到线粒体内，在线粒体内发生 β- 氧化，产生 NADH、FADH2 和乙酰 -CoA 等产物，这些产物通过线粒体氧化磷酸化形成 ATP。肉碱转运障碍如原发性肉碱缺乏、肉碱棕榈酰转移酶 -1 或 2 缺乏（carnitine palmitoyl ferase-1/2 deficiency，CPT-1/2）、肉碱 - 酰酰肉碱转位酶缺乏（carnitine-acylcarnitine transporter deficiency，CACT），或脂肪酸氧化障碍，如多酰辅酶 A 脱氢酶缺乏（multiple acyl-CoA dehydrogenase deficiency，MADD）、长链 3- 羟基酰辅酶 A 脱氢酶缺乏（long-chain 3-hydroxyacyl-CoA dehydrogenase deficiency，LCHAD），都会导致脂质在心肌细胞内聚集，引起全身表现及心肌病变。

新生儿期表现有低血糖、面部形态异常、猝死，婴儿期及幼儿期可表现为低酮体性低血糖、肝大、肌力下降等，心肌病变表现为心律失常、扩张型或肥厚型心肌病。检查血浆肉碱浓度、乙酰肉碱浓度、尿液有机酸浓度等有助于疾病的诊断[3]。

原发性肉碱缺乏发病率为 1/20 000～1/70 000，多为 5 号染色体长臂的 *SLC22A5* 基因异常，其编码的有机碱转运蛋白 2 无法将肉碱转运至细胞内，引起胞内肉碱浓度下降及肾脏丢失肉碱过多[4]。治疗手段包括避免饥饿、尽早补充口服肉碱等。

继发性肉碱缺乏，如 CPT-2，CACT 及部分 LCHAD 缺乏为转运蛋白异常所致脂酰肉碱浓度改变，进而影响 OCTN2 活性并引起血清游离肉碱降低。此类疾病中血清肉碱浓度下降较少，并伴有各类型肉碱比例变化[5]。治疗包括避免饥饿及药物治疗，环孢素、匹氨西林等药物可以通过与肉碱结合减少丢失。

肪酸 β 氧化障碍包括极长链、长链、中链、短链酰基辅酶 A 脱氢酶缺乏（very long-chain acyl-CoA dehydrogenase deficiency，VLCAD；long-chain acyl-CoA dehydrogenase deficiency，LCAD；middle-chain acyl-CoA dehydrogenase deficiency，MCAD；short-chain acyl-CoA dehydrogenase deficiency，SCAD）及多酰基辅酶 A 脱氢酶代谢异常等。由于相应脱氢还原酶异常，线粒体内的不同链长的脂肪酸无法正常氧化，导致脂肪异常聚集及代谢障碍。VLCAD 缺乏发病率约为 1/30 000[6]，临床分为三型，早发型最为严重，并伴有心脏受累及器官衰竭。新生儿期即出现肥厚型或扩张型心肌病、严重的心律失常（室性心动过速、室颤、房室传导阻滞等）。其余两型为肝脏与肌肉受累，发病较晚。主要治疗方法包括避免饥饿、急性发病时静注或口服葡萄糖等，早期干预可能逆转心肌病变。

2. 糖原代谢疾病　碳水化合物在心肌代谢中包括糖原分解、糖酵解、三羧酸循环，产生 NADH、乙酰 -CoA 及 ATP，并经过氧化磷酸化途径产生 ATP。碳水化合物在人体内的最主要储存形式为糖原，糖原可以在磷酸酶的作用下分解为葡萄糖，也可进入溶酶体分解。糖原累积症（glycogen storage disease，GSD）目前包括多个亚类，均由于糖原的合成、消耗、储存障碍引起。常见累及心肌的 GSD 包括 GSD Ⅱ、Ⅲ，*PRKAG2* 基因突变等[2]。

GSD 可以有不同的受累器官与严重程度，突出表现包括：肝脏受累导致的肝脏肿大及低血糖，肌肉受累引起的肌无力、肌痛或多器官严重受累（特别是心肌受累）引起的早期死亡。

GSD Ⅱ型又被称为 Pompe 病，由于酸性 α- 糖苷酶（acid α-glycosidase，GAA）缺乏所致，该酶由 17 号染色体的 *GAA* 基因编码，是溶酶体中分解糖原的主要酶类，突变会导致糖原在溶酶体内贮积。Pompe 病为常染色体隐性疾病，包括幼儿发病型（infant-onset Pompe disease，IOPD）或晚发型（late-onset Pompe disease，LOPD）两种形式。幼儿型在高加索人群中发病率为 1∶138 000，在中国人群中为 1∶50 000。IOPD 定义为患者 1 岁前发病并同时伴有肥厚型心肌病，若得不到及时治疗，通常在 2 岁前因左室流出道梗阻或呼吸困难而死亡。LOPD 包括 1 岁前发病但发病时无心肌病变的患者及所有 1 岁后发病的患者，多有近端肌力下降及呼吸困难，病程中心肌受累少见[7]。测定 GAA 酶活性有助于明确诊断，在 IOPD 患者中，酶活性通常小于正常值的 3%。对 IOPD 患者尽早开始酶替代治疗（enzyme replacement therapy，ERT）可以有效改善预后，降低死亡率，还可以逆转心脏重构，缓解心衰症状，但有可能增加心律失常风险。基因治疗可能会避免此类长期副作用，目前也在研究中。

Danon 病又被称为 GSD Ⅱb，是位于 X 染色体上的 *LAMP2*（lysosomal associated membrane protein 2）基因突变导致溶酶体表面的 LAMP-2 蛋白异常所致。目前该病的具体发病机理尚不明确，临床表现为肌病、心肌病和智力发育异常三联征。男性发病时间通常比女性早 10～15 年，且症状更加明显。几乎所有男性患者均有心脏病变，多表现为肥厚型心肌病，且大部分合并心律失常，主要为预激综合征[8]。针对疾病的特异性检查包括组织病理以及 *LAMP* 基因测序。Danon 病目前无特异性治疗方法，除监测心肌病变，还可考虑植入 ICD 或进行心脏移植。

GSD Ⅲ 型又称为 Cori 病，是糖原脱支酶（glycogen debranching enzyme，GDE）异常导致的常染色体隐性遗传疾病。该病的发病率大约为 1/100 000。GDE 有糖原去支链与糖苷酶的作用，异常可引起细胞内的短链糖原累积。根据患者临床表现不同，Cori 病又分为四型，大多数患者为 GSD Ⅲa 型，肝脏与骨骼肌同时受累，Ⅲb 型患者仅肝脏受累，Ⅲc 型与 Ⅲd 型极为少见，患者的主要表现为肝脏肿大、低血糖、高脂血症、发育迟缓等。Ⅲa 型患者会出现心肌受累，主要变现为左心室肥厚[9]。约 40% 的患者会出现高脂血症，虽然与冠心病的关系尚不明确，仍需警惕。诊断依赖于酶活性测定与致病基因（*AGL*）的检测。治疗方面主要包括预防低血糖与提供充足的蛋白质，Ⅲb 型患者只需行玉米淀粉治疗。

此外，*PRKAG2* 基因突变可能通过影响 AMPK 活性引起糖原贮积性疾病，进而引起肥厚型心肌病伴预激综合征。

3. **溶酶体贮积病** 溶酶体贮积病（lysosomal storage disease，LSD）包含 50 余种由溶酶体功能障碍引起的疾病，总体发病率约为 1/5 000。溶酶体内含有 60 多种相关酶类，具有分解蛋白质、多糖类、脂类大分子的功能，同时还参与细胞内自噬过程。大分子物质的运输、代谢与外排过程出现问题都可能导致溶酶体病的发生。经典的 LSD 依据受影响的大分子分为糖原贮积病、鞘脂贮积病、黏多糖贮积病和黏脂贮积病等。广义的 LSD 还包括与溶酶体合成、转运过程异常相关的疾病，如 Danon 病、Niemann-Pick 病 C1、C2 型等。LSD 的常见表现包括肝脾肿大、多发性成骨不良、面容粗糙等，除了 Danon 病和 Anderson-Fabry 病，其他 LSD 心脏受累通常没有明显的症状[2]。疾病的诊断依靠酶活性的测定，对于酶活性测定结果不明确的患者，可以考虑骨髓或肝细胞活检。基因检测有可能可以发现致病位点。

黏多糖贮积病（MPS）是溶酶体内黏多糖分解代谢异常所致。除了 Ⅰ 型为 X 连锁隐性遗传外，其他类型均为常染色体隐性遗传病。该病在新生儿中的发病率约为 1∶25 000。心血管系统的异常存在于各类 MPS 中，MPS Ⅰ、Ⅱ 和 Ⅵ 型最为多见，某些人群中受累比例高达 60%～100%[10]。心脏受累主要包括瓣膜病变、冠脉狭窄或闭塞、左室肥厚等。可通过检测尿液、血液或脑脊液黏多糖代谢产物，酶活性测定以及基因检测明确诊断。治疗手段包括心衰药物治疗、造血干细胞移植、酶替代治疗和手术等。目前 FDA 已经批准了针对 MPS I，II，IV，VI 型的酶替代治疗（ERT）药物，此类药物可以改善心脏功能、减少心室肥厚，但对于瓣膜病变无明显改善效果。

鞘脂贮积病的发病率大约为 1/5 000～1/7 000，除 Anderson-Fabry 病为 X 连锁隐性遗传外，其余均为常染色体隐性遗传。鞘脂由神经酰胺及糖类、磷酸等亲水基团组成，在溶酶体表面进行分解。常见的鞘脂贮积病包括神经节苷脂贮积病、戈谢病、Anderson-Fabry 病以及法勃氏病等。该类疾病具有极高的遗传和表型异质性，如戈谢病是鞘脂贮积病中最常见的一类，鲜有心脏受累。而 Anderson-Fabry 病则以心脏、肾脏的受累为突出表现。该病是 X 连锁隐性遗传病，由于 α- 半乳糖苷酶缺陷所致，发病率估计为 1/4 000 到 1/11 700 不等，男性患者最早 2 岁发病，主要表现为慢性手足疼痛、少汗、角膜混浊等，在青少年期，疾病呈进行性加重，并出现特征性的皮肤血管角质瘤和蛋白尿，最终在中年时出现肾功能不全、心功能下降和卒中等严重并发症。心血管表现有肥厚型心肌病、难以控制的高血压、心律失常及瓣膜病等。男性患者的诊断依靠 α- 半乳糖苷酶活性测定或基因检测，而女性患者的酶活性可能正常，需要基因检测明确诊断[11]。对于男性患者，应当尽早开始酶替代治疗，而有中枢、肾脏或心脏受累的女性患者也应进行酶替代治疗。

黏脂贮积病（mucolipidosis，ML）为常染色体隐性遗传病，由 UDP-N- 乙酰葡糖胺 -1- 磷酸转移酶突变引起溶酶体酶的相对缺乏所致。ML II 型与 MPS I 型具有相似的临床表现，但存在更加严重的中枢神经系统受累和心肌疾病，患者通常在儿童期死亡。ML III 型进展缓慢，常有心脏瓣膜受累、关节僵硬、角膜混浊、视网膜病变等，此类患者通常可存活至成年。目前尚无有效的酶替代疗法，主要为支持治疗。

4. 线粒体疾病 线粒体疾病是一组由于线粒体病变导致细胞氧化磷酸化异常所引发的疾病。大约 70% 的线粒体疾病突变位于线粒体 DNA（mtDNA）内，而其余 30% 位于细胞核 DNA。65 岁以下成人中的患病率约为 9.2/10 000。线粒体疾病的表现多样，主要累及高耗能的器官如大脑、骨骼肌、心肌等，心脏受累是患者死亡的重要原因。心肌受累的常见表现包括肥厚型心肌病、扩张型心肌病、左心室致密化不全等，其他还包括心律失常如房室传导阻滞、预激、室性心动过速、心动过缓等[12]。患者可有乳酸升高，肌活检病理可以发现细胞肿胀、出现空泡，针对细胞色素 C 和琥珀酸脱氢酶的免疫组化染色可以发现相关酶的缺乏。mtDNA 测序可以有效发现突变。干预手段包括基因治疗、线粒体靶向小分子、饮食与运动控制等，但对于大部分患者，治疗重点仍为支持治疗。

二、精准诊疗

代谢性心肌病发病率极低，致病原因大多明确。而许多疾病的早期干预有效，需要针对个体情况明确诊断、治疗。因此精准医学思路与实践在代谢性心肌病的诊断治疗中具有重要的价值。

1. 疾病发病研究 基因型 - 表型关联的研究对于代谢性心肌病的患病机制及诊断有着重要意义。许多 IEM 患者虽然有着相同的致病突变，但其表型、病程与预后却存在着明显的差异。不仅在基因水平，在转录组、代谢组、微生物组学水平，都可能存在影响 IEM 的表型调控因子。因此，IEM 虽然携带了明确致病基因，表型上可能呈现出类似于高血压、糖尿病等慢性病的连续疾病谱，但由于疾病发病率低、重复验证困难，传统 GWAS 研究方法在

IEM 的应用存在困难。采集健康人群的组学信息构建模型，并将患者突变基因带入可能可以更好地预测疾病的基因型 - 表型关联。

2. 疾病诊断 在代谢性心肌病患者中，常见的心脏表现多为不具特异性的肥厚型心肌病、扩张型心肌病、心衰、传导异常等，采取心肌活检通常具有一定风险而诊断价值有限。此时，依据患者全身表现，采取生物标志物、酶活性测定或基因测定常常作为首选手段。高通量的组学技术提供了重要的帮助。此外，利用基因组 / 外显子组测序技术，能够发掘潜在的 IEM 致病基因。

3. 疾病治疗进展 对于 IEM 患者，除了常规针对心衰、心律失常的治疗外，特异性治疗可以改变预后、改善病情。目前针对 IEM 的特异性治疗包括生活方式干预、酶替代疗法、小分子药物和基因治疗等。

IEM 是一类罕见的临床疾病，此类疾病发病年龄早、病情严重、治愈难度大，面临着患者群体小、难以及时诊断、发病机制研究不足以及缺乏特异性疗法等挑战。相信随着精准医学理念的普及，借助大规模数据与个体化的评估，能够实现代谢性心肌病及遗传性代谢病的精准预防、诊断与治疗。

（徐昊鹏　田　庄　张抒扬）

参 考 文 献

[1] RICHARDSON P, MCKENNA W, BRISTOW M, et al. Report of the 1995 World Health Organization/International Society and Federation of Cardiology Task Force on the Definition and Classification of Cardiomyopathies[J]. Circulation, 1996, 93（5）: 841-842.

[2] WICKS E C, ELLIOTT P M. Genetics and metabolic cardiomyopathies[J]. Herz, 2012, 37: 598-611.

[3] EL-HATTAB A W, SCAGLIA F. Disorders of carnitine biosynthesis and transport[J]. Mol Genet Metab, 2015, 116（3）: 107-112.

[4] LONGO N, AMAT DI SAN FILIPPO C, PASQUALI M. Disorders of carnitine transport and the carnitine cycle[J]. Am J Med Genet C Semin Med Genet, 2006, 142C（2）: 77-85.

[5] MAGOULAS P L, EL-HATTAB A W. Systemic primary carnitine deficiency: an overview of clinical manifestations, diagnosis, and management[J]. Orphanet J Rare Dis, 2012, 7: 68.

[6] LESLIE N D, VALENCIA C A, STRAUSS A W, et al. Very Long-Chain Acyl-Coenzyme A Dehydrogenase Deficiency[M/OL]. // Adam MP, Ardinger HH, Pagon RA, et al. GeneReviews® [Internet]. Seattle（WA）, University of Washington, 1993-2018 [2018-01-24]. https://www.ncbi.nlm.nih.gov/books/NBK6816/.

[7] VAN DER PLOEG A T, REUSER A J. Pompe's disease[J]. Lancet, 2008, 372（9646）: 1342-1353.

[8] BOUCEK D, JIRIKOWIC J, TAYLOR M. Natural history of Danon disease[J]. Genet Med, 2011, 13（6）: 563-568.

[9] KISHNANI P S, AUSTIN S L, ARN P, et al. Glycogen Storage Disease Type Ⅲ diagnosis and management guidelines[J]. Genet Med, 2010, 12（7）: 446-463.

[10] BRAUNLIN E, WANG R. Cardiac issues in adults with the mucopolysaccharidoses: current knowledge and emerging needs[J]. Heart, 2016, 102（16）: 1257-1262.

[11] ZARATE Y A, HOPKIN R J. Fabry's disease[J]. Lancet, 2008, 372（9647）: 1427-1435.

[12] BATES M G, BOURKE J P, GIORDANO C, et al. Cardiac involvement in mitochondrial DNA disease: clinical spectrum, diagnosis, and management[J]. Eur Heart J, 2012, 33（24）: 3023-3033.

第 九 章
心脏离子通道病

第一节 长 QT 综合征

长 QT 综合征（long QT syndrome，LQTS）是由于编码心肌离子通道的基因突变导致的一组综合征，表现为心脏结构正常，QT 间期延长，T 波异常或尖端扭转性室速，主要临床表现是发作性晕厥、抽搐和心脏性猝死[1]，主要包括 Romano-Ward 综合征和伴发耳聋的 Jervell 和 Lange-Nielsen 综合征（JLNS）。目前欧美国家数据显示长 QT 综合征（long QT syndrome，LQTS）的发病率约为 1/2 000～1/5 000，我国约有 20 万人存在 LQTS 基因缺陷，且患病率可能被严重低估。LQTS 是一种潜在致死性心脏离子通道病，因部分患者发病前无前驱症状，常被误诊为癫痫、神经源性晕厥，在非治疗情况下，第 1 次晕厥后的第 1 年死亡率为 21% 左右，10 年内死亡率高达 50%，预后不佳。

传统医学理念下 LQTS 主要依靠心电图上 QT 间期延长来诊断，但有部分患者 QT 间期正常却仍反复晕厥或发生心脏性猝死，而基因诊断证实存在 LQTS 相关基因突变，针对这部分患者常常漏诊，不能精确诊断进而精确治疗。而 LQTS 根据诱发因素、心电图表现、基因突变分为 15 种类型，每种类型危险程度不同，在治疗方案上亦有不同之处。随着分子遗传学飞速发展，基因检测成为区分 LQTS 各类型的主要指标，并与年龄、性别、静息 QTc 值、晕厥史并列成为独立危险因素，更易于精确区分 LQTS 各型、判定危险程度，进而针对突变离子通道选择相关药物。因此，针对 LQTS，需要综合心电图、静息 QTc 值、诱发因素、致病基因等多方面因素，进行精准诊断、精准危险分层、精准预防，进而精准治疗，降低漏诊、误诊率，提高诊断准确率，精确评估预后，以期达到治疗效果最大化和副作用最小化。

一、分子遗传机制

LQTS 是一组单基因遗传性疾病，其基因突变与临床表型的一致性较好，因而临床中对 LQTS 的分型主要依靠基因型诊断。目前已确定 13 个基因突变与 Romano-Ward 综合征发病有关，为常染色体显性遗传；2 个基因突变与 Jervell 和 Lange-Nielsen 综合征有关，为常染色体隐性遗传。各型除了致病基因不同外，还在诱发因素、心电图表现等方面各不相同（表 9-1）。其中临床上最常见的是长 QT 综合征 1 型（type 1 long QT syndrome，LQT1）（42%）、长 QT 综合征 2 型（type 2 long QT syndrome，LQT2）（45%）及长 QT 综合征 3 型（type 3 long QT syndrome，LQT3）（8%）。LQT1 多在运动尤其是游泳时发作，LQT2 多于突然刺激如铃声、唤醒时发作，LQT3 多在睡眠、休息时发作。

表 9-1　长 QT 综合征基因分型[2]

亚型	基因	染色体	蛋白	离子通道	诱发因素	基因比率
LQT1	KCNQ1	11p15.5	$I_{Ks}\alpha$ 亚单位	I_{Ks} 通道失活	运动（游泳）	42%
LQT2	KCNH2	7q35	$I_{Kr}\alpha$ 亚单位	I_{Kr} 通道失活	铃声、运动、唤醒	45%
LQT3	SCN5A	3p21-23	$I_{Na}\alpha$ 亚单位	缓慢 I_{Na} 失活障碍，内流增加	休息、睡眠	8%
LQT4	ANK2	4q25	Ankyrin-B	$I_{Na/Ca}$, $I_{Na/K}$, I_{Na}	运动	<1%
LQT5	KCNE1	21p22.1-22.2	$I_{Ks}\beta$ 亚单位	Mink（I_{Ks}）	运动、情绪激动	3%
LQT6	KCNE2	21p22.1-22.2	$I_{Kr}\beta$ 亚单位	I_{Ks} 减小	休息、运动	2%
LQT7	KCNJ2	17p23.1-24.2	I_{K1}	$I_K2.1$	休息、运动，伴周期麻痹	<1%
LQT8	CACNA1	12p13.3	$I_{Ca}\alpha$ 亚单位	I_{CaL}	运动、紧张，罕见并指	<1%
LQT9	CAV3	3p25.5	Caveolin	I_{Na}	休息、睡眠	罕见
LQT10	SCN4B	11q23.3	NAVβ4	I_{Na}	运动、产后	
LQT11	AKAP-9	7q21-22	Yotiao	I_{Ks}		
LQT12	SNTA1	20q11.2	α1 syntrophin	I_{Na}		
LQT13	KCNJ5	11q24	Kir4.3	I_K	乙酰胆碱	伴发心房颤动
JLN1	KCNQ1	11p15.5	$I_{Ks}\alpha$ 亚单位	I_{Ks}	运动、情绪激动	1%～7% 伴耳聋
JLN2	KCNE1	21p22.1-22.2	$I_{Kr}\beta$ 亚单位	I_{Kr}	运动、情绪激动	<1% 伴耳聋

二、精准诊疗

1. LQTS 临床诊断　　诊断指标主要是校正 QT 间期（QTc），采用 Bazett 公式对心电图上记录的 QT 间期进行心率校正（$QTc=QT/\sqrt{RR}$），须排除延长 QTc 的继发性因素如药物（Ia 和 Ⅲ 类抗心律失常药、大环内酯类、喹诺酮类抗生素、胃肠动力药、抗过敏药、一些抗抑郁和抗精神病药及抗肿瘤药）、获得性心脏病（如心力衰竭、肥厚型心肌病等）及电解质紊乱（低钾血症、低镁血症和高钙血症）。LQTS 的重要心电图特点是 QT 间期延长，但是其范围与正常值有较多的重叠，研究发现 LQT1 型基因携带者和正常人的 QTc 值在 0.41～0.47s 的重叠达到 63%，临床上约 20%～25% 的患者 QTc 正常但基因突变为阳性，上述发现均提醒我们要注意仅以 QTc 值为依据，可能造成对 LQTS 的误诊和漏诊。因此，基因检测对提高 LQTS 诊断率、明确 LQTS 分型至关重要。目前 LQTS 的临床诊断标准可参照 1993 年 Schwartz 评分法（表 9-2），记分范围为 0～9 分，≤1 分 LQTS 可能性小，2～3 分可能性中等，≥4 分可能性极大。

表 9-2　长 QT 综合征 Schwartz 评分标准

		赋分项	计分
心电图表现	A	QTc>0.48s	3.0
		0.46～0.47s	2.0
		0.45s	1.0
	B	尖端扭转性室速[a]	2.0
	C	T 波电交替	1.0
	D	3 个导联 T 波有切迹	1.0
	E	静息心率低于正常 2 个百分位数	0.5

续表

	赋分项		计分
临床病史	A	晕厥与体力或精神有关	2.0
	B	晕厥与体力或精神无关	1.0
	C	先天性耳聋	0.5
家族史	A	家族中有确定的LQTS患者	1.0
	B	直系亲属中有<30岁的心脏性猝死者	0.5

ᵃ 除外继发性尖端扭转性室速

2. **LQTS 各型心电图特征** 根据多位学者研究结果，LQTS 心电图通常分为 10 种类型[3,4]（图 9-1）[5]。LQT1 型 T 波基底部增宽，有 4 种形态：①"婴儿型"T 波，T 波为非对称性高耸、基底增宽；② T 波基底增宽，起始点不明显；③ T 波形态正常；④ T 波延迟出现，形态正常。LQT2 型 T 波振幅低而有切迹（或双峰），有 4 种形态：①明显 T 波双峰；②微小的 T 波双峰，第二峰出现于 T 波顶部；③微小的 T 波双峰，第二峰出现于 T 波降支；④振幅低平的双峰 T 波。LQT3 型 ST 段延长，T 波延迟出现，婴幼儿期易发生 2:1 房室阻滞，T 波形态有 2 种：① T 波延迟出现，高耸或呈双向；② T 波非对称性高耸。另外，LQT5 与 LQT1 均为 I_{Ks} 通道的不同亚单位的变异，心电图也类似；LQT6 与 LQT2 均为 I_{Kr} 通道的不同亚单位的变异，心电图可能与 LQT2 类似；LQT4 目前发现影响多个离子通道表达，包括 $I_{Na/Ca}$、$I_{Na/K}$、I_{Na}，主要的特点是 U 波的异常，而非 T 波异常。

3. **精准基因诊断** 目前 LQTS 公开发表的特异基因突变位点有 42 个，包括 *KCNQ1* 上 17 个、*KCNH2* 上 19 个、*SCN5A* 上 4 个、*KCNE1* 上 1 个、*KCNJ5* 上 1 个。2011 年中国发布《遗传性心脏离子通道病与心肌病基因检测中国专家共识》[6]（以下简称共识），共识中推荐以下情况进行 LQT1~3 型基因检测：基于病史、家族史及心电图表型被高度怀疑 LQTS 的患者；无症状的特发性 QT 间期延长者，其中青春前期 QTc>480ms 或成人 QTc>500ms；已在先证者发现 LQTS 致病基因突变者，推荐其家族成员及相关亲属进行该特定突变基因的检测（Ⅰ类推荐）。基因筛查结果已经和传统的危险因素如性别、首次发病年龄、静息 QTc 值、晕厥史等一并成为独立的危险预测因素。

4. **精准危险分层** 临床上确定极高危或低危个体相对容易，但对中危患者分层较困难，主要依靠基因诊断。下列因素与风险高低有关：① QTc>600ms 为极高危，QTc>500ms 为高危，如带有 2 个明确致病突变，QTc>500ms 时（包括 JLNS 患者中的纯合子突变）为高危，尤其是有症状患者；②明显的 T 波改变，特别是治疗后仍有明显的 T 波改变时，心电不稳定，需要预防性治疗。另外，猝死生还者或既往有晕厥史、有 TdP 发作者、LQT2 女性患者、多个致病基因突变者、JNLS 患者危险程度更高，心脏性猝死风险高。而隐匿性突变阳性患者发生自发性心律失常的风险低，其主要危险因素是使用 I_{Kr} 阻滞作用的药物及低血钾。

5. **精准治疗** 不同 LQTS 类型诱发因素不同，因此应根据各自特点改变生活方式，如 LQT1 患者应避免剧烈运动，尤其是游泳；LQT2 患者应避免突然的声音刺激（闹钟、电话铃声等）；所有的 LQTS 患者都应避免使用可能延长 QT 间期的药物；高危患者避免竞技性运动。

（1）β 受体阻滞剂：是一线治疗药物，能够有效减少 LQTS 患者心脏事件的发生，有效率为 50%~60%，疗效上 LQT1>LQT2，LQT3 疗效不确切。首选使用普萘洛尔，对不能耐受或不能坚持服药者,可给予长效制剂,如美托洛尔缓释片、比索洛尔、卡维地洛、阿罗洛尔等,成人避免应用美托洛尔普通片剂。推荐使用根据年龄和质量调整后的最大耐受剂量,应用中应逐渐加量并避免突然停用。

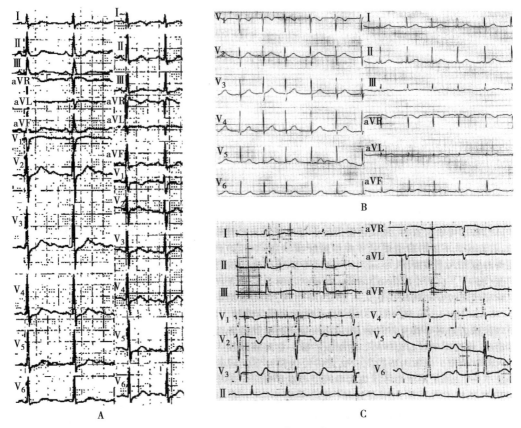

图 9-1 LQTS 心电图特点

A. LQT1 型:$V_2 \sim V_6$ 导联 T 波有明显切迹,并可见 U 波,T 波起始较早,Ⅱ-QTc=500ms;B. LQT2 型:Ⅲ和 aVF 导联 T 波低平,胸前导联 T 波有微小双峰,第二峰出现于 T 波顶部,Ⅱ-QTc=560ms;C. LQT3 型:合并一度房室传导阻滞,PR 间期 0.64ms,V_1 导联 ST 段平直,P 波落在 T 波终末,T 波基底部宽大,幅度不高,T 波起始较晚,Ⅱ-QTc=560ms

(2)埋藏式心脏自动复律除颤器(ICD):适用于发生过心脏停搏或服用 β 受体阻滞剂的情况下仍发生晕厥的患者;对于伴有耳聋的 JLNS、带有 2 个或多个突变的有症状患者应采用预防性 ICD 治疗;对于无症状 LQTS 患者不建议将 ICD 作为一线治疗手段,尤其是年轻患者。在 ICD 治疗前应充分评估风险/获益比,根据心律失常的性质设置 ICD 工作参数,充分应用 β 受体阻滞剂,减少交感激活事件,减少不适当放电。

(3)左侧交感神经去除术(left cardiac sympathetic denervation,LCSD):适用于对 β 受体阻滞剂不能耐受或无效者,或高危婴幼儿患者因体型小而不能植入 ICD 者,国内报道对药物治疗无效的 LQTS 有效率为 81%~91%。

(4)射频消融术:研究发现右室起源的室早在 LQTS 引起的恶性心律失常中有重要意义,因此除了上述三种治疗方法外,部分学者应用射频消融治疗 LQTS 引起的恶性心律失常。Haissaguerre 等[7]对 4 例 LQTS 反复发作多形性室速或室颤的患者进行室早最早起始点和浦肯野电位为靶点的消融,术后随访(24±20)个月,所有患者均未再发生室颤、晕厥和猝死,提示射频消融可能是治疗 LQTS 室早、多形性室速或室颤的另一有效方法。

(5)钠或钙通道阻滞剂:因 LQT3 突变位于 *SCN5A*,导致钠电流异常增强,因此美西律可能对 LQT3 患者有效。

(6)遗传阻断:对基因检测阳性成员需作全面彻底的临床检查及随访,并从遗传生殖角度对基因阳性患者进行遗传阻断,是彻底阻断 LQTS 传递的关键。

综上所述,LQTS 是因心肌离子通道相关基因突变导致的一组综合征,心电图主要表现为 QTc 延长,但目前 QTc 对心房颤动、室内传导阻滞及安装起搏器的患者测量存在一定的局限性,因此一些新型 QTc 计算公式不断涌现[8,9],有利于提高 QTc 值精确度。目前 LQTS 根据不同致病基因、诱发因素、心电图 T 波或 ST 段形态改变、危险程度、治疗方案不同分为 15 种类型,因此需综合上述因素针对这类综合征进行精确诊断、精确评估、精确预防、精确治疗,即"精准医学"诊疗,对于提高 LQTS 诊断正确率、区分高危患者、改善预后、预防猝死、优化个体化治疗至关重要。

(夏云龙)

参 考 文 献

[1] MIZUSAWA Y, HORIE M, WILDE A A. Genetic and clinical advances in congenital long QT syndrome[J]. Circ J, 2014, 78: 2827-2833.

[2] 张萍. 长 QT 综合征临床分型及意义 [J]. 中国实用内科杂志, 2013, 33: 13-16.

[3] ZHANG L, BENSON D W, TRISTANI-FIROUZI M, et al. Electrocardiographic features in Andersen-Tawil syndrome patients with KCNJ2 mutations: characteristic T-U-wave patterns predict the KCNJ2 genotype[J]. Circulation, 2005, 111(21): 2720-2726.

[4] WANG F, LIU J, HONG L, et al. The phenotype characteristics of type 13 long QT syndrome with mutation in KCNJ5 (Kir3.4-G387R) [J]. Heart Rhythm, 2013, 10(10): 1500-1506.

[5] 吴杰. 长 QT 综合征心电图和临床诊断 [J]. 临床心电学杂志, 2004, 13(2): 85-86.

[6] 中华医学会心血管病学分会, 中华心血管病杂志编辑委员会. 遗传性心脏离子通道病与心肌病基因检测中国专家共识 [J]. 中华心血管病杂志, 2011, 39(12): 1073-1082.

[7] HAÏSSAGUERRE M, EXTRAMIANA F, HOCINI M, et al. Mapping and ablation of ventricular fibrillation associated with long-QT and Brugada syndromes [J]. Circulation, 2003, 108(8): 925-928.

[8] WANG B, ZHANG L I, CONG P, et al. A new formula for estimating the true QT interval in left bundle branch block[J]. J Cardiovasc Electrophysiol, 2017, 28(6): 684-689.

[9] ROBYNS T, WILLEMS R, VANDENBERK B, et al. Individualized corrected QT interval is superior to QT interval corrected using the Bazett formula in predicting mutation carriage in families with long QT syndrome[J]. Heart Rhythm, 2017, 14(3): 376-382.

第二节　短 QT 综合征

短 QT 综合征(short QT syndrome, SQTS)是一种单基因突变引起的心肌离子通道结构及功能异常，从而导致房性心律失常及恶性室性心律失常的常染色体显性遗传疾病。多发生于青年早期及成年早期，是较晚被发现和命名的遗传性离子通道病，晚于长 QT 综合征 40 余年。2000 年 Gussak 等首次提出了 QT 间期缩短与房颤 / 室颤相关，2003 年 Gaita 等将其正式命名为短 QT 综合征。2009 年郭继鸿、张萍等报道了中国第一例短 QT 综合征家系的新突变[1]。

SQTS 是一种少见的遗传性离子通道病，发生率较低，目前缺乏大范围的流行病学调查。在 2011 年，Giustetto C[2]等首次描述该病 10 余年后才总结出大样本研究 Short QT Registry 结果（入选了 53 例 SQTS，75% 为男性，平均年龄 26 岁）。Anttonen 等[3]对芬兰人 QTc 横断面的研究发现只有 0.4% 的人群 QTc <340ms、0.1% 的人群 QTc <320ms。在另一项入选 >10 000 例正常成人心电数据的研究中，QTc <340ms 的人群约占 0.5 %。

SQTS 的临床特点是：心脏结构无明显异常的患者中 QT 间期缩短，可出现阵发性心房颤动、室性心动过速或心室颤动，反复晕厥甚至心脏性猝死。其中心电图的特征性表现[4]（图 9-2）为：① QRS 波间期缩短；② QRS 波后即为 T 波，ST 段缩短或缺如；③ T 波窄基底、陡、对称性高尖；④心率依赖的 QT 间期变化（心率慢时 QT 间期延长）的现象消失，慢心率时 QT 间期仍短于正常值；⑤通常有明显的 U 波；⑥ Tp-Te（T 波顶点至 T 波终末）时限延长，提示复极跨膜离散度增加；⑦ PQ 段压低（在下壁和胸前导联明显），与心房复极缩短有关。

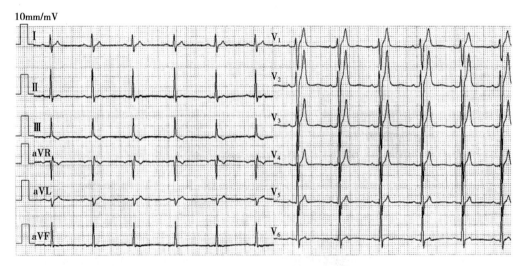

图 9-2　示例短 QT 综合征心电图

一、分子遗传机制

至今已发现可引起 SQTS 的 6 种基因：KCNH2、KCNQ1、KCNJ2、CACNA1C、CACNB2、CACNA2D1 的突变可引起 SQTS（表 9-3）。其中，前三种基因突变分别作用于 I_{Kr}、I_{Ks}、I_{K1}，引起离子通道功能增强，还可以导致 LQTS（LQT1、LQT2、LQT7），但 LQTS 的患者中这三种基因突变后可引起蛋白功能丧失。后三种基因编码心脏 L- 型钙离子通道（CACNA1C、CACNB2）α、β2、δ1 亚基，基因突变后可引起离子通道功能下降引起 QT 间期的缩短（图 9-3）。此外 CACNA1C、CACNB2、CACNA2D1 的突变患者自发或使用 I 类抗心律失常药物后可诱发出 I 型 Brugada 综合征心电图表现。

表9-3　短QT综合征分型及基因型

	位点	作用通道蛋白	基因（心脏离子通道）	异常动作电位
SQT-1	11p15	$I_{Kr}\alpha$-亚基	$KCNH2$（I_{Kr}）↑	2相、3相
SQT-2	7q35	$I_{Ks}\alpha$-亚基	$KCNQ1$（I_{Ks}）↑	2相、3相
SQT-3	17q23	$I_{K1}\alpha$-亚基	$KCNJ2$（I_{K1}）↑	4相
SQT-4	10p12	$I_{Ca}\alpha$-亚基	$CACNA1C$（I_{Ca}）↓	2相、3相
SQT-5	12p13	$I_{Ca}\beta2$-亚基	$CACNB2$（I_{Ca}）↓	2相、3相
SQT-6	7q21-22	$I_{Ca}\delta1$-亚基	$CACNA2D1$（I_{Ca}）↓	2相、3相

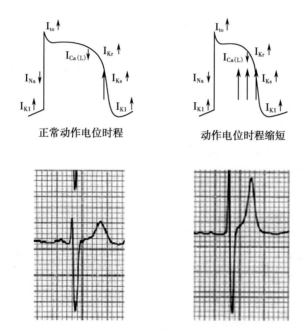

正常动作电位时程　　　　　动作电位时程缩短

图9-3　SQTS离子通道改变与心电图变化

1. SQT-1 型　*KCNH2* 基因位于染色体 7q35-36，负责编码快速激活延迟调整外向电流（I_{Kr}）离子通道的 α 亚基。*KCNH2* 突变导致 I_{Kr} 离子通道功能增强是发生 SQT1 的主要机制。2003 年，Brugada 等首次报道 *KCNH2* 基因上两个突变位点 C1764A、C1764G 可导致 I_{Kr} 通道蛋白改变（N588K），从而动作电位平台期 I_{Kr} 外向电流显著增加，动作电位复极第 2 和第 3 期明显缩短，心电图表现为短 QT 间期。

2. SQT-2 型　*KCNQ1* 基因位于第 11 号染色体，由 16 个外显子构成。*KCNQ1* 编码电压依赖延迟调整外向钾电流（I_{Ks}）离子通道蛋白的 α 亚单位。2004 年，Bellocq 等报道 *KCNQ1* 基因 G919C 突变，导致 I_{Ks} 通道蛋白 V307L 改变；2005 年，Hong 等发现 *KCNQ1* 错义突变（G421A），导致通道蛋白跨膜区域 S1 内 V141M 改变，两个位点的突变均可使 I_{Ks} 功能增强，心房及心室肌动作电位时程缩短，心电图表现为 QT 间期缩短。

3. SQT-3 型　SQT-3 由编码心肌内向整流钾通道（Kir2.1）的 *KCNJ2* 基因突变引起，*KCNJ2* 基因位于染色体 17p23.1-17p24.2，Kir2.1 离子通道由两个跨膜蛋白分子节段组成，通过稳定心脏膜静息期电位,调节膜电位和膜兴奋性,从而调节心脏兴奋阈值和复极末期或舒张过程。2005 年由 Priori SG 等首次报道,*KCNJ2* 基因突变 D172N 使 Kir2.1 功能表达增强,I_{K1} 增强,表现为心室肌动作电位后期复极的选择性增快(3 期末和 4 期),心电图显示为 QT 间期缩短。

2012 年,Hattori T 等发现了 *KCNJ2* 基因的另一种杂合突变(T902A),从而导致 Kir2.1 通道蛋白 M301K 改变,使 Kir2.1 通道的功能增强,I_{K1} 增强,缩短 QT 间期。2013 年,Deo M 等基因分析 1 例 11 岁短 QT 综合征,发现 *KCNJ2* 基因的 A896T 突变,引起蛋白 E299V 改变,增强 Kir2.1 通道的功能。

4. SQT-4 型 *CACNA1C* 基因编码 L 型电压依赖性钙通道(Cav1.2)的 α-1C 亚单位,钙通道在心脏除极时激活。Cav1.2 通道调节钙离子内流,维持动作电位 2 期。*CACNA1C* 基因突变(A39V 和 G490R)可使 Cav1.2 的功能丧失,导致动作电位时限缩短,引起 QT 间期缩短。

5. SQT-5 型 *CACNB2* 基因编码 L 型电压依赖性钙通道的 β-2 单位(Cavβ2),它是 Cav1.2 的伴侣蛋白,促使 α 亚单位向浆膜转运。具有调节门控,增加 I_{Ca}-L 电流的作用。Antzelevitch 等[5]发现编码 *CACNB2b* 基因(S481L)突变所致 I_{Ca}-L 电流严重降低,缩短动作电位,进而缩短 QT 间期。

6. SQT-6 型 *CACNA2D1* 基因位于染色体 7p21-q22 上。其编码的 L 型钙通道 α2δ1 亚基可提高电压依赖性 L 型钙通道的表达、增加结合位点、改变钙离子流的依电压性和动力学活性。2011 年,Templin 等[6]首次报道 SQT-6,由 *CACNA2D1* 基因 G2264C 引起致通道蛋白 S755T 改变,离子通道的功能丧失,I_{Ca}-L 明显减弱,QT 间期缩短。

二、精准诊疗

1. **精准临床诊断** SQTS 的诊断仍是一个争论热点,主要针对 QTc 间期诊断低限的定义。QTc 计算应避免心动过缓或心动过速的情况,而使用 Bazett 矫正心率公式会导致 QTc 间期的结果非线性,使 QTc 值过大或过小。

2011 年 Gollob[7]等提出了诊断积分标准(表 9-4)。与 LQTS 的 Schwartz 诊断评分标准类似,将临床表现、QTc 间期、基因学检测结果分别进行量化:①心电图至少得 1 分才能继续积分;②需排除后天性可导致继发性 QT 间期缩短的原因,包括高钾血症、高钙血症、洋地黄类药物或中毒、酸中毒等;③需在 T 波振幅最大的胸前导联测量 Jp-Tp 间期;④病史(排除其他器质性心脏病)及家族史的三项中只能记一次分。积分≤2 分低度可疑,3 分为中度可疑,≥4 分为高度可疑。以此标准对既往明确诊断为 SQTS 的 61 例病例进行分析,发现58 例为阳性,其敏感性为 95%,但目前尚未完全达到统一。

表 9-4 Gollob 评分诊断标准

诊断标准		积分
QTc	<370ms	1
	<350ms	2
	<330ms	3
*J 波至 T 波波峰时间 <120ms		1

续表

诊断标准	积分
临床病史	
心脏骤停史	2
有多形性室速或室颤	2
原因未明的晕厥发作	1
心房颤动	1
家族史	
婴儿猝死综合征	1
一级或二级亲属高度可疑诊断 SQTS	2
一级或二级亲属心脏性猝死但尸检阴性	1
基因型	
基因型阳性	2
相关度不确定的基因突变	1

注：*Jp-Tp 时间：J 点 -T 波高峰时间（选择 T 波明显的胸前导联测量）

2013 年 HRS /EHRA/ 亚太心律学会（Asia Pacific Heart Rhythm Society， APHRS）[8]就 SQTS 诊断达成的专家共识（表 9-5），将 QTc 间期诊断的下限值定于≤330ms，这与 Gollob 等提出的诊断标准一致，均低于 QTc 间期正常值的标准差（男性为 ±350ms，女性为 ±365ms）。

表 9-5　SQTS 诊断的专家共识

以下两种情况之一均可诊断为 SQTS
QTc≤330ms
QTc<360ms，伴有以下情况之一（或更多）：致病基因突变、SQTS 家族史、≤40 岁的家族猝死史、非器质性 VT/VF 后生还者

2. **危险分层**　SQTS 的危险分层尚有争议，其中可以量化的 Gollob 评分包括四方面：心电图、既往病史、家族史、基因型。在一项 25 例 SQTS 的儿童患者研究中，随访 6 年后发现 56%（14 例）的患者有症状事件（心脏猝死生还、晕厥和心房颤动），其中 Gollob 评分≤3 分者心脏事件的发生率低，而评分更高者有较高的症状事件发生率。然而，Mazzanti 等报道的一项入选 47 例 SQTS 患者和 26 例家系成员的队列研究，在进行平均 5 年的随访中发现，约有 10.6% 的既往心脏骤停史患者再次发生心脏事件，无心脏骤停史的患者中发生率仅为 0.4%，该研究指出心脏事件既往发生史与预后强烈相关，而非 Gollob 评分。此外，Anttonen 等[9]观察到 QT 间期缩短程度对预后的影响，Jp-Tp 时限≤150ms 可作为独立预测因素。综上可见，目前缺少统一的 SQTS 危险分层的独立预测因素。

3. **精准治疗**　2013 年 HRS/EHRA/APHRS 对 SQTS 治疗达成的专家共识（表 9-6）。SQTS 的治疗主要包括埋藏式心脏自动复律除颤器（implantable cardioverter defibrillator，ICD）植入和抗心律失常药物的使用。

（1）ICD：有 VT/VF 史的 SQTS 患者均有植入 ICD 的指征。Mazzanti A 等研究中对 73 例 SQTS 成年患者进行随访研究，发现既往心脏骤停史的患者再发心脏事件的风险明显增加，植入 ICD 后可预防发作。但是 ICD 植入对于儿童 SQTS 的疗效存在争议，2013 年

Villafane J 等的一项 SQTS 儿童患者研究发现，Gollob 修正评分≥5 分者发生晕厥、房颤、心脏性猝死的风险明显增加，建议植入 ICD 预防 SCD 发生，但 ICD 植入者电复律失败率达 64%，因此对儿童患者植入 ICD 应慎重。

无症状的 SQTS 患者，目前无确切的证据表明需要植入 ICD 治疗。一项芬兰的临床研究对短 QT 间期（<340ms）、极短 QT 间期（<320ms）人群随访 29 个月，未记录到心律失常事件。日本及英国的临床数据也支持此结论。因此，在无症状的 SQT 患者中，当合并明确 SCD 家族史且至少有一例 SQTS 家系成员，方应考虑 ICD 植入治疗。

ICD 植入后应进行仔细的程控，避免 SQTS 高耸 T 波被过感知而引起 ICD 误放电治疗。

（2）药物治疗

1）奎尼丁：奎尼丁是 I a 类钠通道阻滞剂，对 I_{kr}、内向整流钾电流（I_{k1}）和瞬时外向钾电流（I_{to}）有阻断作用，可延长有效不应期、通过延长 QT 间期而起到有效治疗 SQTS 的作用。有报道称，奎尼丁对 *KCNH2*（SQT1）的治疗作用是显著的，而其他包括Ⅲ类抗心律失常的药物（索他洛尔），对 SQT1 患者的 QT 延长作用不明显，但对于其他亚型 SQTS 可能有效。Giustetto C 等[10]对 14 例 SQT1 型患者口服奎尼丁，随访 6～8 年后发现未治疗组每年心律失常发病率为 4.9%，而药物组未发作，且药物耐受性可，仅有 9% 患者因药物副作用中断治疗。对于不能接受 ICD 的 SQTS 者，奎尼丁可用于 SQTS 的一级预防，但是仍需更多研究的支持。

2）其他抗心律失常药物：①Ⅰa 类抗心律失常药物——丙吡胺：2007 年，Schimpf 等[11]报道了另外一种Ⅰa 类抗心律失常药物，钠离子通道阻滞剂——丙吡胺的临床疗效。在两例携带 *KCNH2* 通道 N588K 突变的 SQT-1 患者中，口服丙吡胺后延长 QT 间期及心室不应期，缩短了 Tp-Te（T 波顶点至 T 波终末）时间。②Ⅰc 类抗心律失常药物——普罗帕酮：SQTS 患者常合并有心房颤动，或者是仅以心房颤动作为唯一临床表现。研究表明，普罗帕酮可在不影响 QT 间期的前提下，有效预防阵发性房颤的再发。③Ⅲ类抗心律失常药物：散在的报道发现Ⅲ类抗心律失常药物如索他洛尔、胺碘酮、尼非卡兰，可有效治疗 SQTS 的室速 /室颤风暴、延长心房及心室不应期、延长 QT 间期。

（3）其他治疗：目前有散在文献报道，对 SQTS 患者进行电生理检查并提出多分支共用多方式传导、多路径折返模型，对逆传支的慢传导区进行消融，对于治疗室速 /室颤有一定疗效，但有待进一步考证。

表 9-6　SQTS 治疗的专家共识

内容	推荐级别
1. 植入 ICD 诊断为 SQTS 的有症状患者： 　a）心脏猝死生还者；和 /或 　b）记录到自发持续性室速发生，无论有无晕厥	Ⅰ类
2. 植入 ICD 诊断为 SQTS 的无症状患者，伴有 SCD 家族史，可以考虑行 ICD 植入	Ⅱb 类
3. 奎尼丁 诊断为 SQTS 的无症状患者，伴有 SCD 家族史，可以考虑口服奎尼丁治疗	Ⅱb 类
4. 索他洛尔 诊断为 SQTS 的无症状患者，伴有 SCD 家族史，可以考虑口服奎尼丁治疗	Ⅱb 类

总　结

短 QT 综合征是一种 QT 间期缩短、可引起恶性心律失常，致晕厥或猝死的单基因遗传性心律失常，精确的诊断、危险分层及治疗选择十分必要，ICD 和奎尼丁的治疗仍是一线治疗，需要更大样本量的研究结果提供有益线索。

（张　萍）

参 考 文 献

[1] 刘刚，郭继鸿，张萍，等 . 短 QT 综合征一家系的临床研究 [J]. 中华心血管病杂志，2009，37（3）：248-252.

[2] GIUSTETTO C，SCHIMPF R，MAZZANTI A，et al. Long-term follow-up of patients with short QT syndrome[J]. J Am Coll Cardiol，2011，58（6）：587-595.

[3] ANTTONEN O，JUNTTILA M J，RISSANEN H，et al. Prevalence and prognostic significance of short QT interval in a middle-aged Finnish population[J]. Circulation，2007，116（7）：714-720.

[4] TSE G，CHAN Y W F，KEUNG W，et al. Electrophysiological mechanisms of long and short QT syndromes[J]. Int J Cardiol Heart Vasc，2017，14：8-13.

[5] ANTZELEVITCH C，POLLEVICK G D，CORDEIRO J M，et al. Loss-of-Function Mutations in the Cardiac Calcium Channel Underlie a New Clinical Entity Characterized by ST-Segment Elevation，Short QT Intervals，and Sudden Cardiac Death[J]. Circulation，2007，115（4）：442-449.

[6] TEMPLIN C，GHADRI J R，ROUGIER J，et al. Identification of a novel loss-of-function calcium channel gene mutation in short QT syndrome（SQTS6）[J]. Eur Heart J，2011，32（9）：1077.

[7] GOLLOB M H，REDPATH C J，ROBERTS J D. The short QT syndrome：proposed diagnostic criteria[J]. Journal of the American College of Cardiology，2011，57（7）：802-812.

[8] PRIORI S G，WILDE A A，HORIE M，et al. HRS/EHRA/APHRS expert consensus statement on the diagnosis and management of patients with inherited primary arrhythmia syndromes[J]. Journal of Arrhythmia，2014，30（1）：1-28.

[9] ANTTONEN O，JUNTTILA M J，MAURY P，et al. Differences in twelve-lead electrocardiogram between symptomatic and asymptomatic subjects with short QT interval[J]. Heart Rhythm the Official Journal of the Heart Rhythm Society，2009，6（2）：267-271.

[10] GAITA F，GIUSTETTO C，BIANCHI F，et al. Short QT syndrome：pharmacological treatment[J]. J Am Coll Cardiol，2004，43（8）：1494.

[11] SCHIMPF R，VELTMANN C，GAITA F，et al. In vivo effects of mutant HERG K^+ channel inhibition by disopyramide in patients with a short QT-1 syndrome：a pilot study[J]. Journal of Cardiovascular Electrophysiology，2007，18（11）：1157.

第三节　Brugada 综合征

1992 年西班牙著名学者 Brugada 兄弟首次报道了 8 位具有室颤史且心电图表现为右束支传导阻滞和右胸导联（$V_1 \sim V_3$）ST 段抬高的患者，并将这些病症统称为一种综合征，这一综合征与急性心肌缺血、电解质紊乱和其他器质性心脏病等无关。1998 年将此病症命名为

Brugada 综合征（Brugada syndrome，BrS），其主要特征为心脏结构及功能正常，右胸导联 ST 段抬高，伴或不伴右束支传导阻滞及因室颤所致的心脏性猝死[1]。

BrS 患者大多数为男性，平均发病年龄为 40±15 岁，年龄最小的仅出生后两天，最大的达 84 岁。BrS 约占所有心脏猝死者的 4%～12%，占无器质性心脏病猝死者的 20%～60%，是 40 岁以下人群中仅次于交通意外的第二大死亡原因[2]。

BrS 在人群中的发病率为 1/10 000～5/10 000，且亚洲人群发病率明显高于西方国家，尤以东南亚国家发病率最高，多为突然发生、夜间突然死亡或原因不明的死亡，故有东南亚夜间猝死综合征之称（或当地神话色彩的名称 Lai-tai、Bangungut、Pokkuri 猝死综合征）。2013 年一项调查显示，BrS 发病率在日本为 0.15%～0.27%，菲律宾为 0.18%，而欧洲为 0～0.017%，北美为 0.005%～0.1%[3]。日本 1 型 BrS 的发病率为 12/10 000，2 型和 3 型的发病率约为 58/10 000。1～77 岁人群均可罹患此综合征，平均患病年龄（41±15）岁，以 40 岁左右患者多见，儿童少见。

Brugada 综合征表现为特征性右胸导联 ST 段呈下斜型或马鞍型抬高、伴有或不伴有右束支阻滞，心脏结构正常。目前临床沿用的 BrS 诊断标准为 2005 年欧洲心脏学会（ESC）专家共识[2]，诊断要点为：① >1 个右胸导联（V$_1$～V$_3$）出现 I 型 Brugada（ST 段下斜型抬高，J 波振幅或 ST 段抬高 >2mm 或 0.2mV，伴随 T 波倒置，其间几乎无等电位线）表现，排除其他引起 ECG 异常的情况，无论是否应用钠通道阻滞剂，若合并以下条件之一：记录到心室颤动、自行终止的多形性室性心动过速、心脏性猝死的家族史（<45 岁）、家系成员中有"下斜型"ECG 改变、电生理检查可诱发室速/室颤、晕厥或夜间濒死状呼吸，可诊断为 BrS。若仅有以上心电图特征，称为"特发性 Brugada 样心电图改变（idiopathic Brugada ECG pattern）"。②基础情况下 >1 个右胸导联（V$_1$～V$_3$）出现 II 型（ST 段马鞍型抬高，起始部分抬高 >2mm，下凹部分抬高 ≥1mm，T 波正向或双向）或 III 型（马鞍型和/或下斜型 ST 段抬高 <1mm）Brugada ST 段抬高，应用钠通道阻滞剂后转变为 I 型，并存在一个或更多的上述临床表现时，也可诊断为 BrS。

一、分子遗传机制

目前主要有两个假说用来解释 BrS：①复极异常假说：基因突变导致离子通道蛋白的数量和功能改变，使内向电流（I$_{Na}$、I$_{Ca}$）减少，或外向电流（I$_{to}$/I$_{K-ATP}$）增加，导致动作电位早期的电流平衡被打破，净电流外移。这一假说目前被动物实验及人体试验所支持。②去极异常假说：I$_{Na}$ 减弱，使心肌的激动传导缓慢，引起心电图改变和心律失常发生。此理论可在心电图（伴发 PR 间期延长，完全性右束支阻滞）、临床电生理检查（HV 间期延长）、心内膜外膜标测等被证实。

BrS 呈常染色体显性遗传，过去几十年累计的病例表明 BrS 具有异质性的遗传基础，家族性发病<40%，2/3 的患者呈散在发病。迄今为止已发现 24 个 BrS 的致病基因（表 9-7）。

表 9-7 Brugada 综合征的分型和致病基因

分型	位点	基因/蛋白	离子通道	先证者发生率
BrS1	3p21	*SCN5A*/Nav1.5	↓ I$_{Na}$	20%～25%（高加索） 10%～15%（亚洲）
BrS2	3p24	*GDP1L*/G3PD1L	↓ I$_{Na}$	罕见
BrS3	12p13.3	*CACNA1C*/Cav1.2	↓ I$_{Ca}$	6%～7%

续表

分型	位点	基因/蛋白	离子通道	先证者发生率
BrS4	10p12.33	*CACNB2b*/Cavß2b	↓ I_{Ca}	4%～5%
BrS5	19q13.1	*SCN1B*/Navß1	↓ I_{Na}	1%～2%
BrS6	11q13-14	*KCNE3*/MiRP2	↑ I_{to}/I_{ks}	＜1%
BrS7	11q23.2	*SCN3B*/Navß3	↓ I_{Na}	罕见
BrS8	7q35	*KCNH2*/Kv11.1	↑ I_{Kr}	1%～2%
BrS9	12p12.1	*KCNJ8*/Kir6.1	↑ I_{K-ATP}	罕见
BrS10	7q21-23	*CACNA2D1*/Cavá2ð-1	↓ I_{Ca}	罕见
BrS11	17p13.1	*RANGRF*/MOC1	↓ I_{Na}	罕见
BrS12	Xq22.3	*KCNE5*/MiRP4，Kv4.3	↑ I_{to}	罕见
BrS13	1p13.2	*KCND3*/Kv4.3	↑ I_{to}	罕见
BrS14	15q24.1	*HCN4*/If	↑ I_k	罕见
BrS15	3p21.2-p14.3	*SLMAP*/SLMAP	↓ I_{Na}	罕见
BrS16	19q13.33	*TRPM4*/NSCCa	↓ I_{Na}	8%
BrS17	11q23	*SCN2B*/Navß2	↓ I_{Na}	罕见
BrS18	3p22.2	*SCN10A*/Nav1.8	↑ I_{Na}	2.5%～16%
BrS19	6q22	*HEY2*/Nav1.5	↑ I_{to}	罕见
BrS20	12p11.21	*PKP2*/plakophilin-2	↓ I_{Na}	2.5%
BrS21	12p12.1	*ABCC9*/SUR2A	↑ I_{K-ATP}	4%～5%
	3q28-q29	*FGF12*/成纤维细胞生长因子12	↓ I_{Na}	罕见
	7q21.11	*SEMA3A*/Semaphorin-3A	↑ I_{to}	罕见
	7q31.31	*KCND2*/钾离子通道亚家族D2	↑ I_{to}	罕见

由于基因筛查率低（＜30%），仍有65%～70%的突变基因未知，包括不同的L型钙通道亚单位尚需进一步研究。

二、精准诊疗

1. **基因诊断**　*SCN5A*基因是目前指南推荐的唯一候选基因。

适用人群推荐：①推荐家族成员及其他相关亲属行特定突变检测（Ⅰ类推荐）；②基于病史、家族史以及心电图表现（静息12导联心电图和/或药物激发实验），临床怀疑BrS的患者行*SCN5A*基因检测（Ⅱa类推荐）；③不推荐孤立的2型或3型Brugada心电图个体进行基因检测（Ⅲ类推荐）；④推荐BrS的家庭成员进行特定基因突变检测，并按照致病突变的遗传规律确定合适的受检亲属；⑤若家系中的先证者已被确认携带致BrS的突变基因，则强烈建议对一级亲属进行临床筛查及针对特异突变的基因检测。

2. **治疗进展**

（1）植入装置：药物对于预防心脏性猝死无效，目前治疗BrS唯一有效的手段便是ICD，但ICD也有缺点，尤其对年轻人来说由于电池耗竭必须反复植入。ICD植入后可能出现多种状况，如10年内遭受不恰当电击占37%，电极故障导致ICD功能失常占29%，从而导致电极故障需拔除或重新植入,带来了更多的并发症。近期临床上皮下 ICD 的应用避免了此类并发症。传统经静脉植入的 ICD 不仅可预防单形性室速,还可预防低振幅的室颤及多形性室速,而 BrS 患者最常见的心律失常为后两种。最近的一项多中心回顾性研究发现,在植入皮下 ICD 的 BrS 患者中,单形性室速的发生率为 4.2%,强烈提示经过心内膜或心外膜消融后恶性心律失常事件明显减少[4],并且证实了皮下 ICD 的疗效,使得并发症更少、生活质量显著改善,为目前及将来复杂心律失常疾病更为优选的治疗方向。

(2)导管射频消融:早期部分报道的导管消融尝试治疗 BrS 局限于恶性电风暴。早期的研究设计为标测触发室颤的室性早搏在右室流出道的心内膜行射频消融[5],由于 BrS 患者很少有频发的室早来找出消融靶点进行消融,并未证实都有效。第一项右室流出道心外膜消融的研究中,22% 病例可诱发室速、室颤,而 9 例患者中的 3 例在术后随访发现 Brugada 波消失[6]。近期一项研究纳入了 14 例 BrS 患者,均植入皮下 ICD,消融后标测基线情况及氟卡尼试验后的碎裂电位、延迟电位及低压区,短期结果显示,无论基线还是氟卡尼激发试验后 I 型 Brugada 波均消失,并未诱发室速、室颤,未有事件发生[7]。尽管上述研究提供了 BrS 电生理机制的新视点,但尚需大样本研究长期随访。对于去除 Brugada 波是否会减少心律失常事件,有待于长时间的随访观察。总而言之,BrS 患者往往与早期复极有关,因此选择性消融右室前壁(包括右室流出道)心外膜并未改善其预后。

(3)基础治疗:由于缺乏睾酮介导的 I_{to} 及与人类的右室流出道及心电图的不一致,将有房室传导阻滞、折返性室速的纯合的 *SCN5A-/-* 小鼠实验[9]结果复制到人类始终未成功。异丙肾上腺素在 ICD 放电后减少心律失常及电风暴方面通常是有效的,其药理学机制似乎与通过 L 型 Ca^{2+} 通道增加 Ca^{2+} 电流有关。丹酚酸 B 减慢 I_{Na} 的失活,因此增加动作电位早期的 I_{Na},从而抑制心律失常发生[8]。苯普地尔抑制 BrS 患者室速、室颤发作的几项研究,其机制主要为抑制 I_{to} 增加 I_{Na}(峰值和晚电流),通过上调钠通道、减慢心率的同时延长 QT 间期[9]。氢化奎尼丁作为 I a 类抗心律失常药,抑制心外膜 I_{to} 较心内膜更强,已证实了其长期疗效及安全性。西洛他唑作为磷酸二酯酶Ⅲ抑制剂,可使 ST 段恢复正常,最有可能增强 I_{Ca} 同时减少 I_{to},继而增加 cAMP 与心率。联合应用中草药抑制 I_{to} 与奎尼丁一样可能有效[10]。

通过人类诱导多能干细胞(hiPSCs)技术,细胞重建技术已建立了不同心律失常疾病模型,包括 LQT1、LQT2、LQT3、LQT8/ 提摩西综合征、儿茶酚胺敏感性室速、BrS[11, 12]。对于室速反复发作、ICD 频繁放电而不考虑侵入性手段治疗心律失常的病例,经过优化的细胞重建技术有望实现真正意义上的为患者"量身定制"治疗方案。

(蔡 英 浦介麟)

参 考 文 献

[1] BRUGADA J, BRUGADA R, BRUGADA P. Right bundle-branch block and ST-segment elevation in leads V1 through V3: A marker for sudden death in patients without demonstrable structural heart disease[J]. Circulation, 1998, 97(5): 457-460.

[2] ANTZELEVITCH C, BRUGADA P, BORGGREGE M, et al.Brugada syndrome: report of the Second Consensus Conference[J]. Circulation, 2005, 111(5): 659-670.

[3] ANTZELEVITCH C, YAN G X, ACKERMAN M J, et al. J-wave syndromes expert consensus conference report: Emerging concepts and gaps in knowledge[J]. Heart Rhythm, 2016, 13(10): e295 -e324.

[4] RODRÍGUEZ-MARO M, SACHER F, DE ASMUNDIS C, et al. Monomorphic ventricular tachycardia in patients with Brugada syndrome: A multicenter retrospective study[J]. Heart Rhythm, 2016, 13(3): 669-682.

[5] SHAH A J, HOCINI M, LAMAISON D, et al. Regional substrate ablation abolishes Brugada syndrome[J]. J CardiovascElectrophysiol, 2011, 22(11): 1290-1291.

[6] NADEMANEE K, VEERAKUL G, CHANDANAMATTHA P, et al. Prevention of ventricular fibrillation episodes in Brugada syndrome by catheter ablation over the anterior right ventricular outflow tract epicardium[J]. Circulation, 2011, 123(12): 1270-1279.

[7] BRUGADA J, PAPPONE C, BERRUEZO A, et al. Brugada syndrome phenotype elimination by epicardial substrate ablation[J]. Circ Arrhythm Electrophysiol, 2015, 8(6): 1373-1381.

[8] PAPADATOS G A, WALLERSTEIN P M, HEAD C E, et al. Slowed conduction and ventricular tachycardia after targeted disruption of the cardiac sodium channel gene Scn5a[J]. Proc Natl Acad Sci USA, 2002, 99(9): 6210-6215.

[9] MURAKAMI M, NAKAMURA K, KUSANO K F, et al. Efficacy of low-dose bepridil for prevention of ventricular fibrillation in patients with Brugada syndrome with and without *SCN5A* mutation[J]. J Cardiovasc Pharmacol, 2010, 56(4): 389-395.

[10] MINOURA Y, PANAMA B K, NESTERENKO V V, et al. Effect of WenxinKeli and quinidine to suppress arrhythmogenesis in an experimental model of Brugada syndrome[J]. Heart Rhythm, 2013, 10(7): 1054-1062.

[11] VEERMAN C C, MENGARELLI I, GUAN K, et al. hiPSC-derived cardiomyocytes from Brugada Syndrome patients without identified mutations do not exhibit clear cellular electrophysiological abnormalities[J]. Sci Rep, 2016, 6: 30967.

[12] OKATA S, YUASA S, SUZUKI T, et al.Embryonic type Na$^+$ channel β-subunit, *SCN3B* masks the disease phenotype of Brugada syndrome[J]. Sci Rep, 2016, 6: 34198.

第四节　儿茶酚胺敏感性多形性室性心动过速

儿茶酚胺敏感性多形性室性心动过速（catecholaminergic polymorphic ventricular tachycardia，CPVT）是一种多发于无器质性心脏病、QT 间期正常的儿童或青少年的高度恶性遗传性心律失常，以运动或情绪激动诱发双向性室性心动过速（biphasic ventricular tachycardia）或多形性室性心动过速（polymorphic ventricular tachycardia）为特征，晕厥（60%）或猝死（30%）常为首发症状出现，人群中的发病率为 1∶10 000[1]，属罕见病。

CPVT 的常见临床症状为晕厥和运动中或情绪激动后的猝死，发病年龄一般较低，多在 10～20 岁[2]。发病年龄越低，预后越差。由于对 CPVT 辨识度低，有部分患者存在延误诊断的情况，平均延误诊断时间在 2.6 年[3]。

CPVT 患者多无器质性心脏病，过去常认为患者静息状态下 12 导联心电图结果正常。现今研究发现 CPVT 患者的静息心电图也存在一定的特征。20% 的患者表现为轻度窦性心动过缓[4]，另有部分患者可表现为 U 波明显，16%～26% 的患者表现为室上性心律失常如房颤和病态窦房结综合征，还有一部分患者会表现为室性心律失常[3, 4]。

临床可以通过以下方面诊断：①年龄<40岁，心脏结构、静息心电图无异常，不能用其他原因解释的由运动或儿茶酚胺诱发的双向性室性心动过速或多形性室早或多形性室性心动过速；②致病基因突变患者或家族成员；③ CPVT 先证者家庭成员中，在排除心脏器质性疾病情况下，表现有运动诱发的室早或双向性室性心动过速或多形性室性心动过速；④年龄>40岁的患者，需在排除器质性心脏病、冠状动脉异常的情况下，静息心电图正常，并在运动或儿茶酚胺作用下表现出双向性或多形性室性心动过速可以诊断。

运动负荷实验[5]（图9-4）、动态心电图监测或植入式动态心电图对诊断有重要意义，对于不能诊断的患者可以用肾上腺素或异丙肾上腺素来模拟。

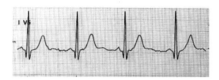

A 运动前心率70次/min

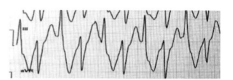

D 运动高峰期出现双向型室性心动过速

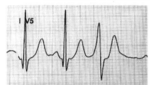

B 运动早期出现室性期前收缩单发

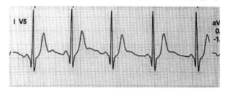

E 运动终止后2分钟恢复窦性心律

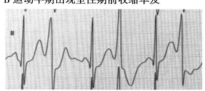

C 运动中期室性期前收缩频发且呈双向型

图 9-4　CPVT 患者在运动负荷性试验中的典型心律异常进展

图为一个因运动和紧张反复晕厥 5 年的 14 岁男孩的运动负荷试验心电图。A. 静息窦性心律下，有时会有明显 U 波，该心电图表现虽无特异性，但在 CPVT 患者中常见；B. 运动数分钟后，出现单个室性期前收缩（PVC）；C. 持续运动后心率增快，出现室性二联律和双向 PVC；D. 持续的双向室性心动过速，可能导致晕厥或恶化为室颤；E. 运动终止后逐渐恢复为窦性心律

基因检测可以辅助诊断。对于无症状先证者及其家族成员的 *RyR2* 和 *CASQ2* 基因突变检测，如检测为阳性，则也符合目前 CPVT 的诊断标准[6]。

本病需鉴别：

1. LQT1　部分患者 QT 间期可在正常范围，但此类患者运动量增加时，并没有类似 CPVT 的心律失常事件发生，运动试验常常不能诱发心动过速。

2. **致心律失常性右室心肌病（ARVC）**　由 *RyR2* 基因存在多种等位基因，其突变可引起不典型性右心室发育不良性心肌病（ARVDC2），因此这部分患者的右心室病变并不典型，所以应将其归类为 *RyR2* 相关的 ARVC 还是 CPVT 仍有争议。

3. **短联律间期的室速**　与儿茶酚胺释放无关。

4. Andersen–Tawil 综合征（ATS）　由 *KCNJ2* 突变引起的遗传性心律失常，可表现为类似于 CPVT 的双向性室性心动过速。但是此病有典型的心外表现（特殊面容和周期性瘫痪），猝死风险低且与儿茶酚胺释放不相关。

5. 缺血性心脏病　需除外左冠状动脉起源于肺动脉的疾病、川崎病等。

一、分子遗传机制

正常的心脏收缩需要将电活动转化为机械收缩，这一过程称作细胞兴奋 - 收缩偶联（excitation-contraction，EC），需要 Ca^{2+} 通道和交换体蛋白参与，有多种机制和信号通路控制这一心肌细胞变化过程。在动作电位平台期，通过 L 型 Ca^{2+} 通道进入细胞的 Ca^{2+}，通过 Ca^{2+} 诱导 Ca^{2+} 释放（Ca^{2+}-induced Ca^{2+}-release，CICR），而开放 RyR2 通道（存在于肌质网膜），触发肌质网（Ca^{2+} 主要储存场所）释放 Ca^{2+}，使大量的 Ca^{2+} 释放进入细胞质内。这些胞质内 Ca^{2+} 的结合并激动心肌钙蛋白 C（troponin C，TnC），引起后者蛋白构象变化并与肌球蛋白形成复合体，水解 ATP，通过肌丝滑动从而缩短肌节长度。

其中通过 RyR2 蛋白质复合体释放的 Ca^{2+} 数量决定了胞质内 Ca^{2+} 瞬间升高幅度，与心肌细胞收缩期强度相关。目前认为 *RyR2* 基因突变时，会使 RyR2 受体对儿茶酚胺敏感性异常增加，Ca^{2+} 内流急遽增加，使 Na^+ 通过非特异性的 Ca^{2+} 激活内流通道进入细胞内，同时净内向电流促使 Na^+- Ca^{2+} 交换体活动增加，产生延迟后除极（delayed afterdepolarizations，DADs）[6]，最终肌质网内 Ca^{2+} 负荷增加，引起后续的 Ca^{2+} 释放入胞质内增加，引起心室肌细胞产生异常收缩[7, 8]。

同时也有不同的 RyR2 结合蛋白通过结合 RyR2 蛋白亚基来调节 RyR2 通道活性，例如 FK506 结合蛋白 12.6（FKBP12.6），钙调蛋白（CaM），集钙蛋白（calsequestrin-2，CASQ2），接头蛋白（junction，JCTN），三合蛋白（triadin，TRDN），其中 CASQ2 通过 JCTN 和 TRDN 结合 RyR2[7]。

心肌细胞内肌浆网上钙离子释放通道复合体蛋白质大分子的编码基因突变导致 CPVT[9]。目前已经明确的可致 CPVT 的基因突变有五种（表 9-8）。

表 9-8　CPVT 相关基因突变

类型	MIM*	基因	编码蛋白	遗传位点	发病率	遗传倾向
CPVT1	604772	*RYR2*	ryanodine receptor 2	1q42.1-q43	$50\%\sim60\%$	AD
CPVT2	611938	*CASQ2*	calsequestrin 2	1p13.1	罕见	AR
CPVT3	614021	*TECRL*	trans-2, 3-enoyl-CoA reductase-like	7p22-p14	罕见	AR
CPVT4	614916	*CALM1*	calmodulin 1	14q31-q32	罕见	AD
CPVT5	603283	*TRDN*	triadin	6q22.31	罕见	AR

AD. 常染色体显性；AR. 常染色体隐性

RyR2 基因突变导致其编码的钙离子 ryanodine 受体蛋白 2 异常是最常见的 CPVT 基因突变类型，又称 CPVT 1 型，该类型约占全部 CPVT 病例的 60%[10]。*RyR2* 基因突变会增加肌质网内 Ca^{2+} 外流，在交感神经激动的情况下 Ca^{2+} 外流进一步增加。

CPVT2 是比较罕见的基因突变亚型（$3\%\sim5\%$），是引起 *CASQ2* 编码的集钙蛋白（CASQ2）基因异常所致，该蛋白是肌质网内数量最多的 Ca^{2+} 缓冲蛋白[11]。*CASQ2* 基因突变会导致 CASQ2 蛋白数量严重减少甚至缺失，这将导致 RyR2 蛋白通道在没有 Ca^{2+} 触发时即可自行开放，引起肌浆网内 Ca^{2+} 储量减少并可形成 DADs[12]。

CPVT3 是编码反式 -2，3- 烯酯酰 - 辅酶 A 还原酶样蛋白（trans-2，3-enoyl-CoA reductase-like protein，TECRL）的基因突变所致。TECRL 蛋白异常也与长 QT 综合征有关，目前认为该蛋白异常可改变肌质网内的 Ca^{2+} 储备并影响 Ca^{2+} 电流，引起动作电位时程延长，具体机制尚不清楚[13]。

CPVT4 是 *CALM1* 编码的钙调蛋白（CaM）基因异常所致，为常染色体显性遗传。CaM 是一种在真核生物细胞内普遍存在的 Ca^{2+} 敏感型信号通路蛋白。CaM 通过感受细胞内 Ca^{2+} 浓度来调节其他蛋白的活动，在心肌细胞兴奋 - 收缩偶联中起重要作用，可调节肌浆网钙离子释放及回收[14]。L 型 Ca^{2+} 通道和 RyR2 都是 CaM 的重要结合蛋白。*CALM1* 基因突变可使 CaM 的蛋白结合位点异常。

CPVT5 是 *TRDN* 基因编码的三合蛋白（TRDN）异常所致。上文已提及，TRDN 是肌浆网上的一种跨膜蛋白，与 RyR2、CASQ2、JCTN 一起构成大分子的蛋白质复合体[7]。*TRDN* 基因突变可使 TRDN 无法与肌质网或 T 型小管结合。

二、精准诊疗

CPVT 作为一种遗传性恶性心律失常疾病，因其辨识度很低，治疗措施单一，对于先证者家族成员的预防措施及疾病严重程度预计不足，是传统医学面临的几个主要挑战。建立长期正规的随访及遗传分析是相当必要的。

1. **急性发作期治疗**[14]　CPVT 患者室速或室颤治疗的最关键点在于识别出 CPVT。常用于心肺复苏的肾上腺素（静脉用）在此类患者中是禁用的。与一般室性心律失常所导致的电风暴不同，静脉用 β 受体阻滞剂被认定为首选治疗。血流动力学不稳定者可行直流电复律。

2. **缓解期的治疗**　根据 2013 年 HRS/EHRA/APHRS 的专家共识，其治疗应包括以下几个方面[15]：

（1）所有患者应限制竞技性或剧烈运动，避免生活在紧张环境中（Ⅰ类推荐）。

（2）所有有症状的患者都应接受 β 受体阻滞剂治疗（Ⅰ类推荐）；对无症状的致病基因携带者，β 受体阻滞剂治疗可能有效（Ⅱa 类推荐）。

（3）β 受体阻滞剂联合使用氟卡尼可能有效（Ⅱa 类推荐）。

（4）β 受体阻滞剂存在使用禁忌或不能耐受或治疗无效时，可考虑左侧交感神经切除术（LCSD）（Ⅱb 类推荐）。

（5）药物和 LCSD 治疗无效时，植入 ICD（Ⅰ类推荐）；不建议 ICD 用于无症状的 CPVT 患者（Ⅲ类推荐）。

3. **家族成员评估**　如果先证者和 / 或家庭成员中检测携带致病基因突变，则应对其有血缘关系的其他家族成员进行基因检测，并对确诊携带该致病基因突变的携带者无论有无症状都要进行干预。基因筛查阳性的家庭成员即便运动试验结果为阴性，也应该用 β 受体阻滞剂进行干预[15]。

精准医学立足于分子角度，随着未来研究手段的提高，可以发现更多的突变位点，为 CPVT 的精准分类提供理论基础。对于不同突变所导致的 CPVT，可以针对其突变后所造成的改变，精准地分析其作用机制，并对其病情严重程度进行预测，从而有的放矢地进行治疗。同时，分析不同突变位点的遗传方式，可以准确地分析先证者家族成员的患病率及疾病危害程度，并给予有效的预防措施，甚至可以通过辅助生殖手段，降低该疾病在此家系中的患病率。

精准医学在 CPVT 认知和治疗中同样面临很大挑战，有很多技术上及医学伦理上的问题还等待着我们解决。但精准医学也给我们对于疾病的认识打开了新的篇章，为我们未来的医学诊疗工作指引了方向。

（张天静　夏瑞冰　贾玉和）

参 考 文 献

[1] HAYASHI M, DENJOY I, EXTRAMIANA F, et al. Incidence and risk factors of arrhythmic events in catecholaminergic polymorphic ventricular tachycardia. Circulation[J]. 2009, 119(18): 2426-2434.

[2] ROSTON T M, VINOCUR J M, MAGINOT K R, et al. Catecholaminergic polymorphic ventricular tachycardia in children: analysis of therapeutic strategies and outcomes from an international multicenter registry. Circ Arrhythm Electrophysiol[J]. 2015, 8(3): 633-642.

[3] LEENHARDT A, LUCET V, DENJOY I, et al. Catecholaminergic polymorphic ventricular tachycardia in children. A 7-year follow-up of 21 patients[J]. Circulation, 1995, 91(5): 1512-1519.

[4] Postma A V, Denjoy I, Kamblock J, et al. Catecholaminergic polymorphic ventricular tachycardia: RYR2 mutations, bradycardia, and follow up of the patients[J]. J Med Genet, 2005, 42(11): 863-870.

[5] VACANTI G, MARAGNA R, PRIORI S G, et al. Genetic causes of sudden cardiac death in children: inherited arrhythmogenic diseases[J]. Curr Opin Pediatr, 2017, 29(5): 552-559.

[6] PRIORI S G, CORR P B. Mechanisms underlying early and delayed afterdepolarizations induced by catecholamines[J]. Am J Physiol, 1990, 258(6 Pt 2): H1796-805.

[7] LANDSTROM A P, DOBREV D, WEHRENS X H T. Calcium Signaling and Cardiac Arrhythmias[J]. Circ Res, 2017, 120(12): 1969-1993.

[8] MOHAMED U, NAPOLITANO C, PRIORI S G. Molecular and electrophysiological bases of catecholaminergic polymorphic ventricular tachycardia[J]. J Cardiovasc Electrophysiol, 2007, 18(7): 791-797.

[9] NYEGAARD M, OVERGAARD M T, SØNDERGAARD M T, et al. Mutations in calmodulin cause ventricular tachycardia and sudden cardiac death. Am J Hum Genet[J], 2012, 91(4): 703-712.

[10] PRIORI S G, NAPOLITANO C, MEMMI M, et al. Clinical and molecular characterization of patients with catecholaminergic polymorphic ventricular tachycardia[J]. Circulation, 2002, 106(1): 69-74.

[11] ELDAR M, PRAS E, LAHAT H. A missense mutation in a highly conserved region of CASQ2 is associated with autosomal recessive catecholamine-induced polymorphic ventricular tachycardia in Bedouin families from Israel[J]. Am J Hum Genet, 2001, 69(6): 1378-1384.

[12] VIATCHENKO-KARPINSKI S, TERENTYEV D, GYÖRKE I, et al. Abnormal calcium signaling and sudden cardiac death associated with mutation of calsequestrin[J]. Circ Res, 2004, 94(4): 471-477.

[13] DEVALLA H D, GÉLINAS R, ABURAWI E H, et al. TECRL, a new life-threatening inherited arrhythmia gene associated with overlapping clinical features of both LQTS and CPVT[J]. EMBO Mol Med, 2016, 8 (12): 1390-1408.

[14] PRIORI S G, WILDE A A, HORIE M, et al. HRS/EHRA/APHRS expert consensus statement on the diagnosis and management of patients with inherited primary arrhythmia syndromes: document endorsed by HRS, EHRA, and APHRS in May 2013 and by ACCF, AHA, PACES, and AEPC in June 2013[J]. Heart Rhythm, 2013, 10(12): 1932-1963.

[15] ACKERMAN M J, PRIORI S G, WILLEMS S, et al. HRS/EHRA expert consensus statement on the state of genetic testing for the channelopathies and cardiomyopathies: this document was developed as a partnership between the Heart Rhythm Society (HRS) and the European Heart Rhythm Association (EHRA) [J]. Europace, 2011, 13(8): 1077-1109.

第五节　遗传性心房颤动

心房颤动（atrial fibrillation, AF）是临床最常见的心律失常之一。国内大规模流行病学调查提示，我国房颤总患病率为 0.77%，据估计患者数超 1 000 万[1]。该疾病可严重降低患者的生活质量，并可引起心力衰竭、脑卒中及猝死等并发症，是全球心血管疾病领域面临的严峻挑战。

大多数房颤继发于器质性心脏病或存在明确的危险因素。然而约有 2%～16% 的房颤患者无明确基础疾病，发病年龄相对较年轻，曾被称为孤立性房颤或特发性房颤。近年来对于房颤发病机制的研究取得了长足进展，随着疾病谱的日益扩充与相应检测诊断技术的不断成熟，孤立性房颤不再无病因可循[2,3]。其中由于基因突变导致的家族性房颤（familial atrial fibrillation）是房颤的重要病因之一，它是一种特殊类型的房颤，该疾病的遗传模式符合孟德尔遗传定律，具有明显的家族聚集性。对该疾病的研究使我们可以从基因水平了解房颤的发病基础，为房颤的精确诊疗提供了新的视角。

房颤的发病具有明显的遗传倾向性。Framingham 研究对 2 243 名最初纳入该研究的受试者的子女进行长达 19 年的跟踪调查后发现，共有 70 名患者在随访期间发生房颤。当父母亲中至少有一位患房颤时，后代个体发生房颤的风险上升 85%。在对发病年龄及并发症行进一步校正后，与父母亲无房颤病史的个体相比，合并房颤家族史的受试者发生房颤的风险增加 2.17 倍[4]。来自冰岛的房颤注册研究同样证实，存在房颤家族史的个体发生房颤的风险显著增加，且一级亲属的发病年龄越小，其后代发生房颤的风险越高[5]。目前观点普遍认为，临床中常见的散发性房颤是在结构性心脏病变的基础上由遗传因素和环境因素共同作用所致，是多基因、多因素型房颤。而家族性房颤则由遗传因素占主导地位，其发病由单基因突变所致，但至今尚无家族性房颤患病率的确切数据。Darbar 等[6]对 2,610 名心律失常患者进行筛查后发现房颤患者 914 例（35%），其中家族性房颤患者 50 例（占所有房颤患者的 5%，占孤立性房颤患者的 15%）。

一、分子遗传机制

1943 年 Wolff[7]首次报道了单基因遗传的房颤病例。1977 年 Brugada 等[8]对 3 个常染色体显性遗传的西班牙房颤家系进行连锁分析后，将家族性房颤的致病基因定位在 10 号染色体的 10q22-q24 片段，该研究首次从遗传学角度揭示了家族性房颤的病因，标志着家族性房颤病因学研究的开始。Elinor 等[9]对另一家族性房颤家系分析后将相关基因定位于 6 号染色体的 6q14-q16 片段。随后我国也陆续报道了家族性房颤的相关病例，并指出家族性房颤亦可呈 X 连锁显性遗传。由此可知，家族性房颤虽为单基因疾病，但位于多个位点的多种基因突变均可介导该疾病的发生，因此家族性房颤是一种具有高度遗传异质性的疾病。目前已明确的房颤致病基因详见表 9-9。

表 9-9 家族性房颤的致病基因及可能作用机制

致病基因	染色体位点	编码蛋白	作用机制
KCNQ1	11p15.5	I_{Ks} 通道的 α 亚基	功能获得型突变，I_{Ks} 电流增强
KCNE2	21q22	I_{Ks} 通道的 β 亚基	功能获得型突变，I_{Ks} 电流增强
KCNE5	Xp22.3	I_{Ks} 通道的 β 亚基	功能获得型突变，I_{Ks} 电流增强
KCNJ2	17q23	Kir 2.1 通道	功能获得型突变，I_{K1} 电流增强
KCNH2	7q35-36	I_{Kr} 通道	功能获得型突变，I_{Kr} 电流增强
KCNA5	12p13	K_v1.5 通道	功能缺失型突变，I_{Kur} 电流减弱
SCN5A	3p21	钠离子通道 α 亚基	功能获得型 / 缺失型突变，I_{Na} 电流增强 / 减弱
SCN1B	19q13.1	钠离子通道 β 亚基	功能缺失型突变，I_{Na} 电流减弱
SCN2B	11q23	钠离子通道 β 亚基	功能缺失型突变，I_{Na} 电流减弱
ABCC9	12p12.1	K_{ATP} 通道的磺酰脲类受体	通道蛋白对核苷酸的通透性改变，对 ADP 诱导的作用效应减弱
NUP155	5p13	核孔蛋白	降低核膜渗透性
GJA5	1q21.1	Cx40	心房电机械耦联失衡
NPPA	1p36-35	ANP	血浆 ANP 水平升高，促进细胞凋亡及纤维化
GATA5	20q13.3	GATA 结合蛋白	诱导心脏发育异常

I_{Ks}：内向整流钾离子电流；Kir 2.1：内向整流钾离子通道 2.1；I_{K1}：内向整流钾离子电流；I_{Kr}：快速激活延迟整流钾电流；I_{Kur}：超速激活延迟整流钾电流；I_{Na}：钠离子电流；K_{ATP}：ATP 敏感性钾通道；ADP：二磷酸腺苷；Cx40：缝隙连接蛋白40；ANP：心房利钠肽

1. **钾离子通道基因突变** 2003 年陈义汉教授等[10]通过人类全基因组微卫星分子标记技术对我国的一个家族性房颤家系进行了分析，确定其房颤为 11p15.5 位点 *KCNQ1* 基因的 S140G 突变所致。该基因编码的缓慢激活延迟整流钾电流（I_{Ks}）通道的 α 亚基可与 β 亚基 KCNE1 相互作用产生 I_{Ks}，后者为构成动作电位复极化期的重要电流之一。测序发现，该家系中 *KCNQ1* 基因的 S140G 区域第 418 位腺嘌呤突变为鸟嘌呤，从而使 I_{Ks} 通道蛋白的第 140 位丝氨酸变为甘氨酸。进一步体外功能分析显示，该突变基因在和 *KCNE1/KCNE2* 基因联合表达时可引起超级化期内向钾电流增强。

Yang 等[11]对我国 28 个家族性房颤家系中的钾离子通道相关蛋白进行基因测序后发现，位于 21q22 的 *KCNE2* 基因的 R27C 突变亦与房颤发病相关，该基因突变可使 *KCNQ1/KCNE2* 通道功能增强，进而增加 I_{Ks} 的电流强度。该研究组在另一家族性房颤家系中发现了编码内向整流钾离子通道 2.1（Kir 2.1）*KCNJ2* 基因的 V391 突变。突变可引起内向整流钾离子电流（I_{K1}）通道的电导增强，使 I_{K1} 电流密度增加，但不影响该通道的动力学特性和整流特性[12]。另有研究者发现，编码快速激活延迟整流钾电流（I_{Kr}）通道的 *KCNH2* 基因的 N588K 突变可同时引起房颤和短 QT 综合征[13]。上述突变均通过加快心房动作电位复极速度，导致心房肌细胞动作电位和有效不应期的缩短，从而有利于形成房内折返而促进房颤的发生和维持。

与此同时，钾离子通道相关突变基因也可通过其他途径诱发房颤。表达 Kv1.5 钾离子通道的 *KCNA5* 基因的 E375X 突变编码了一个提前终止的密码子，使该通道蛋白丢失部分功能区，导致超速激活延迟整流钾电流（I_{kur}）通道功能丧失，延长动作电位时程，增加心房对触发活动的敏感性从而诱发房颤[14]。相关研究者对 1 例无明显传统房颤危险因素的 53 岁阵发性房颤患者进行基因测序后发现，该患者存在 *ABCC9* 基因的 T1547I 错义突变，提示该突变并非人群的良性多态性。该基因编码 ATP 敏感性钾通道（KATP）的磺酰脲类受体，调节通道功能及对药物、ATP 等的敏感性。体外实验证明，这一突变可导致 KATP 通道对核苷酸的通透性发生改变，对 ADP 诱导的作用效应减弱，从而增加心房的易损性[15]。

2. **钠离子通道基因突变**　对日本一家族性房颤家系进行基因检测后发现，编码钠离子通道 α 亚单位的 *SCN5A* 基因错义突变体 M1875T 是家族性房颤的潜在致病基因。功能研究显示，在 HEK293 细胞上克隆该突变基因，可增加钠离子峰电流密度，延长快慢激活时间常数等，使钠离子通道功能增强，导致心房兴奋性增加[16]。此外，与 *SCN5A* 基因相关的 RH1632、M858L 及 N1986K 突变均可改变钠离子通道活性。然而，目前钠离子通道相关变异在家族性房颤发病中的作用仍有争议。当钠离子内流增加导致触发活动及转子稳定性增加时，折返活动相应减少；钠离子通道活性下降时，虽可缩短动作电位时程及折返波长，但转子活动相应减弱，其确切机制有待后续研究深入探讨。

3. **非离子通道基因突变**　非离子通道遗传变异也可作为家族性房颤的候选致病基因。缝隙连接是保证心房舒缩活动同步化的基础，研究提示在孤立性房颤患者中存在着编码缝隙连接蛋白 40（connexin40，Cx40）的相关变异，当 Q49X 变异与 Cx40 及 Cx43 相关基因共表达时，由于细胞内转运功能障碍，细胞间缝隙连接形成减少，心房丧失正常的电机械耦联，从而增加心房内折返可能[17, 18]。近期研究显示，血浆心房利钠肽（atrial natriuretic peptide，ANP）水平与房颤发病相关，相关研究者在另一家族性房颤家系成员中发现了编码 ANP 的 *NPPA* 基因相关变异，携带该异常基因的房颤患者血浆 ANP 水平明显升高。离体小鼠心脏灌注实验显示，用含突变 ANP 的缓冲液灌流小鼠心房，可缩短相应心房肌细胞的单向动作电位时程及有效不应期[19]。Gu 等[20]报道了家族性房颤中编码 GATA 结合蛋白基因的 Y138F 和 C210G 突变，GATA5 是胚胎发育过程中调控 ANP、脑钠肽、肌钙蛋白及肌球蛋白等基因表达的重要因素之一，参与胚胎期心脏的发育形成。据猜测，GATA5 相应基因变异后可导致肺静脉肌袖处心肌细胞结构及功能异常，使局部细胞自律性增加从而诱发房颤。2014 年 Weeke 等[21]完成了多名患者的全外显子组测序，发现了多种罕见的家族性房颤相关的基因突变，为该疾病的精确诊疗进一步提供了理论基础。

二、精准诊疗

1. **家族性房颤的预后**　来自丹麦的房颤队列研究显示，家族性房颤患者的平均确诊年龄约为 50 岁，非家族性房颤患者约为 77 岁[22]。因此，部分研究者认为由于家族性房颤患者的发病年龄较小、病史时间持续较长，可能会增加此类患者发生不良事件的风险。然而，近期研究证实，家族性房颤与非家族性房颤人群在全因死亡及血栓栓塞事件率方面无统计学差异，疾病病程进展本身并不会增加家族性房颤患者卒中等并发症的风险，此类患者发生不良事件与否取决于年龄、基础疾病及随访期间新发疾病等多种因素[22]。

目前指南推荐使用 CHA2DS2-VASc 评分预测房颤患者未来的卒中风险，该评分也可适用于家族性房颤患者[23]。近期，遗传学家陆续识别了多种与卒中风险增加相关的单基因多态性。据此，Tada 等[24]构建了一项包含 12 种单基因多态性的遗传风险评分，以预测未来发生房颤及缺血性脑卒中的风险，该模型较 CHADS2 评分具有更高的预测能力。由于家族性房颤的特殊遗传背景，充分掌握此类患者的遗传学特征在患者预后的评估及治疗方案的选择方面具有重要意义。

2. 基因诊断指导下的治疗　如前所述，编码 Kv1.5 的 *KCNA5* 基因的 E375X 无义突变可使 I_{kur} 通道功能丧失，动作电位时程延长，是家族性房颤的致病基因之一。氨基糖苷类药物可与核糖体 RNA 结合，干扰密码子与反密码子的准确结合，或可通过抑制提前出现的终止密码子，使翻译过程继续进行，最终产生结构完整的 Kv1.5 通道蛋白。体外实验证明，使用庆大霉素（1mg/ml）治疗后，具有完整结构的 Kv1.5 通道蛋白表达水平明显改善，钾离子电流密度明显升高，Kv1.5 通道功能得到部分纠正。该研究初步证实了靶向药物在家族性房颤治疗中的可能性，标志着房颤的基因治疗已初现曙光[14]。

既往观点认为，孤立性房颤是导管消融的良好适应证。相关研究者对上述合并 KATP 通道变异的阵发性房颤患者进一步分析后指出，该患者无心肺基础疾病及房颤家族史，多在活动后发作，使用氟卡尼及普罗帕酮后难以转复窦性心律，且对 β 受体阻滞剂不耐受，而目前 KATP 通道开放剂尚不能用于治疗心律失常。心电生理检查中静滴异丙肾上腺素可诱发房颤，提示该患者为儿茶酚胺敏感型房颤，激动标测显示房颤起源于 Marshall 静脉，术中隔离右上肺静脉前庭后，异位搏动诱发的房颤仍持续，局部消融 Marshall 静脉后房颤终止，实现手术终点。术后随访 2.5 年，患者无再发心动过速。综合分析，该患者由于 *ABCC9* 基因的 T1547I 错义突变，削弱了 KATP 通道在维持心电稳定性中的作用，增加了心房对肾上腺素等因素的敏感性，并使抗心律失常药物治疗无效。研究者推测，针对房颤起源的触发灶进行消融，可能是治疗此例房颤的有效途径。结果证实，尽管未对 KATP 突变通道进行干预，射频消融仍成功终止了房颤发作，可能原因在于消融治疗消除了房颤的启动因素，阻止了突变基因与心房之间的心电联系[15]。此为首例已知基因异常情况下成功进行的射频消融治疗。目前虽无可靠数据支持导管消融在家族性房颤的安全性与有效性，但在已知基因变异情况下，可进一步掌握该患者房颤的触发与维持因素，为个体化消融策略的选择提供参考。

家族性房颤的基因组学研究硕果累累，这为深入阐明房颤的分子机制提供了新的理论基础。从基因入手实现对房颤的早期诊断、预防及治疗，是精准医疗时代的研究热点。目前我们面临的挑战主要是如何将基因组学的研究成果加以转化，为指导房颤个体化治疗提供理论基础。令人兴奋的是，房颤的基因治疗以及遗传背景下的消融治疗等已取得初步进展，也许不久的将来会实现房颤治疗策略的革命性转变。

（李梦梦　刘　念　马长生）

参 考 文 献

[1]　周自强，胡大一，陈捷，等 . 中国心房颤动现状的流行病学研究 [J]. 中华内科杂志 2004，43（7）：491-494.

[2]　BRUGADA R. Is atrial fibrillation a genetic disease?[J]. J Cardiovasc Electrophysiol，2005，16（5）：553-556.

[3]　WYSE D G，VAN GELDER I C，ELLINOR P T，et al. Lone atrial fibrillation: does it exist?[J]. J Am Coll

Cardiol，2014，63（17）：1715-1723.

[4] FOX C S，PARISE H，D'AGOSTINO R B SR.，et al. Parental atrial fibrillation as a risk factor for atrial fibrillation in offspring[J]. JAMA，2004，291（23）：2851-2855.

[5] ARNAR D O，THORVALDSSON S，MANOLIO T A，et al. Familial aggregation of atrial fibrillation in Iceland[J]. Eur Heart J 2006，27（6）：708-712.

[6] DARBAR D，HERRON K J，BALLEW J D，et al. Familial atrial fibrillation is a genetically heterogeneous disorder[J]. J Am Coll Cardiol，2003，41（12）：2185-2192.

[7] WOLFF L. Familial Auricular Fibrillation[J]. J Nerv Ment Dis，1944，100：633.

[8] BRUGADA R，TAPSCOTT T，CZERNUSZEWICZ G Z，et al. Identification of a genetic locus for familial atrial fibrillation[J]. N Engl J Med，1997，336（13）：905-911.

[9] ELLINOR P T，SHIN J T，MOORE R K，et al. Locus for atrial fibrillation maps to chromosome 6q14-16[J]. Circulation，2003，107（23）：2880-2883.

[10] CHEN Y H，XU S J，BENDAHHOU S，et al. KCNQ1 gain-of-function mutation in familial atrial fibrillation[J]. Science，2003，299（5604）：251-254.

[11] YANG Y，XIA M，JIN Q，et al. Identification of a KCNE2 gain-of-function mutation in patients with familial atrial fibrillation[J]. Am J Hum Genet，2004，75（5）：899-905.

[12] XIA M，JIN Q，BENDAHHOU S，et al. A Kir2.1 gain-of-function mutation underlies familial atrial fibrillation[J]. Biochem Biophys Res Commun，2005，332（4）：1012-1019.

[13] HONG K，BJERREGAARD P，GUSSAK I，et al. Short QT syndrome and atrial fibrillation caused by mutation in KCNH2[J]. J Cardiovasc Electrophysiol，2005，16（4）：394-396.

[14] OLSON T M，ALEKSEEV A E，LIU X K，et al. Kv1.5 channelopathy due to KCNA5 loss-of-function mutation causes human atrial fibrillation[J]. Hum Mol Genet，2006，15（14）：2185-2191.

[15] OLSON T M，ALEKSEEV A E，MOREAU C，et al. KATP channel mutation confers risk for vein of Marshall adrenergic atrial fibrillation[J]. Nat Clin Pract Cardiovasc Med，2007，4（2）：110-116.

[16] MAKIYAMA T，AKAO M，SHIZUTA S，et al. A novel SCN5A gain-of-function mutation M1875T associated with familial atrial fibrillation[J]. J Am Coll Cardiol，2008，52（16）：1326-1334.

[17] GOLLOB M H，JONES D L，KRAHN A D，et al. Somatic mutations in the connexin 40 gene（GJA5）in atrial fibrillation[J]. N Engl J Med，2006，354（25）：2677-2688.

[18] SINNER M F，TUCKER N R，LUNETTA K L，et al. Integrating genetic，transcriptional，and functional analyses to identify 5 novel genes for atrial fibrillation[J]. Circulation，2014，130（15）：1225-1235.

[19] HODGSON-ZINGMAN D M，KARST M L，ZINGMAN L V，et al. Atrial natriuretic peptide frameshift mutation in familial atrial fibrillation[J]. N Engl J Med，2008，359（2）：158-165.

[20] GU J Y，XU J H，YU H，et al. Novel GATA5 loss-of-function mutations underlie familial atrial fibrillation[J]. Clinics（Sao Paulo），2012，67（12）：1393-1399.

[21] WEEKE P，MUHAMMAD R，DELANEY J T，et al. Whole-exome sequencing in familial atrial fibrillation[J]. Eur Heart J，2014，35（36）：2477-2483.

[22] GUNDLUND A，OLESEN J B，STAERK L，et al. Outcomes Associated With Familial Versus Nonfamilial Atrial Fibrillation：A Matched Nationwide Cohort Study[J]. J Am Heart Assoc，2016，5（11）：e003836.

[23] KIRCHHOF P，BENUSSI S，KOTECHA D，et al. 2016 ESC Guidelines for the management of atrial

fibrillation developed in collaboration with EACTS[J]. Eur Heart J，2016，37：2893-2962.

[24] TADA H，SHIFFMAN D，SMITH J G，et al. Twelve-single nucleotide polymorphism genetic risk score identifies individuals at increased risk for future atrial fibrillation and stroke[J]. Stroke，2014，45（10）：2856-2862.

第六节　遗传性病态窦房结综合征

遗传性病态窦房结综合征（inherited sick sinus syndrome，ISSS），又名家族性病态窦房结综合征（familial sick sinus syndrome，FSSS），是病态窦房结综合征（sick sinus syndrome，SSS）中的一个类型，发病特点包括遗传背景、家族聚集性、发病年龄早。特征为病理性窦性心动过缓、窦性停搏、变时功能不全，易导致房性心动过速，尤其是房颤。有报道从窦性心动过缓发展到传导阻滞甚至心脏骤停而猝死；多数患者预后较好，能接近正常寿命。

大规模流行病学调查显示，病态窦房结综合征发病率为 0.8/1 000 人年[1]，其发病率随着年龄而增长，男女发病率无差别。家族性病态窦房结综合征是病态窦房结综合征中的一个少见类型，Rokseth 统计为 2%～6%，亦有资料统计占 0.6%。患者发病年龄较小，SCN5A 突变携带者在幼年起病[2]，HCN4 突变携带者在成年后起病，平均起病年龄均小于散发的病态综合征患者[3]。SCN5A 突变携带者中，男性发病更多，HCN4 突变携带者无性别差异。

SSS 一般起病隐匿，少数可突然发病，因进展缓慢而易被忽视，心电图表现可早于临床症状之前数年，主要表现为心、肾供血不足。临床上最常见症状是晕厥。临床诊断只能诊断病态窦房结综合征，需要结合遗传诊断才能诊断遗传性病态窦房结综合征。

临床可以根据心电图和现病史结合进行诊断，但动态心电图检测到的信息量比心电图更多，因此对病态窦房结综合征的诊断作用更大，尤其对间歇性病态窦房结综合征有诊断价值。以下 4 条标准符合 2 条即可诊断：①对窦性心动过缓的诊断指标为总心率 <80 000 次/24h，24h 平均心率 <60 次/min，醒时最高心率 <90 次/min，睡眠最高心率 <61 次/min，最低心率 <42 次/min；②反复出现 >2.0～2.5 秒长间歇；③反复出现窦房阻滞；④反复出现心动过缓与室上性快速性心律失常。

可根据患者的具体情况选用活动平板、踏车活动负荷试验等心脏负荷运动实验。阿托品、异丙肾上腺素等药物激发试验、电生理检查有助于诊断。病态窦房结综合征患者的猝死发生率极其低，研究发现无论是否接受起搏器治疗均不影响其生存率。遗传性病态窦房结综合征常合并其他遗传性心律失常，如 SCN5A 基因突变患者通常合并 Brugada 综合征、长 QT 综合征 3 型、家族性房室传导阻滞和家族性扩张型心肌病等[4]，HCN4 基因突变患者通常合并心房颤动和左室致密化不全，因此预后较差[3]。

一、分子遗传机制

窦房结功能障碍通常是心脏结构改变引起的，不伴心脏结构改变的病态窦房结综合征患者，可能是编码离子通道的基因突变导致功能改变所致。研究发现，除了相关基因突变所致病态窦房结综合征，基因多态性与其发病也有相关性。一项 GWAS 研究发现，HCN4 和 NKX 2-5 基因多态性与健康人群心率快慢具有相关性[5]。

遗传性窦房结功能障碍常常作为家族性 SCN5A 基因突变携带者的临床表现之一。此突变可能会引起 Na$^+$ 通道功能障碍，从而导致电压门控通道的改变或 I$_{Na}$ 通道密度下降[6]。尽管窦房结中心没有 I$_{Na}$ 电流，但是 I$_{Na}$ 电流改变可改变窦房结外周与心房肌偶联，增加窦房结超级化并抑制其冲动发放来间接影响其功能[7]。*ANK2* 基因突变主要是干扰细胞膜和 Ca^{2+} 功能致病，它可以减少 Na$^+$/Ca^{2+} 交换蛋白、Na$^+$/K$^+$ATP 酶、IP3 和 Ca$_v$1.3 的表达[8]。*HCN4* 是人类窦房结 HCN 的主要亚型。*HCN4* 突变导致对 cAMP 反应的受体缺乏（无法受交感神经调节）[9]或电压门控通道改变（I$_f$ 电流下降）[10]。但 *HCN4* 突变所引起的临床表现没有人们预料当中那么严重，主要表现为无症状性的心动过缓。*CASQ2* 等编码 Ca^{2+} 通道和 Ca^{2+} 调节蛋白的基因发生突变也与窦房结功能障碍具有相关性[11]，但不同于 *HCN4* 基因突变，其特异性较差，还可引起其他心律失常如儿茶酚胺敏感性多形性室性心动过速。在敲除 *CASQ2* 基因的小鼠中窦房结 Ca^{2+} 循环和释放发生改变从而导致其功能下降[12]。

二、精准诊疗

1. 精准诊断和分层　遗传性病态窦房结综合征需要在临床诊断的基础上进行遗传诊断。对于有家族史患者应进行相关基因检测，检测呈阳性且有家族史的 SSS 患者即可诊断为遗传性病态窦房结综合征。致病基因主要为 *SCN5A* 钠通道基因和 *HCN4* 环核苷酸门控通道基因。近年来陆续报道 *ANK2* 锚蛋白基因、*MYH6* α 肌球蛋白重链基因、*CASQ2* 肌浆网钙结合蛋白基因可能与致病相关。由于遗传性病态窦房结综合征常合并其他遗传性心律失常，如 *SCN5A* 基因突变患者通常合并 Brugada 综合征、长 QT 综合征 3 型、家族性房室传导阻滞和家族性扩张型心肌病等，*HCN4* 基因突变患者通常合并心房颤动和左室致密化不全，因此预后较差[13]。

目前没有基于基因型的危险分层，但研究发现，*HCN4* 突变引起的 SSS 合并心房颤动（43.8%）和左室致密化不全（50%）[3]的患者，部分以心脏骤停作为首发症状，而在 *SCN5A* 突变患者中未发现。因此携带 *HCN4* 突变的患者猝死风险更高。*SCN5A* 突变患者更易合并心房扑动（12.5%）、房室传导阻滞（43.8%）和室内传导阻滞（37.5%）[2]。携带 *MYH6* 突变基因患者发生晕厥的风险更高[14]；携带 *ANK2* 突变基因患者风险也较高，易发生心脏性猝死[15]；携带 *CASQ2* 突变基因患者易发生室性心律失常[15]。

2. 精准治疗

（1）药物治疗：对症治疗为主，心率缓慢伴症状明显时，可使用烟酰胺、氨茶碱等，病情紧急用阿托品 1～2mg 加入 10% 葡萄糖 250ml 静脉滴注，或用异丙肾上腺素 0.5～1mg 加入 10% 葡萄糖 250ml 缓慢静脉滴注，同时停用对窦房结、房室结有影响的药物。

（2）器械治疗：2012 年 ACCF/AHA/HRS 器械治疗指南[16]指出：病态窦房结综合征患者出现症状性心动过缓、症状性变时功能不全和服用药物治疗所致症状性心动过缓，推荐植入永久起搏器（Ⅰ类推荐）；心率小于 40bpm 但症状和心动过缓没有明显关联以及窦房结功能异常出现无法解释的晕厥，可以考虑植入永久起搏器（Ⅱa 类推荐）。

发热会导致携带 *SCN5A* 突变基因的患者病情恶化，因此应注意避免其发生。遗传性病态窦房结综合征的器械治疗并没有相关指南推荐。研究发现携带功能丧失的 *SCN5A* 突变且合并房性心律失常的病态窦房结综合征患者，器械夺获心房和心室较差，阈值较高[17]。因此遇到此类患者，应综合考虑病情的严重程度从而决定是否植入器械治疗，如果必须植入器械则应多试几个位点以求夺获最优化。携带 *CASQ2* 突变基因患者可考虑植入双腔

ICD，从而预防室性心律失常的发作[13]。

　　3. **总结**　遗传性病态窦房结综合征作为基因突变导致的遗传性心律失常，明确突变基因及其发生机制对于进行精确诊断、危险分层以及判断预后十分重要。前期研究发现，携带功能丧失的 *SCN5A* 突变基因的患者，心脏夺获功能较差，因此遗传分析可以指导我们对这类患者进行评估，从而制定精确的治疗策略，更有利于患者预后。此外，还可以建立基于基因型的危险分层，早期识别风险，避免心脏性猝死等恶性事件发生。

（樊晓寒）

<h1 align="center">参 考 文 献</h1>

[1] JENSEN P N, GRONROOS N N, CHEN L Y, et al. Incidence of and risk factors for sick sinus syndrome in the general population[J]. J Am Coll Cardiol, 2014, 64（6）: 531-538.

[2] ABE K, MACHIDA T, SUMITOMO N, et al. Sodium channelopathy underlying familial sick sinus syndrome with early onset and predominantly male characteristics[J]. Circ Arrhythm Electrophysiol, 2014, 7（3）: 511-517.

[3] ISHIKAWA T, OHNO S, MURAKAMI T, et al. Sick sinus syndrome with HCN4 mutations shows early onset and frequent association with atrial fibrillation and left ventricular noncompaction[J]. Heart Rhythm, 2017, 14（5）: 717-724.

[4] ANDERSON J B, BENSON D W. Genetics of sick sinus syndrome[J]. Card Electrophysiol Clin, 2010, 2（4）: 499-507.

[5] DEN HOED M, EIJGELSHEIM M, ESKO T, et al. Identification of heart rate-associated loci and their effects on cardiac conduction and rhythm disorders[J]. Nat Genet, 2013, 45（6）: 621-631.

[6] RUAN Y, LIU N, PRIORI S G. Sodium channel mutations and arrhythmias. Nat Rev Cardiol, 2009, 6（5）: 337-348.

[7] BUTTERS T D, ASLANIDI O V, INADA S, et al. Mechanistic links between Na$^+$ channel（SCN5A）mutations and impaired cardiac pacemaking in sick sinus syndrome[J]. Circ Res, 2010, 107（1）: 126-137.

[8] LE SCOUARNEC S, BHASIN N, VIEYRES C, et al. Dysfunction in ankyrin-B-dependent ion channel and transporter targeting causes human sinus node disease[J]. Proc Natl Acad Sci U S A, 2008, 105（40）: 15617-15622.

[9] SCHULZE-BAHR E, NEU A, FRIEDERICH P, et al. Pacemaker channel dysfunction in a patient with sinus node disease[J]. J Clin Invest, 2003, 111（10）: 1537-1545.

[10] MILANESI R, BARUSCOTTI M, GNECCHI-RUSCONE T, et al. Familial sinus bradycardia associated with a mutation in the cardiac pacemaker channel[J]. N Engl J Med, 2006, 354（2）: 151-157.

[11] POSTMA A V, DENJOY I, HOORNTJE T M, et al. Absence of calsequestrin 2 causes severe forms of catecholaminergic polymorphic ventricular tachycardia[J]. Circ Res, 2002, 91（8）: e21-e26.

[12] GLUKHOV A V, KALYANASUNDARAM A, LOU Q, et al. Calsequestrin 2 deletion causes sinoatrial node dysfunction and atrial arrhythmias associated with altered sarcoplasmic reticulum calcium cycling and degenerative fibrosis within the mouse atrial pacemaker complex1[J]. Eur Heart J, 2015, 36（11）: 686-697.

[13] PRIORI S G, WILDE A A, HORIE M, et al. HRS/EHRA/APHRS expert consensus statement on the

diagnosis and management of patients with inherited primary arrhythmia syndromes: document endorsed by HRS, EHRA, and APHRS in May 2013 and by ACCF, AHA, PACES, and AEPC in June 2013[J]. Heart Rhythm, 2013, 10(12): 1932-1963.

[14] HOLM H, GUDBJARTSSON D F, SULEM P, et al. A rare variant in MYH6 is associated with high risk of sick sinus syndrome[J]. Nat Genet, 2011, 43(4): 316-320.

[15] MORRIS G M, KALMAN J M. Fibrosis, electrics and genetics. Perspectives in sinoatrial node disease[J]. Circ J, 2014, 78(6): 1272-1282.

[16] EPSTEIN A E, DIMARCO J P, ELLENBOGEN K A, et al. 2012 ACCF/AHA/HRS focused update incorporated into the ACCF/AHA/HRS 2008 guidelines for device-based therapy of cardiac rhythm abnormalities: a report of the American College of Cardiology Foundation/American Heart Association Task Force on Practice Guidelines and the Heart Rhythm Society[J]. J Am Coll Cardiol, 2013, 61(3): e6-e75.

[17] CHIANG D Y, KIM J J, VALDES S O, et al. Loss-of-Function SCN5A Mutations Associated With Sinus Node Dysfunction, Atrial Arrhythmias, and Poor Pacemaker Capture[J]. Circ Arrhythm Electrophysiol, 2015, 8(5): 1105-1112.

第七节　进行性心脏传导疾病

进行性心脏传导疾病(progressive cardiac conduction disease, PCCD)是一种病因不明的以心房和心室内传导系统异常为特征的疾病,心电图表现为房室结及室内传导时间的延长,可致严重的心脏节律异常并危及患者生命。最常见的形式是由于心脏传导组织的退行性变引起的,称为 Lenègre-Lev 病。心脏传导异常可以单独存在,也可伴有先天性心脏病如室间隔缺损、心肌病、慢性心衰和心脏外的相关表现如骨骼肌受累等,合并器质性心脏病者常诊断为器质性心脏病合并心脏传导障碍。年龄增加在发病过程中起重要作用。

本病通常发生在 50 岁以下心脏结构正常不伴骨骼肌受累的人群中,特别是有 PCCD 家族史的人群。目前没有大规模的流行病学调查统计其发病率,在西方人群中,估计为 1/20 000[1],遗传介导的类型以常染色体显性遗传为主。本病在临床并不少见,但由于已经出现双束支阻滞及心电图异常的患者可以不显现任何症状,通常不就医,从而导致发展为高度及三度房室阻滞并出现明显症状的只是其中部分患者(有研究报道大约为 70%[2]),因此发病率很难精确统计。发病期有三个危险阶段:新生儿期、青春期和中年期。发病越早的患者传导功能障碍也越严重,新生儿就已发病者可引起新生儿猝死,男性患者多于女性。国内报告发病情况与国外相似,并发现传导阻滞外可合并窦房结病变及心房肌病变合并心房颤动的病例。诊断主要依据病史、家族史和 12 导联心电图的临床资料。二维超声心动图或其他的影像方法如心脏 MRI 可确定先天性心脏病和/或潜在的心肌疾病的存在。

由于 PCCD 发病率较低,其预后研究较少。心力衰竭是其最常见的终点事件。一项 458 例平均随访 13 年的研究显示,23.8% 患者因心衰入院,3.5% 患者心源性死亡[3]。因此应早发现,早治疗。

一、分子遗传机制

1. 心脏结构正常的 PCCD　*SCN5A* 基因突变是大部分家族性 PCCD 发生的主要相关

致病基因，同时常合并 Brugada 综合征[4]。但这部分患者的心脏结构也发生微小改变，主要是心肌纤维化。*SCN1B* 基因也编码 Nav1.5 钠通道的一部分，其突变基因在传导异常合并 Brugada 综合征的家系中被发现[5]。*SCN10A* 基因突变引起的 Nav1.8 钠通道异常也可致病。*Cx40* 参与编码的缝隙蛋白分布缺陷和异常也被证明与家族性 PCCD 相关。最近发现 PCCD 患者携带编码瞬时受体电位 M 型受体 4 的 *TRPM4* 突变基因[6]。

2. 心脏结构异常的 PCCD　当 PCCD 合并先天性心脏病时，*NKX2-5* 和 *GATA4* 等编码早期心脏转录受体的基因更容易发生突变，此类基因也参与调控心脏发育，与室间隔缺损具有相关性[5]。

部分患者在扩张型心肌病早期发生 PCCD。近期有研究发现，扩心病合并严重 PCCD 的家系携带编码 lamin A/C 蛋白的 *LMNA* 基因突变，表现为 Emery-Dreifuss 肌肉萎缩，但不累及骨骼肌[5]。

PRKAG2 基因突变导致的糖原贮积型心肌病也会表现出房室传导异常，它编码腺苷酸活化蛋白酶（AMPK）的调节亚基（γ-2），但大部分研究者将 *PRKAG2* 基因突变导致的表型归为肥厚型心肌病合并传导异常，而不是 PCCD 合并肥厚型心肌病[7]。

二、精准诊疗

1. 精准诊断和分层　PCCD 主要依靠临床诊断，遗传诊断作为辅助。对不伴有结构性心脏病的早发性 PCCD，尤其是有传导异常、心脏起搏器植入或猝死阳性家族史者应考虑进行 PCCD 相关的基因检测，目的基因检测应作为单纯性 PCCD 或者伴随结构性心脏病 PCCD 诊断过程的一部分，尤其对有 PCCD 家族史的患者。

据估计，单纯性传导异常患者的遗传率为 91%[8]。PCCD 相关基因主要为以下几个：*SCN5A* 钠通道基因（可合并 Brugada 综合征）、*Cx40* 缝隙连接蛋白基因、*TRPM4* 钙激活通道基因、*KCNK17* 钾通道基因（合并特发性室颤）和 *LMNA*（合并扩张型心肌病和心衰）基因；*NKX2-5*、*TBX5* 和 *GATA4* 基因突变可伴随先天性心脏疾病，如室间隔缺损等；*PRKAG2* 基因突变的携带者也可能出现糖原累积病和肥厚型心肌病表现[9]。

目前没有基于基因型的危险分层，一些相关的基因突变也与心衰和 / 或心脏外的表现如骨骼肌病有关，具有遗传病特征者就可确诊。*SCN5A* 基因突变携带者常合并 Brugada 综合征，与 *SCN5A* 基因突变相关的 Brugada 综合征相比，携带 *SCN5A* 基因功能丧失的 PCCD 患者更容易发生心动过速和猝死[10]。携带 *TRPM4* 突变基因的患者在遗传性右束支阻滞和房室阻滞中分别占 25% 和 10%[11]。*NKX2-5* 和 *GATA4* 突变携带者可合并室间隔缺损等先天性心脏病[1]。部分患者在扩张型心肌病早期发生 PCCD，携带 *LMNA* 基因突变，表现为 Emery-Dreifuss 肌肉萎缩。携带 *LMNA* 突变基因的患者，其房室结和特殊传导系统会逐渐被纤维脂肪化，有心脏性猝死的风险。除了传导异常，大部分患者还会出现房性或室性心律失常。*LMNA* 基因突变也会在 6%～8% 的特发性或家族性扩张型心肌病患者中出现，心力衰竭是其主要心脏表现[12]。携带 *PRKAG2* 基因突变患者通常是糖原累积症和 PCCD 的临床表现：窦性心动过缓、房室传导阻滞、心室预激、心律失常和猝死[7]。

2. 精准治疗　本病的初期或早期，可能仅有右束支阻滞或合并左前分支阻滞，不引起明显的血流动力学异常，无特异性的药物治疗方法，不需治疗。2013 年 HRS/EHRA/APHRS 专家共识建议[9]：当患者出现间歇性或永久性三度或高度房室传导阻滞时，需植入起搏器进行治疗（Ⅰ类推荐）。当出现症状性二度Ⅰ型或Ⅱ型房室传导阻滞时，同样需要植入起搏器进行治疗（Ⅰ类推荐）。双束支阻滞伴或不伴一度房室传导阻滞，可考虑植入起搏器（Ⅱa类推荐）。携带 LMNA 突变基因伴功能障碍，合并或不合并短阵室速，可考虑置入 ICD（Ⅱa类推荐）。

当患者合并其他类型心律失常、需要应用抗心律失常药物时，应注意药物对心脏传导系统的影响，宜从小剂量开始，必要时予起搏保护。ACEI/ARB 类药物、他汀类药物、醛固酮受体拮抗剂有可能抑制心肌纤维化进程，但疗效不确定。病情进展迅速的患者可考虑应用激素治疗。

相应基因突变会合并不同的心内或心外表现，应早期预防或早期诊断进行治疗。发热会导致携带 SCN5A 突变基因的患者病情恶化，因此应注意避免其发生。具有 LMNA 突变的患者植入心脏起搏器之后，仍可出现恶性心律失常和猝死，需要早期 ICD 治疗[12]。

3. **总结**　许多基因突变被发现与心脏传导异常相关。可以明确的是，心脏传导异常不仅与年龄相关，离子通道异常、细胞连接异常和细胞发育异常等都参与其中。许多基因和基因网络可能参与 PCCD 的发生发展，但目前只有一小部分基因被发现。当大部分的致病基因被发现后，遗传分析将会作为常规的临床分析来对 PCCD 患者进行精确诊断、危险分层以及判断预后。另外遗传分析还可以用来评估患者适合植入起搏器或 ICD 以及植入时机，这可以为患者节省不少开支，避免植入器械滥用等过度医疗的发生。还可以通过遗传分析来早期识别风险，制定相应的治疗策略，使用药物等干预手段延缓病情的发展，防止心脏性猝死等恶性事件发生。

（樊晓寒）

参 考 文 献

[1] BARUTEAU A E, PROBST V, ABRIEL H. Inherited progressive cardiac conduction disorders[J]. Curr Opin Cardiol, 2015, 30（1）: 33-39.

[2] BARUTEAU A E, FOUCHARD S, BEHAGHEL A, et al. Characteristics and long-term outcome of non-immune isolated atrioventricular block diagnosed in utero or early childhood: a multicentre study[J]. Eur Heart J, 2012, 33（5）: 622-629.

[3] KAWAGUCHI T, HAYASHI H, MIYAMOTO A, et al. Prognostic implications of progressive cardiac conduction disease[J]. Circ J, 2013, 77（1）: 60-67.

[4] KYNDT F, PROBST V, POTET F, et al. Novel SCN5A mutation leading either to isolated cardiac conduction defect or Brugada syndrome in a large French family[J]. Circulation, 2001, 104（25）: 3081-3086.

[5] SCHOTT J J, CHARPENTIER F, LE MAREC H. Progressive cardiac conduction disease[M]// Gussak I, Antzelevitch C, eds. Electrical Diseases of the Heart. London: Springer-Verlag. 2008: 564-576.

[6] KRUSE M, SCHULZE-BAHR E, CORFIELD V, et al. Impaired endocytosis of the ion channel TRPM4 is associated with human progressive familial heart block type I[J]. J Clin Invest, 2009, 119（9）: 2737-2744.

[7] WOLF C M, BERUL C I. Inherited conduction system abnormalities: one group of diseases, many genes[J]. J Cardiovasc Electrophysiol, 2006, 17（4）: 446-455.

[8] BARUTEAU A E, BEHAGHEL A, FOUCHARD S, et al. Parental electrocardiographic screening identifies a high degree of inheritance for congenital and childhood nonimmune isolated atrioventricular block[J]. Circulation, 2012, 126（12）: 1469-1477.

[9]　PRIORI S G，WILDE A A，HORIE M，et al. HRS/EHRA/APHRS expert consensus statement on the diagnosis and management of patients with inherited primary arrhythmia syndromes：document endorsed by HRS，EHRA，and APHRS in May 2013 and by ACCF，AHA，PACES，and AEPC in June 2013[J]. Heart Rhythm，2013，10（12）：1932-1963.

[10] SMITS J P，VELDKAMP M W，WILDE A A. Mechanisms of inherited cardiac conduction disease[J]. Europace，2005，7（2）：122-137.

[11] DAUMY X，AMAROUCH M Y，LINDENBAUM P，et al. Targeted resequencing identifies TRPM4 as a major gene predisposing to progressive familial heart block type I[J]. Int J Cardiol，2016，207：349- 358.

[12] TAYLOR M R，FAIN P R，SINAGRA G，et al. Natural history of dilated cardiomyopathy due to lamin A/C gene mutations[J]. J Am Coll Cardiol，2003，41（5）：771-780.

第十章
单基因遗传性血压异常

第一节 远端肾单位结构相关蛋白基因突变高血压

单基因遗传性高血压是一些特殊类型的继发性高血压疾病，是指由单个基因突变引起的高血压，符合孟德尔遗传规律，发病年龄早（通常早于 35 岁），往往表现为恶性或难治性高血压，心脏、脑、肾脏等重要脏器的靶器官损害常较严重。传统诊断方法无法确诊，必须要依靠基因测序技术才能完成诊断。随着分子医学与基因研究开始逐渐揭示血压的调节机制，有研究发现，远端肾小管和集合管分布着多种主要的 Na^+ 通道[如钠钾氯共转运体（Na^+-K^+-$2Cl^-$ cotransporter，NKCC2）、钠氯共转运体（Na^+-Cl^- cotransporter，NCC）、上皮钠通道（epithelial Na^+ channel，ENaC）]和 K^+ 通道[如肾髓外钾离子通道（renal outer medullary K^+ channel，ROMK）]，这些离子通道是临床常用的多种利尿剂的作用靶点，其中，呋塞米 / 布美他尼阻滞 NKCC2 通道，噻嗪类阻滞 NCC 通道，阿米洛利阻滞 ENaC 通道[1]。此外，对调控这些离子转运活性以及进而调控血压水平的相关离子转运系统的基因研究也在不断加深。醛固酮与血管紧张素Ⅱ信号通路的相关蛋白表达于远端肾单位，这些转运系统上的蛋白如果发生突变，则可导致不同类型的单基因致病性高血压。例如：Liddle 综合征、Gordon 综合征等为肾小管上皮离子通道或相关调控蛋白发生异常；表观盐皮质激素增多症、妊娠加重性高血压、家族性糖皮质激素抵抗等则为盐皮质激素生成数量或作用活性产生异常，这些异常均可导致高血压且多伴有低血钾、低血浆肾素等特征。下面分别介绍这几种单基因致病性高血压。

一、Liddle 综合征

Liddle 综合征为常染色体显性遗传疾病，Liddle 等人于 1963 年首次详细描述一个家系并因此命名。Liddle 综合征的典型临床表现为：早发的中重度高血压、低血钾、代谢性碱中毒、低血浆肾素、低血浆醛固酮[2]。其临床表现型受基因外显率和环境的影响差异较大，部分患者存在高血压而血钾表现正常。较普通原发高血压患者而言，Liddle 综合征更易且更早出现诸如脑卒中、心肌梗死、心力衰竭、肾功能衰竭等并发症，多为家族聚集发病，也存在家族史阴性的散发病例。

1. **分子遗传机制** Liddle 综合征的发病机制为 ENaC 的 β、γ 亚单位基因发生功能获得性（gain-of-function）突变[3]。ENaC 分布于远端肾单位（包括远曲小管、集合管）、肺、结肠、外分泌腺等多种组织的上皮细胞，由 α、β 和 γ 三个亚基组成，分别由 *SCNN1A*（位于 12p13）、*SCNN1B*（位于 16p13）和 *SCNN1G*（位于 16p13）基因编码。其中 α 亚基为基本结构单位，发挥通道的基本作用，β 与 γ 亚基为活性调节单位，负责上调或下调通道的活性。位于远端肾单位的 ENaC 为阿米洛利敏感性钠通道，负责将肾小管管腔液中的 Na⁺ 顺电化学梯度吸收到上皮细胞，再由基底侧的 Na^+/K^+-ATP 酶泵入细胞间隙，进而重吸收入血液中，并由此调控 Na⁺ 的重吸收。β 与 γ 亚基胞质内的 C- 末端有一富含脯氨酸（P）的高度保守序列 PPPXY，该序列可以和 ENaC 的负性调节蛋白泛素连接酶 Nedd4-1 及 Nedd4-2 结合，导致 ENaC 被胞饮分解代谢，从而失去钠重吸收功能。当编码 β、γ 亚基的 *SCNN1B*、*SCNN1G* 基因的 13 号外显子（exon 13）发生错义、无义或移码突变时，可导致相应 PPPXY 序列缺失或提前终止，由此 ENaC 不能与 Nedd4 结合，不能被胞饮降解，反而持续在上皮细胞管腔面表达，导致 Na⁺ 重吸收增加，血容量扩张，血压升高，肾素和醛固酮的分泌受到反馈抑制，钾重吸收减少，血钾降低。

2. **精准诊疗** Liddle 综合征的初步诊断需结合临床症状和实验室检查进行，低血钾、代谢性碱中毒、血浆肾素和醛固酮水平低、螺内酯治疗无效、家族史阳性等特征提示 Liddle 综合征可能。Liddle 综合征的确诊依赖于对 *SCNN1B* 和 *SCNN1G* 基因 exon 13 的筛查。在药物治疗上，ENaC 阻滞剂如氨苯蝶啶、阿米洛利可有效控制血压和纠正低血钾，此类药物可通过直接抑制 ENaC 而下调 Na⁺ 重吸收。除了药物治疗以外，限盐亦是必要的干预措施。螺内酯及其他降压药物对本病无效。治疗过程中，需要定期监测血压及血钾水平，根据血压及血钾情况来调整治疗方案和药物剂量。

二、Gordon 综合征

Gordon 综合征又称假性低醛固酮血症Ⅱ型（pseudohypoaldosteronism type 2，PHA Ⅱ）或家族性高钾性高血压（familial hyperkalemic hypertension，FHHt），为一种罕见的常染色体显性遗传病，其特征表现为：高血压、高血钾、高血氯、酸中毒、低血浆肾素，但肾功能正常[4]。1970 年，Gordon 等报道 1 例 10 岁女性患儿，身材发育矮小、门齿缺失、下肢乏力、智力障碍，其血压明显偏高，伴有高血钾、高血氯，血浆肾素活性极低，肾动脉造影、肾活检及尿浓缩功能均正常。本病罕见，目前全球报道的个体或家系不足 200 例。

1. **分子遗传机制** Wilson 等于 2001 年确定了 Gordon 综合征是由丝氨酸苏氨酸激酶家族（WNK 家族）中的 *WNK1* 和 *WNK4* 基因突变所致[5]。WNK 家族蛋白位于远曲肾小管和集合管上皮细胞，调控细胞钾通道。WNK4 抑制位于远曲肾小管上皮细胞膜的噻嗪敏感性钠 - 氯共转运体（thiazide-sensitive Na^+-Cl^- cotransporter，TSC），WNK1 抑制 WNK4，亦即阻止 WNK4 对 TSC 的抑制作用，从而调控钾 - 氢交换及钠 - 氯吸收。在病理情况下，当 *WNK1* 基因发生突变，使 WNK1 蛋白酶表达和功能增强，导致了 TSC 及 ENaC 活性增强；*WNK4* 基因发生突变可使 WNK4 功能丧失，也可导致 TSC 活性增强，进而使远曲小管钠氯重吸收增加，容量扩张，血压升高。*WNK4* 和 *WNK1* 基因突变可增强抑制 ROMK 的功能，导致排钾减少，并造成高血钾。除了 *WNK1* 和 *WNK4*，*KLHL3*、*CUL3* 等亦被确定为本病的致病基因[6,7]。

2. **精准诊疗** 高血压患者合并高血钾是提示本病的重要线索，有必要多次化验血钾。患者血浆肾素活性明显降低，血浆醛固酮多为正常水平。Gordon 综合征需注意与其他慢性高血钾疾病相鉴别，如慢性肾功能不全、Addison 病、假性醛固酮减低症等。Gordon 综合征的确诊需依赖 *WNK1*、*WNK4*、*KLHL3*、*CUL3* 等基因致病突变的检出。在治疗上，噻嗪类利尿剂对 Gordon 综合征通常效果良好，可使患者血压和血钾水平降至正常，亦可使高血氯、酸中毒等得到纠正。在治疗中,注意从小剂量开始使用,密切监测血压和血钾水平并依其调整治疗剂量,注意防止低血钾。

三、表观盐皮质激素增多症

表观盐皮质激素增多症(apparent mineralocorticoid excess,AME)为常染色体隐性遗传疾病,其特征性临床表现为:高血压、低肾素、高钠血症、低钾血症、低醛固酮、代谢型碱中毒。New 和 Ulick 等人于 1977 年首先报道本病,他们发现一个 3 岁男性患儿表现为高血压、低血钾、碱中毒和保钠性皮质醇减低,其高血压和低血钾可被螺内酯或低盐饮食纠正。本病罕见,目前文献报道仅 100 例左右,描述了约 40 种突变类型,其致病可为隐性突变或双杂合突变。

1. **分子遗传机制**　在正常的生理状态下,体内皮质醇和醛固酮对盐皮质激素受体具有同样的亲和性,循环中皮质醇比醛固酮高 1 000 倍,但由于肾脏内存在 11β- 羟类固醇脱氢酶 Ⅱ 型(11β-hydroxysteroid dehydrogenase type 2,11β-HSDⅡ)可对皮质醇起灭活作用,将皮质醇转化生成不能激活盐皮质激素受体的皮质酮,因此盐皮质激素受体不被激活。在 AME 患者中,编码 11β-HSDⅡ 的基因 *HSD11B2*(位于 16q22)发生突变,导致该酶活性明显降低,皮质醇未能及时转化为皮质酮并被灭活,大量蓄积的皮质醇占据远端肾小管的盐皮质激素受体,激活转录因子及血清糖皮质类固醇激酶,使泛素连接酶 Nedd4-2 磷酸化,磷酸化的 Nedd4-2 不能与 ENaC 结合,进而灭活 ENaC 导致其活性升高,钠重吸收增加,血容量增加,并出现高血压、低血钾等类似醛固酮增高的临床表现[8]。

2. **精准诊疗**　*HSD11B2* 基因纯合突变导致先天性 11β-HSDⅡ 无活性,患儿出生时低体质量,多在 1 岁以内即发病,表现为:生长发育不良、重度高血压、烦渴、多尿、低血钾性碱中毒,血浆肾素和醛固酮水平显著降低,其他特征还包括身材矮小、肾囊肿、肾脏钙质沉着等。AME 的临床诊断依赖于实验室检查:尿液中的皮质醇代谢产物(5β 和 5α 四氢皮质醇)显著升高,而皮质酮代谢产物(四氢皮质酮)显著降低。上述表现典型者称为 AME Ⅰ 型(儿童型),其预后不良,病死率高。AME Ⅱ 型(成人型)表现相对较轻,多于青年晚期或成年期发病,表现为轻中度高血压,血钾降低或正常,实验室检查也提示 11β-HSDⅡ 活性降低程度较 Ⅰ 型更轻。AME Ⅱ 型预后较好,部分患者表现接近于普通的原发性高血压。AME 临床表现的异质性可能与基因突变位点、酶活性水平相关。需要注意鉴别的是,大量服用甘草类药物可出现与 AME 相似的表现,因为甘草中所含由的甘草酸、甘草次酸等成分是 11β-HSDⅡ 的竞争性抑制剂。盐皮质激素受体阻滞剂对本病治疗有效。醛固酮可有效纠正高血压,并增加尿钠排泄、提升血浆肾素水平。联合噻嗪类利尿剂有助于降低高尿钙、减轻肾脏钙质沉着。地塞米松可作为替代治疗方案,或与螺内酯联用,因为地塞米松可抑制内源性皮质醇生成,而其本身代谢却无需 11β-HSDⅡ 的作用。此外,注意对症补钾和限盐饮食,也有利于改善病情。

四、妊娠加重性高血压

妊娠加重性高血压(hypertension exacerbated by pregnancy)是 2000 年由 Geller 等人首次报道的常染色体显性遗传病,为盐皮质激素受体(mineralocorticoid receptor,MR)突变导致的单基因高血压,目前全球仅报道 1 例确切的家系[9]。本病的临床特征为早发严重高血压、低血浆肾素、低血浆醛固酮，若患者为女性，则在其妊娠期间可诱发血压显著升高。

1. 分子遗传机制 本病的致病机制为编码 MR 的基因（*NR3C2*）突变引起 MR 配体结合域发生改变，导致 MR 活性增加，钠重吸收增加。而生理状态下的 MR 拮抗剂如螺内酯和黄体酮，非但不能拮抗反而可激活突变受体。怀孕后黄体酮浓度会升高 100 倍以上，导致受体激活，高血压加重，并且出现低血钾、高尿钙，严重者还可出现先兆子痫症状。此类突变携带者在孕期以外也会发生高血压，但是在怀孕时会显著加重。

2. 精准诊疗 本病的诊断需结合患者的临床表现及对 *NR3C2* 基因致病突变的检测。目前尚无针对本病的特异性治疗。阿米洛利可能有效，因其对 MR 所介导的 ENaC 钠重吸收有抑制作用。MR 阻滞剂螺内酯对此类患者治疗无效，反可加重高血压和低血钾情况。妊娠女性终止妊娠可缓解高血压。

五、全身性糖皮质激素抵抗

全身性糖皮质激素抵抗（generalized glucocorticoid resistance）又称为 Chrousos 综合征，为常染色体显性或隐性遗传，由编码糖皮质激素受体（glucocorticoid receptor，GR）的基因（*NR3C1*）突变所导致。本病是一种基因突变所导致的全身或部分器官组织 GR 对糖皮质激素不敏感，进而引起肾上腺代偿分泌增加，表现为血浆皮质醇、促肾上腺皮质激素（adrenocorticotropic hormone，ACTH）显著升高，雄激素增多，表现为女性男性化、男性假性早熟。患者经常伴随有盐皮质激素过多所致的高血压、低钾血症、代谢性碱中毒等[10]。

1. 分子遗传机制 糖皮质激素由肾上腺皮质束状带细胞合成和分泌，正常人体肾上腺每天可分泌 15～25mg 皮质醇。不同个体对激素反应并不一致，有少数患者表现为对糖皮质激素反应性明显降低甚至全无反应，即为糖皮质激素抵抗。当 *NR3C1* 基因发生致病突变，GR 对皮质醇的敏感性降低，通过下游反馈通路使得 ACTH 增多，增加皮质醇的合成，因而远端肾小管细胞的皮质醇增多，无法被 11β-HSD II 完全降解，残留的胞内皮质醇参与激活盐皮质激素受体，同时 ACTH 增多导致具有盐皮质激素作用的前体物质（脱氧皮质酮、皮质酮）增多，激活盐皮质激素受体，导致高血压。

2. 精准诊疗 本病的治疗目标是抑制 ACTH 的过度分泌，进而抑制肾上腺过多分泌盐皮质激素和雄激素。口服地塞米松治疗可通过抑制 ACTH 缓解症状，长期治疗需要根据患者的症状和激素水平调整剂量。

（刘 凯 孙筱璐 宋 雷）

参 考 文 献

[1] ROSSIER B C, STAUB O, HUMMLER E, et al. Genetic dissection of sodium and potassium transport along the aldosterone-sensitive distal nephron: Importance in the control of blood pressure and hypertension[J]. FEBS Lett, 2013, 587(13): 1929-1941.

[2] JACKSON S N, WILLIAMS B, HOUTMAN P, et al. The diagnosis of Liddle syndrome by identification of a mutation in the beta subunit of the epithelial sodium channel[J]. J Med Genet, 1998, 35(6): 510-512.

[3] FINDLING J W, RAFF H, HANSSON J H, et al. Liddle's syndrome: prospective genetic screening and suppressed aldosterone secretion in an extended kindred[J]. J Clin Endocrinol Metab, 1997, 82(4): 1071-1074.

[4] BERGAYA S, VIDAL-PETIOT E, JEUNEMAITRE X, et al. Pathogenesis of pseudohypoaldosteronism

type 2 by WNK1 mutations[J]. Curr Opin Nephrol Hypertens，2012，21（1）：39-45.

[5]　XIE J，CRAIG L，COBB M H，et al. Role of with-no-lysine kinases in the pathogenesis of Gordon's syndrome[J]. Pediatr Nephrol, 2006, 21（9）：1231-1236.

[6]　HUANG C L，KUO E. Mechanisms of disease：WNK-ing at the mechanism of salt-sensitive hypertension[J]. Nat Clin Pract Nephrol, 2007, 3（11）：623-630.

[7]　GLOVER M，WARE J S，HENRY A，et al. Detection of mutations in KLHL3 and CUL3 in families with FHHt （familial hyperkalemic hypertension or Gordon's syndrome[J]. Clin Sci （Lond）, 2014, 126（10）：721-726.

[8]　MORINEAU G，SULMONT V，SALOMON R，et al. Apparent Mineralocorticoid Excess：Report of Six New Cases and Extensive Personal Experience[J]. J Am Soc Nephrol, 2006, 17（11）：3176-3184.

[9]　GELLER D S，FARHI A，PINKERTON N，et al. Activating mineralocorticoid receptor mutation in hypertension exacerbated by pregnancy[J]. Science, 2000, 289（5476）：119-123.

[10]　CHARMANDARI E，KINO T，CHROUSOS G P. Familial/sporadic glucocorticoid resistance: clinical phenotype and molecular mechanisms[J]. Ann N Y Acad Sci, 2004, 1024：168-181.

第二节　肾上腺类固醇合成相关蛋白基因突变高血压

一、家族性醛固酮增多症

家族性醛固酮增多症属于原发性醛固酮增多症（primary aldosteronism，PA）中的一种罕见亚型。PA 是指醛固酮对于主要的调节因素（血管紧张素Ⅱ，血钾）而言，分泌呈相对自主性，不被钠负荷抑制，有着与血钠水平不匹配的高分泌。临床表现有高血压，心血管损害，钠潴留，肾素抑制，钾排出增多（长期严重排钾可导致低血钾）[1]。PA 通常由肾上腺腺瘤、单侧或双侧肾上腺增生导致，也可由少见的肾上腺腺癌或者遗传性家族性醛固酮增多症引起。家族性醛固酮增多症（familial aldosteronism，FH）又分为 4 个亚型，分别为Ⅰ型（FH-Ⅰ）、Ⅱ型（FH-Ⅱ）、Ⅲ型（FH-Ⅲ）和Ⅳ型（FH-Ⅳ）[2]。目前认为，原发性醛固酮增多症的患病率在高血压人群中约为 10%～15%，而家族性醛固酮增多症在原发性醛固酮增多症中仅占约5%。FH-Ⅰ 型患病率 < 1%，FH-Ⅱ 为 0.5%～3%，FH-Ⅲ < 1%[2]。

FH-Ⅰ 又称为糖皮质激素可抑制性醛固酮增多症（glucocorticoid-remediable aldosteronism，GRA）。此病在儿童高血压患者中约占 3.1%。患者表现有高血压、高醛固酮血症，近半数患者血钾正常。该病发病早，多于 20 岁前起病，脑血管事件发生率高。肾上腺 CT 检查显示可有增生、腺瘤或正常。FH-Ⅱ临床表现与散发的 PA 无明确区别，患者可有肾上腺腺瘤或增生表现，呈家族聚集性。FH-Ⅲ发病年龄早，出生后 4 个月即可发病。临床特征多变，可表现有高醛固酮血症（不受地塞米松抑制）、高血压、低血钾。肾上腺 CT 提示双侧肾上腺显著增生或无增生。FH-Ⅳ发病年龄小于 10 岁。

1. 分子遗传机制

（1）FH-Ⅰ：本病为常染色体显性遗传，病变位点位于染色体 8q21，患者的 11β- 羟化酶基因（CYP11B1）和醛固酮合成酶基因（CYP11B2）发生了不等位交换，产生融合基因 CYP11B1/CYP11B2，上游受到 ACTH 的调控，下游合成醛固酮[3]。

（2）FH-Ⅱ：为常染色体显性遗传是位于染色体 3927 上的 CLCN2 基因（编码电压耦联

CLC-2 氯离子通道)杂合子突变所致[4]。该突变增加 Ca^{2+} 通道活性、增加醛固酮合成。发病年龄低、血钾正常或降低。螺内酯治疗有效。

（3）FH-Ⅲ：为常染色体显性遗传，是位于染色体 11q24 上的 *KCNJ5* 基因［编码 G 蛋白偶联内向整流钾离子通道 4（G-protein gated inwardly rectifying channel 4，GIRK4）］杂合子突变所致[5]。该基因突变导致 Kir3.4 的选择性丧失，钠电导增加，肾上腺皮质球状带细胞去极化，电压激活 Ca^{2+} 通道激活，Ca^{2+} 内流增加，细胞内 Ca^{2+} 信号通路过度激活，导致醛固酮持续高合成以及肾上腺增生。临床病变的严重程度取决于基因突变位点。部分重症者，以螺内酯治疗不易控制血压（如 G151R、T158A、I157S、Y152C 等），需手术切除肾上腺。部分轻症者（如 Q151G、T152C 等），血钾可正常，无肾上腺增生，螺内酯等疗效好[5]。

（4）FH-Ⅳ：为常染色体显性遗传，是已知染色体 16p13.3 上 *CACNA1H* 基因［编码 T 型电压钙离子通道 3.2（T-type calcium channel 3.2，Cav3.2）］基因杂合子突变所致。该突变导致细胞膜电位处于类似静息电位水平，使得钙离子通道持续开放，钙离子内流增加，最终增加醛固酮合成。外显性不全，患者可无 PA 表现或无高血压，肾素接近正常等。先证者可无肾上腺异常表现[6]。

2. 精准诊疗

（1）FH-I 的筛查对象为 20 岁以下的 PA 确诊患者、有 PA 家族史的 PA 确诊者以及 40 岁以下发生脑卒中家族史的 PA 确诊患者，临床诊断依据为小剂量地塞米松抑制试验。遗传诊断依据为长距离聚合酶链反应（polymerase chain reaction，PCR），如发现新增的 *CYP11B1/CYP11B2* 融合基因片段即可诊断，检测可靠。治疗方案为小剂量地塞米松（0.125～0.25mg/天），血压控制不佳时可以加用螺内酯或依普利酮。

（2）FH-Ⅱ的筛查对象为有 PA 家族史或年轻的 PA 确诊患者。临床依据美国内分泌学会的 PA 诊断与治疗指南进行确诊，遗传诊断依据为 *CLCN2* 基因测序。治疗以螺内酯为主。

（3）FH-Ⅲ的筛查对象为 20 岁以下确诊 PA 者、20 岁以下且为难治性高血压合并低血钾者以及有 PA 家族史的 20 岁以下者。临床依据美国内分泌学会的 PA 诊断与治疗指南进行确诊，遗传诊断依据明确诊断 PA 者，排除 *CYP11B1/CYP11B2* 联合基因，*KCNJ5* 基因测序。以螺内酯为主。如果血压控制不佳，可以行双侧肾上腺切除。

（4）FH-Ⅳ的筛查对象为发病年龄小于 10 岁的 PA 患者。临床依据内分泌协会的原醛诊断与治疗指南进行确诊。遗传诊断依据为 *CACNA1H*（M1549V，S196L，P2083L）基因测序。以螺内酯治疗为主。

普通降压药物对 FH-I 的疗效不理想，未经有效激素治疗的话，患者发生卒中尤其是颅内血管瘤导致的脑出血风险增高。其余类型的 FH 通常以螺内酯或手术治疗有效。

如果规范执行目前的指南推荐，PA 的临床诊断无难度，但是诊断后确认亚型分型存在难度，尤其是 FH 的分型，必须依靠分子检测或者基因筛查来明确。通过突变基因的检测，获悉 PA 患者的基因型，可以预测螺内酯等药物对患者的疗效，从而可指导进一步的治疗方案，例如手术切除双侧肾上腺等。

关于 FH 患者，今后精准预防的方向应该是胚胎植入前的遗传诊断。可以采用胚胎植入前基因筛查来获得未携带突变基因的胚胎，从而保证新生儿的健康。今后研究的方向应是进一步研究 PA 临床特征与基因组学、代谢组学的相互关联性，以找到该病的发病机制、提高疾病诊断的特异性，以及治疗方案的精准性。

二、先天性肾上腺皮质增生症

先天性肾上腺皮质增生症（congenital adrenal hyperplasia，CAH）是因肾上腺皮质类固醇激素合成过程中某些酶的先天性缺乏导致皮质醇合成不足，从而导致垂体促肾上腺皮质激素代偿性分泌增加，促进肾上腺皮质增生，积聚过多属于该酶作用的前体激素，并促进其他旁路激素的合成[7]。CAH 属于常染色体隐性遗传疾病。依据酶的缺陷可分为 5 种亚型，与高血压相关的分别是 11β- 羟化酶缺陷症和 17α- 羟化酶缺陷症，临床上因盐、糖皮质激素及性激素表达改变而表现出一系列症状。11β- 羟化酶缺陷症约占 CAH 的 5%～8%，新生儿发病率约为 1/20 000[7]。17α- 羟化酶缺陷症非常罕见，新生儿发病率约为 1/70 000[8]，目前世界上仅有数百例的报道。

11β- 羟化酶缺陷症主要临床表现为男性化和高血压。高血压通常在儿童期或青春期被诊断。患者还表现有低血钾，血浆醛固酮降低，血浆肾素活性抑制。此外，该病患者尚可表现有性征方面的异常。女孩在胚胎发育时受到雄激素的影响，可以表现为外生殖器性征模糊，但内生殖器正常，染色体为 46，XX。出生后，由于持续的雄激素的影响，男、女孩均可表现为假性性早熟，如有阴毛、腋毛的生长，阴茎、阴蒂的增大，声音低沉，骨骼快速生长。如果不及时治疗，骨骺线会过早闭合，最终导致身材矮小。17α- 羟化酶缺陷症也表现有高血压、低血钾，肾素和醛固酮降低。但与 11β- 羟化酶缺陷症相反之处在于性激素缺乏导致的性发育缺陷表现。女性患者会表现为原发性闭经，无青春期第二性征发育表现，如无阴毛或腋毛。男性患者则表现为假两性畸形、外生殖器女性化，但无卵巢和子宫，阴道呈盲端，伴有隐睾。由于性激素的缺乏，骨骺线闭合延迟，患者可以有身材较高表现。另外，由于 ACTH 增多，患者可以有皮肤色素沉着的表现。

1. 分子遗传机制

（1）11β- 羟化酶缺陷症：本病被认为是编码 11β- 羟化酶的 *CYP11B1* 基因突变所致，基因位于 8q21，截至目前有超过 140 个突变类型被报道（人类基因突变数据库网址：www.hgmd.cf.ac.uk），突变位点被发现分布位于整个基因。基因突变导致 11- 去氧皮质酮（11-deoxycorticosterone，DOC）无法转换成皮质酮和醛固酮，11- 去氧皮质醇无法转换成皮质醇。DOC 等的大量堆积可通过增高血容量升高血压，并促进钾的排泄，降低血钾。同时，DOC 等的上游前体物质孕烯醇酮和黄体酮也出现堆积，它们通过正常作用的 17α- 羟化酶生成较多的雄烯二酮及睾酮等，因此该病患者尚表现有性征方面的异常。

（2）17α- 羟化酶缺陷症：本病被认为是编码 17α- 羟化酶的 *CYP17A1* 基因突变所致，基因位于 10q24.3，截至目前，有超过 120 多个突变类型被报道（www.hgmd.cf.ac.uk）。17α- 羟化酶缺陷直接导致皮质醇及性激素（睾酮、雌激素等）合成减少，反馈刺激 ACTH 分泌增多，促进肾上腺增生。由于 11β- 羟化酶未受影响，因此这一通路上的 DOC 的合成增加，引起水钠潴留，血容量增高，血压升高，血钾降低，肾素降低，反馈抑制醛固酮的合成。同时 17- 羟孕酮和 17- 羟孕烯醇酮转化而成的脱氢表雄酮（dehydroepiandrosterone，DHEA）和雄烯二酮相应减少，导致雄激素和雌激素性激素合成减少，患者出现性征异常。

2. 精准诊疗

临床通过测定血浆或尿 11- 脱氧皮质醇、DOC 和 DHEA 水平等诊断 11β- 羟化酶缺陷症，肾素活性的下降亦是本病的特征性表现。对于临床诊断疑似的患者可以进行 *CYP11B1* 基因检测，核型分析亦有助于诊断。11β- 羟化酶缺陷症的治疗主要以小剂量的糖皮质激素替代皮质醇，减少 ACTH 的分泌，减少 DOC 等类盐皮质激素的堆积，减少雄性激素的影响，以保护和改善患者的性发育和生育能力。通常可以使用地塞米松、氢化可的松等，后者更符合生理状态。对于有高血压的患者，可以考虑使用螺内酯合并钙离子拮抗剂等药物降压。对于诊断明确、治疗及时的患者，其预后通常良好，患者有生育的可能。对于血压控制不佳的患者，有心肌病、眼底静脉栓塞和失明等相关报道。

17α- 羟化酶缺陷症临床诊断主要依据生化检测和超声检查。患者的 ACTH、尿促卵泡素、黄体生成素、黄体酮和孕烯醇酮升高，肾素、醛固酮、17α- 羟孕酮、皮质醇、DHEA、睾酮和雌醇降低，超声检查可以发现女性有阴道，子宫发育不良，卵巢；男性可见隐睾，无子宫和卵巢。对于临床诊断疑似的患者可以进行 CYP17A1 基因检测。核型分析亦有助于诊断。17α- 羟化酶缺陷症的治疗主要以小剂量的糖皮质激素治疗来替代皮质醇，减少 ACTH 的分泌，减少 DOC 等类盐皮质激素的堆积，通常可以使用生理剂量的地塞米松、泼尼松和氢化可的松等，以后者更为符合生理状态。对于有高血压的患者，可以考虑使用螺内酯等药物降压。该病症的患者出生后几乎都是按照女孩养育的，因此在青春期可以顺序使用雌激素和避孕药来恢复他们的第二性征，使用少量雄激素来促进阴毛和腋毛的生长。对于核型分析为 46,XY 的男孩，可以依据其意愿，如选择维持女性的性征，则切除睾丸、精索；如转为男性性征，则给予相应的雄激素治疗。该病在明确诊断后，及时的药物通常可以有效控制血压，纠正低血钾，维持性征，预后良好。

目前关于 CAH 的临床诊断主要依赖临床症状、体征及生化、影像检查，诊断过程无明显困难。但是对于一些临床特征不清晰的疾病，例如非经典型 11β- 羟化酶缺陷症患者，由于没有高血压表现，易与 21- 羟化酶缺陷症混淆，此时分子检测有助于精准诊断和分型。

精准医学在 CAH 诊治中的最大作用莫过于产前诊断与治疗。CAH 是常染色体隐性遗传，因此对家族中有本病先证者的孕妇应做产前诊断。通常对携带有 CYP11B1 突变基因的孕妇，一旦确认怀孕，即开始进行地塞米松治疗，孕 9～11 周时进行绒毛膜活检，进行胎儿细胞 DNA 分析和核型分析。如果胎儿性别为女性，无论其为 CYP11B1 杂合子或纯合子突变，均维持地塞米松治疗直至出生。如果胎儿性别为男性，则停止激素治疗[9,10]。这种产前诊断与治疗方法可以有效维持携带突变基因的女孩的外生殖器的正常发育，为其今后的生育创造了良好的条件。CAH 今后精准预防的方向应该是胚胎植入前的遗传诊断。通过对人工授精的胚胎进行基因检测，选择无携带致病基因的胚胎植入子宫，国外已经成功于 21-羟化酶缺陷症患者运用此法，使患者成功生育健康的孩子。

（朱理敏）

参 考 文 献

[1] FUNDER J W，CAREY R M，MANTERO F，et al. The Management of Primary Aldosteronism：Case Detection，Diagnosis，and Treatment：An Endocrine Society Clinical Practice Guideline[J]. J Clin Endocrinol Metab，2016，101（5）：1889-1916.

[2] ZENNARO M C，JEUNEMAITRE X. SFE/SFHTA/AFCE consensus on primary aldosteronism，part 5：Genetic diagnosis of primary aldosteronism[J]. Ann Endocrinol（Paris），2016，77（3）：214-219.

[3] LIFTON R P，DLUHY R G，POWERS M，et al. A chimaeric 11 beta-hydroxylase/aldosterone synthase gene causes glucocorticoid-remediable aldosteronism and human hypertension[J]. Nature，1992，355（6357）：

262-265.

[4] SCHOLL UI, STÖLTING G, SCHEWE J, et al. CLCN2 chloride channel mutations in familial hyperaldosteronism type Ⅱ[J]. Nat Genet, 2018, 50(3):349-354.

[5] CHOI M, SCHOLL U I, YUE P, et al. K⁺ channel mutations in adrenal aldosterone-producing adenomas and hereditary hypertension[J]. Science, 2011, 331(6018): 768-772.

[6] SCHOLL U I, STÖLTING G, NELSON-WILLIAMS C, et al. Recurrent gain of function mutation in calcium channel *CACNA1H* causes early-onset hypertension with primary aldosteronism[J]. Elife, 2015, 4: e06315.

[7] WHITE P C, CURNOW K M, PASCOE L. Disorders of steroid 11 beta-hydroxylase isozymes[J]. Endocr Rev, 1994, 15(4): 421-438.

[8] KATER C E, BIGLIERI E G. Disorders of steroid 17 alpha-hydroxylase deficiency[J]. Endocrinol Metab Clin North Am, 1994, 23(2): 341-357.

[9] MOTAGHEDI R, BETENSKY B P, SLOWINSKA B, et al. Update on the prenatal diagnosis and treatment of congenital adrenal hyperplasia due to 11beta-hydroxylase deficiency[J]. J Pediatr Endocrinol Metab, 2005, 18(2): 133-142.

[10] ALTARESCU G, BARENHOLZ O, RENBAUM P, et al. Preimplantation genetic diagnosis (PGD) --prevention of the birth of children affected with endocrine diseases[J]. J Pediatr Endocrinol Metab, 2011, 24(7-8): 543-548.

第三节　嗜铬细胞肿瘤

嗜铬细胞肿瘤主要包括两大类，嗜铬细胞瘤（pheochromocytoma，PCC）与副神经节瘤（paraganglioma，PGL）。PCC 起源于肾上腺髓质，分泌儿茶酚胺激素，占 85%；PGL 起源于肾上腺外嗜铬细胞，一般不分泌儿茶酚胺激素，占 15%～20%[1]。

嗜铬细胞瘤与副神经节瘤（PCCs/PGLs）占整个高血压门诊患者的 0.2%～0.6%。尸检发现有 0.05%～0.1% 的患者终生未诊断。儿童高血压患者中，1.7% 为 PCCs/PGLs，肾上腺偶发瘤患者中有 5% 为 PCCs/PGLs[1]。需要强调的是，超过 1/3 的 PCCs/PGLs 患者存在胚系基因突变，是所有肿瘤中遗传率最高的[2]。突变患者发病年龄轻，肿瘤多为多灶、双侧或出现非嗜铬组织转移，常伴有家族史和 / 或临床综合征，后者包括神经纤维瘤 1 型（neurofibromatosis type 1，NF1）、多发性内分泌腺瘤 2 型（multiple endocrine neoplasia，type 2，MEN2）、希佩尔 - 林道综合征（von Hippel-Lindau syndrome，VHL 综合征）等[2]。

嗜铬细胞肿瘤是内分泌性高血压的重要原因，患者多表现为难治性高血压，如不及时控制可导致严重的心血管系统并发症。25% 的嗜铬细胞瘤可转移到非嗜铬组织，5 年生存率不到 50%。再加上肿瘤的占位效应与遗传性，及时正确的诊断治疗非常重要[3]。

一、分子遗传机制

超过 1/3 的 PCCs/PGLs 患者存在胚系基因突变。自 1990 年至今，共报道 15 种易感基因，其中 *SDHB* 基因突变最为常见，突变率约为 10.3%，其次是 *SDHD*（8.9%），*VHL*（7.3%），*RET*（6.3%）与 *NF1*（3.3%）[2]。*SDHB* 基因突变是恶性 PCCs/PGLs 的高危因素。*VHL* 基因

突变导致 VHL 综合征[2]，患者易发多种良性与恶性肿瘤，最常见的如肾透明细胞癌、嗜铬细胞瘤、中枢神经系统与视网膜血管网状细胞瘤、胰腺神经内分泌肿瘤或囊肿、内淋巴囊肿瘤、附睾和或阔韧带囊腺瘤等，其中嗜铬细胞瘤外显率为 10%～25%，50% 双侧累及。*RET* 基因突变导致多发性内分泌腺瘤病 2 型，其中 2A 型的特征表现为甲状腺髓样癌、双侧嗜铬细胞瘤和原发性甲状旁腺亢进症，少数患者有皮肤淀粉样变；2B 型的特征表现为甲状腺髓样癌、嗜铬细胞瘤、马方综合征、黏膜神经瘤。两种亚型中，嗜铬细胞瘤的外显率在 50% 左右。*NF1* 基因突变导致 NF1，患者常见症状包括牛奶咖啡斑、皮肤神经纤维瘤、眼睛 Lisch 结节。其中 5% 发生嗜铬细胞瘤，多为单侧。另外，遗传性 PGL 分为 1～5 型，分别对应 *SDHD*、*SDHAF2*、*SDHC*、*SDHB*、*SDHA* 基因突变。五型都是常染色体显性遗传病，其中 1 型和 2 型是父系遗传。主要表现包括：PCCs、肾细胞癌、胃间质瘤、头颈部副神经节瘤。其他致病基因如 *TMEM127* 突变患者主要表现为 PCCs 和部分肾细胞癌；*MAX* 突变患者主要表现为 PCCs/PGLs；*EPAS1* 突变患者表现为真红细胞增多症、PGLs 或生长抑素瘤等[4]。

转录组研究发现上述基因突变主要影响两条信号通路，一条是低氧通路（Cluster1），另一条是 MAPK/PI3K-AKT-MTOR 信号通路（Cluster2）。Cluster1 包括 *SDHx*、*VHL* 与 *EPAS1* 基因突变[5]。*VHL* 编码 E3 泛素连接酶复合物的成员，突变后导致低氧诱导因子（hypoxia inducible factor，HIF）的蛋白酶体降解途径受损；SDHx 失活可导致其底物琥珀酸的积累，竞争性抑制脯氨酸羟化酶（prolyl hydroxylase，PHD）羟化 HIF 蛋白降解。因此，*VHL* 或 *SDHx* 突变均损害 HIF 的正常降解，导致 HIF 累积，形成"假性缺氧"。*EPAS1* 突变使得 HIF 持续性激活。HIF 的累积与激活上调下游参与血管形成、代谢与细胞生长相关基因的表达，从而导致肿瘤发生。另外，*SDHx* 基因突变使得细胞代谢产物如琥珀酸盐等调控组蛋白去甲基化与 DNA 甲基化过程，从而激活细胞的缺氧反应。Cluster2 包括 *RET*、*NF1*、*MAX* 与 *TMEM127* 基因突变[5]。上述基因突变后，酪氨酸激酶受体及其下游的哺乳动物西罗莫司靶蛋白（mammalian target of rapamycin，mTOR）与髓细胞组织增生（myelocytomatosis，MYC）激活，细胞增殖，肿瘤发生。RET 本身作为酪氨酸激酶受体，激活突变后使得受体不需配体结合而直接激活；NF1 可以抑制 RAS；MAX 抑制 MYC；TMEM 抑制 mTOR[5]。

2017 年 2 月，The Cancer Genome Atlas（TCGA）发布了对 172 例 PCCs/PGLs 的多组学研究结果，确认了之前报道的 8 个胚系突变基因。体细胞的扳机（driver）基因除之前报道的 *EPAS1*、*RET*、*RAS* 与 *NF1* 之外，还发现了 *CSDE1* 基因突变[6]。另外还发现 4 个重要的融合基因：*MAML3*、*BRAF*、*NGFR* 与 *NF1*。多组学分析发现四种分子亚型，除上述的 Cluster1 与 Cluster2 之外，还有 Wnt 通路变异亚型与皮质混合亚型。其中 Wnt 通路变异亚型包括 *MAML3* 融合基因与 *CSDE1* 基因突变[6]。研究还发现肿瘤预后不良（远处转移、局部复发与淋巴结转移）与 9 种分子特征相关，如 *MAML3* 融合基因、*SDHB* 胚系突变、*SETD2/ATRX* 体细胞突变、Wnt 通路变异分子亚型与高度甲基化等。

二、精准诊疗

超过 1/3 的 PCCs/PGLs 患者携带胚系基因突变，而超过 40% 的恶性 PCCs/PGLs 患者携带胚系 *SDHB* 基因突变，并且一旦先证者的致病基因明确，一级亲属有机会通过基因诊断得到早期诊断与治疗，因此所有的 PCCs/PGLs 患者都应该考虑基因诊断，尤其是具有阳性家族史或者一级亲属证实携带胚系基因突变的患者、肿瘤综合征以及多灶、双侧或转移病灶的患者。但是对于单侧病变、无家族史、无肿瘤综合征以及非转移患者，是否需要进行胚系基因突变检测，需要同时考虑检测费用与相关检测带来的不良影响。

2014年美国内分泌协会PCCs/PGLs临床指南与2016年中华医学会内分泌病学分会《嗜铬细胞瘤和副神经节瘤诊断治疗的专家共识》建议根据临床特征进行特定的突变基因检测（图10-1），如果患者存在遗传综合征的临床表型，应根据具体表型进行VHL、RET或者NF1的胚系基因检测；若有非嗜铬组织转移，应进行SDHB基因检测；对非综合征非转移患者，应根据肿瘤所在位置与所分泌的儿茶酚胺激素的性质，进行相应的基因检测[1,7]。有几点需要特别注意：

1. 转移患者一定要进行胚系SDHB基因突变检测，因为后者是PCCs/PGLs转移与预后不良的重要危险因素，30%的转移患者存在胚系SDHB基因突变，而SDHB基因突变患者肿瘤转移的发病率是17%，患病率是19%。

2. 发病年龄是非综合征患者存在胚系突变的重要线索，小于45岁发病比大于45岁要高5倍。

3. 双侧、多灶以及肾上腺外的PCCs/PGLs患者携带胚系基因突变的可能性也比较高。多灶比单个病灶的可能性高5倍，肾上腺外比肾上腺病灶高4倍。

4. 肾上腺外的PCCs/PGLs致病基因以SDHx为主。头颅与颈部的PGLs、父系遗传提示SDHD基因突变；SDHB基因突变携带者通常表现为肾上腺外的单个病灶，无家族史；SDHC突变较为少见，无特异表现；SDHA与SDHAF2突变仅有少数病例报道。组织SDHB免疫组化染色阴性提示患者存在胚系SDHx基因突变。

5. 分泌去甲肾上腺素与甲氧酪胺的PGLs更有可能携带胚系SDHx突变，SDHx突变在分泌甲氧酪胺的PGLs中更为常见。TMEM127基因突变患者的肿瘤通常分泌肾上腺素。

对于携带胚系基因突变的PCCs/PGLs患者，推荐进行个体化管理。基因型与激素表型密切相关，RET与NF1基因突变患者基本均表现为分泌肾上腺素与去甲肾上腺素的肾上腺肿瘤；VHL与SDHx基因突变患者基本不分泌肾上腺素，70%的SDHx基因突变患者分泌多巴胺的代谢产物甲氧酪胺。因此，针对不同的基因型患者应重点进行不同激素的检测。基因型与肿瘤位置密切相关，RET、NF1与VHL基因突变患者肿瘤主要位于肾上腺，而SDHx基因突变患者肿瘤主要位于肾上腺外，SDHB基因突变患者肿瘤转移可能性大。因此针对不同的基因型患者应重点进行不同位置的肿瘤定位。功能影像学检查对于不同的基因型肿瘤敏感性也不同，对于SDHx基因突变患者的中定位，18F-FDOPA PET的准确性高于CT/MRI[8]；111In-Pentetreotide扫描可以非常好的定位SDHx基因突变患者的肿瘤。治疗方面，对于遗传性PCCs，如果肿瘤体积较小，并且对侧肾上腺已经切除，建议行部分肾上腺切除，保留肾上腺皮质功能，降低术后肾上腺皮质功能减退的可能性，但患者复发的风险增加。VHL患者10年复发率为10%～15%；MEN2患者5～10年累积复发率为38.5%。SDHB基因突变型患者建议尽量彻底清除病灶，以尽可能降低复发与转移的风险。最后，对于所有携带胚系基因突变的患者，都应该每年进行生化监测，监测的频率与方式应该根据不同的基因型进行。NF1患者的PCCs/PGLs外显率相对降低，建议在症状与体征出现之后再进行；SDHB基因突变携带者恶性风险较高，除了生化监测外，还建议进行影像学检测。考虑到CT与核素扫描的放射性，建议定期进行MRI监测。

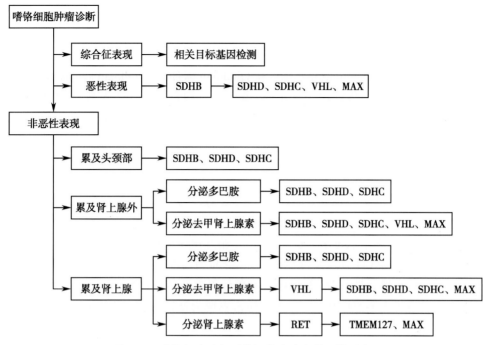

图 10-1　嗜铬细胞瘤与副神经节瘤致病基因检测流程

（叶　蕾　宁　光）

参 考 文 献

[1] LENDERS J W，DUH Q Y，EISENHOFER G，et al. Pheochromocytoma and paraganglioma：an endocrine society clinical practice guideline[J]. J Clin Endocrinol Metab，2014，99（6）：1915-1942.

[2] FAVIER J，AMAR L，GIMENEZ-ROQUEPLO A P. Paraganglioma and phaeochromocytoma：from genetics to personalized medicine[J]. Nat Rev Endocrinol，2015，11（2）：101-111.

[3] LENDERS JWM，EISENHOFER G，MANNELLI M，et al. Phaeochromocytoma[J]. Lancet，2005，366（9486）：665-675.

[4] ZHUANG Z，YANG C，LORENZO F，et al. Somatic HIF2A gain-of-function mutations in paraganglioma with polycythemia[J]. N Engl J Med，2012，367（10）：922-930.

[5] NOLTING S，GROSSMAN A B. Signaling pathways in pheochromocytomas and paragangliomas：prospects for future therapies[J]. Endocr Pathol，2012，23（1）：21-33.

[6] FISHBEIN L，LESHCHINER I，WALTER V，et al. Comprehensive Molecular Characterization of Pheochromocytoma and Paraganglioma[J]. Cancer Cell，2017，31（2）：181-193.

[7] 中华医学会内分泌学分会肾上腺学组. 嗜铬细胞瘤和副神经节瘤诊断治疗的专家共识 [J]. 中华内分泌代谢杂志，2016，32（3）：181-187.

[8] LEPOUTRE-LUSSEY C，CARAMELLA C，BIDAULT F，et al. Screening in asymptomatic SDHx mutation carriers：added value of 18F-FDG PET/CT at initial diagnosis and 1-year follow-up[J]. Eur J Nucl Med Mol Imaging，2015，42（6）：868-876.

第四节　Bartter 综合征与 Gitelman 综合征

Bartter 综合征（Bartter syndrome，BS）和 Gitelman 综合征（Gitelman syndrome，GS）是两种分子遗传机制不同的遗传性肾小管疾病，临床特点均表现为肾性失盐、低血钾性代谢性碱中毒、血浆肾素 - 血管紧张素 - 醛固酮系统（renin-angiotensin aldosterone system，RAAS）活性增高而血压正常或偏低。其中 BS 大多表现为高钙尿症，而 GS 通常表现为低钙尿症和低镁血症。BS 和 GS 在临床上均较罕见，其中 BS 总体发病率约为 1.2/1 000 000，GS 总体发病率约为 1/40 000。

BS 和 GS 患者大多表现多尿、烦渴、脱水、乏力、手足搐搦的临床症状，实验室检查提示低血钾性碱中毒、RAAS 激活。根据致病基因不同，BS 分为 Ⅰ～Ⅴ型，其中 Ⅰ、Ⅱ型为新生儿型 BS，表现为胎儿期羊水过多，可导致早产，胎儿出生后低体重、喂养困难、生长发育迟缓，部分患者可出现局灶性节段性肾小球硬化症；Ⅲ型为经典型 BS，起病相对晚，临床症状相对最轻；Ⅳ型伴有感音性耳聋；Ⅴ型伴有染色体显性遗传性低血钙。GS 多见于青春期或成年后，多数患者可无明显临床症状。GS 通常表现为低钙尿症，同时尿镁排泄增多，出现低镁血症（表 10-1）。

一、分子遗传机制

Ⅰ型 BS 是由于编码 NKCC2 的 *SLC12A1* 基因突变所致，NKCC2 功能障碍引起肾小管髓袢升支粗段（thick ascending limb，TAL）对 Na^+、K^+、Cl^-、Ca^{2+} 重吸收减少并带走大量水分，远端小管液中 Na^+、K^+ 增多，继发 Na^+-K^+、Na^+-H^+ 交换活跃，主细胞分泌 K^+ 增多，同时小管液中 Na^+ 增多可刺激肾小球旁器增生，导致 RAAS 活性增高。

Ⅱ型 BS 是由于编码 ROMK 的 *KCNJ1* 基因突变所致，ROMK 有 3 种亚型，ROMK1 位于皮质集合管（cortical collecting duct，CCD），可分泌 K^+，受醛固酮调节；ROMK3 位于 TAL，可将重吸收的 K^+ 转运回小管液中，维持小管液的 K^+ 浓度，以保证 NKCC2 正常发挥功能；ROMK2 在 CCD 和 TAL 均有表达。Ⅱ型 BS 由于 ROMK 功能缺陷，影响了 NKCC2 发挥正常功能，但 NKCC2 功能仍有部分保留，所以Ⅱ型 BS 临床表现与Ⅰ型 BS 相似，但相对较轻。

Ⅲ型 BS 是由于编码氯通道蛋白 Kb（Cl^- channel-Kb，ClC-Kb）的 *CLCNKB* 基因突变所致，该基因主要表达于髓质 TAL 基底侧、远端小管的管周膜和皮质集合小管的 A 型润细胞，功能是将上皮细胞重吸收的 Cl^- 转运回血管内。由于 ClC-Kb 并非 TAL 上唯一的 Cl^- 通道，Ⅲ型 BS 电解质丢失较少，所以临床症状较轻。

Ⅳ型 BS 是由于编码 ClC-K 的 β 亚单位（Bartin 蛋白）的 *BSND* 突变所致，*CLCNKA* 和 *CLCNKB* 分别编码 ClC-Ka 与 ClC-Kb，Bartin 蛋白的缺陷导致两个 ClC-K 异常，因此电解质丢失及临床表现较重。由于血管纹边缘细胞与内淋巴的生成有关，ClC-K 功能异常可引起内淋巴性质改变，从而导致感音性耳聋。

Ⅴ型 BS 是由于编码钙敏感受体（Ca^{2+} sensitive receptor，CaSR）的 *CASR* 基因激活突变所致，CaSR 蛋白是一种 Ca^{2+} 敏感的 G 蛋白偶联受体，主要表达于甲状旁腺与肾脏。正常情况下，甲状旁腺上 CaSR 的表达与细胞外 Ca^{2+} 浓度呈负反馈，*CASR* 激活突变后导致 CaSR 的表达增加，通过抑制甲状旁腺激素的分泌来减少近端小管对 Ca^{2+} 的重吸收。在肾脏，活化的 CaSR 通过抑制 ROMK 间接减少 TAL 上 Ca^{2+} 的重吸收,从而降低血钙。

GS 是编码对噻嗪类敏感的 NCC 的 *SLC12A3* 基因突变所致,NCC 主要负责 Na^+、Cl^- 的重吸收,由于原尿中仅 7% 左右的 NaCl 在远曲小管重吸收,因此 GS 水盐丢失较少,临床症状较轻微。关于 GS 出现低钙尿症和高镁尿症的病理机制尚未明确,可能与远曲小管上 Ca^{2+} 通道蛋白表达增加和 Mg^{2+} 通道蛋白表达减少有关[1]。

表 10-1 Ⅰ~Ⅴ型 BS 和 GS 的遗传学特点和临床特点

	Ⅰ型 BS	Ⅱ型 BS	Ⅲ型 BS	Ⅳ型 BS	Ⅴ型 BS	GS
突变基因	*SLC12A1*	*KCNJ1*	*CLCNKB*	*BSND*	*CASR*	*SLC12A3*
染色体定位	15q21.1	11q24.3	1p36.13	1p31	3q13	16q13
编码蛋白	NKCC2	ROMK	ClC-Kb	Bartin	CaSR	NCC
遗传方式	AR	AR	AR	AR	AD	AR
临床特点	新生儿型 BS,羊水过多,早产,多尿、喂养困难、发育迟缓,可出现肾小球硬化症	新生儿型 BS,临床表现同Ⅰ型,可出现肾小球硬化症,一过性高血钾性酸中毒	经典型 BS,起病较晚,烦渴、多尿、脱水、手足搐搦,无肾小球硬化症	新生儿可出现羊水过多,早产,感音性耳聋,无肾小球硬化症	遗传性低血钙,高钙尿症和低甲状旁腺激素血症	起病较晚,症状较轻,低尿钙、高尿镁,低血镁

AR:常染色体阴性遗传,AD:常染色体显性遗传

二、精准诊疗

临床上表现为低钠、低氯、低钾性代谢性碱中毒、RAAS 活性增强而血压偏低或正常的患者,若除外利尿剂等药物的影响,应考虑诊断为 BS 或 GS,伴有低钙尿症和低镁血症的患者则支持诊断 GS。近年来关于 BS 与 GS 基因型和表型的研究显示,临床表现为新生儿型 BS 的患者可能检出致病基因 *CLCNKB*[2],临床诊断为 BS 的患者可能检出致病基因 *SLC12A3*,且并非所有临床诊断为 BS 或 GS 者均可检出致病基因[3]。因此,仅依靠临床表现可能会导致难以鉴别诊断和误诊,基因检测有助于早期精准诊断和指导临床治疗以及预后评估。另外中国学者 Liu 等研究显示,尿电解质排泄分数相比于血电解质更有利于临床鉴别诊断[4]。

目前 BS 与 GS 仍无法根治,治疗上主要是补充丢失的液体和电解质。BS 患者由于体内前列腺素 E_2(prostaglandin E2, PGE_2)升高,PGE_2 可提高 RAAS 活性从而加重失钾,应用环氧化酶抑制剂(如吲哚美辛)治疗可以纠正 BS 患者的高血管紧张素血症和高肾素血症,减少电解质丢失,并且可显著改善患者生长发育,但在长期治疗过程中需警惕消化道不良反应和肾损伤[5]。由于 GS 患者并不表现 PGE_2 升高,因此环氧化酶抑制剂治疗无效。其次,可应用保钾利尿剂药物(如螺内酯),有助于减少电解质丢失,还可应用血管紧张素转换酶抑制剂药物,降低 RAAS 活性和减少尿蛋白。

(张 屏 于汇民)

参 考 文 献

[1] KOULOURIDIS E, KOULOURIDIS I. Molecular pathophysiology of Bartter's and Gitelman's syndromes[J]. World J Pediatr, 2015, 11(2): 113-125.

[2] LEE B H, CHO H Y, LEE H, et al. Genetic basis of Bartter syndrome in Korea. Nephrology Dialysis Transplantation, 2012, 27(4): 1516-1521.

[3] MIAO M, ZHAO C Q, WANG X L, et al. Clinical and genetic analyses of Chinese patients with Gitelman syndrome[J]. Genet Mol Res, 2016, 15(2).

[4] LIU T, WANG C, LU J, et al. Genotype/Phenotype Analysis in 67 Chinese Patients with Gitelman's Syndrome[J]. Am J Nephrol, 2016, 44(2): 159-168.

[5] VAISBICH M H, FUJIMURA M D, KOCH V H. Bartter syndrome: benefits and side effects of long-term treatment[J]. Pediatr Nephrol, 2004, 19(8): 858-863.

第五节　假性醛固酮减少症Ⅰ型

假性醛固酮减少症Ⅰ型(pseudohypoaldosteronism typeⅠ, PHAⅠ)是由于肾小管或其他盐皮质激素的靶器官对醛固酮的作用无反应或抵抗所致的一种婴儿期失盐综合征,临床表现为脱水、生长发育迟缓、低血压、高钾血症和代谢性酸中毒。该病临床罕见,尚无确切发病率报道。

患者主要表现为脱水、低钠血症、高钾血症、代谢性酸中毒、生长迟缓,RAAS 活性增强。根据遗传学特点,PHAⅠ可分为常染色体显性遗传性 PHAⅠ和常染色体隐性遗传性 PHAⅠ两种类型。常染色体显性遗传性 PHAⅠ仅表现肾小管对醛固酮抵抗,又称肾型 PHAⅠ,大多数患儿于出生后半个月至 6 个月时起病,临床症状相对较轻,且有自行缓解的特点,患儿在 2~3 岁后不再需要进行治疗。常染色体隐性遗传性 PHAⅠ又名多脏器 PHAⅠ,可累及多个器官,包括肾脏、结肠、汗腺及唾液腺,导致患儿严重失盐,多在出生后 1 个月内出现严重低钠血症、致死性高钾血症,易发生下呼吸道感染,表现为反复出现呼吸困难、发绀、发热。该型 PHAⅠ不能自行缓解,患者将终生面临因严重失盐、高钾血症而致命的风险。

一、分子遗传机制

肾型 PHAⅠ由于编码 MR 的基因 NR3C2 突变导致。MR 表达于肾脏远曲小管、肺气道上皮、唾液腺和汗腺等,近年研究发现 MR 也表达于脑、大血管、脂肪组织等处。正常生理下,MR 与醛固酮结合,经过一系列复杂反应过程,发挥以下功能:ENaC 和 Na$^+$-K$^+$-ATP 酶表达增多,促进肾脏远曲小管对钠的重吸收;促进上皮细胞顶端膜 K$^+$ 通道开放分泌 K$^+$;主细胞分泌 H$^+$。MR 突变导致醛固酮抵抗,Na$^+$ 重吸收减少,K$^+$、H$^+$ 分泌减少,出现低钠血症、血容量减少、高钾血症、代谢性酸中毒,而低血容量引起 RAAS 系统激活。目前已发现有 100 种以上 MR 突变导致 PHAⅠ,其中无义突变和框移突变导致密码子提前终止是最常见的突变类型,单倍剂量不足可能是多脏器 PHAⅠ发生的病理机制。其次,位于 MR 基因上的 DNA 结合结构域(DBD)和 C-末端配体结合结构域(LBD)发生错义突变,导致 MR 无醛固酮结合或结合减少,表现为显性失活突变[1]。另外还有报道显示 NR3C2 基因发生框移突变导致 MR 受体表达减少而致病[2]。

多脏器 PHAⅠ是由于编码 ENaC 的基因突变所致,ENaC 由两个 α 亚基、一个 β 亚基、一个 γ 亚基构成,分别由 SCNN1A、SCNN1B、SCNN1G 三种基因编码。ENaC 表达于肾远曲小管、远端结肠、呼吸道、外分泌腺导管以及皮肤等处的上皮细胞上正常功能的维持有赖于各亚基结构的完整性及相互作用，主要调节 Na^+ 内流，α 亚基起主要作用，β、γ 亚基起协同作用。基因突变引起 ENaC 活性降低甚至丧失，Na^+ 重吸收障碍而致病。

二、精准诊疗

诊断 PHA Ⅰ 主要根据表现为婴儿时期出现盐丢失、低血压、高血钾、代谢性酸中毒、生长发育迟缓、RAAS 激活的临床综合征。基因检测有助于明确诊断、分型以及评估预后。肾型 PHA Ⅰ 临床表现相对较轻，可自愈，预后好。多脏器 PHA Ⅰ 的患者脱水、高血钾及呼吸道症状严重，不能自愈，预后相对差。但也有几例报道中 SCNN1A 基因突变致病的患者临床症状相对较轻，且后期只需补钠治疗[3]。

治疗上主要是补充钠盐和纠正高血钾，肾型 PHA Ⅰ 患者通常血钾升高较轻，只需补钠治疗，且多在 2～3 岁后不再需要进行治疗。多脏器 PHA Ⅰ 患者临床表现严重，高钾血症难以纠正，几乎所有患者都需要住院治疗，不能自愈，需要终生治疗。对于补钠和降钾药物治疗仍不能纠正血钾的患者，需要应用离子交换树脂甚至透析治疗[4]。良好的饮食管理和密切检测电解质可降低死亡率和改善患者生活质量。

（张　屏　于汇民）

参 考 文 献

[1] TAJIMA T, MORIKAWA S, NAKAMURA A. Clinical features and molecular basis of pseudohypoaldosteronism type 1[J]. Clin Pediatr Endocrinol, 2017, 26（3）: 109-117.

[2] KAWASHIMA SONOYAMA Y, TAJIMA T, FUJIMOTO M, et al. A novel frameshift mutation in NR3C2 leads to decreased expression of mineralocorticoid receptor: a family with renal pseudohypoaldosteronism type 1[J]. Endocr J, 2017, 64（1）: 83-90.

[3] RIEPE F G, VAN BEMMELEN M X P, CACHAT F, et al. Revealing a subclinical salt-losing phenotype in heterozygous carriers of the novel S562P mutation in the α subunit of the epithelial sodium channel[J]. Clin Endocrinol, 2009, 70（2）: 252-258.

[4] RIEPE F G. Pseudohypoaldosteronism[J]. Endocr Dev, 2013, 24: 86-95.

第十一章
遗传性主动脉疾病

第一节　马方综合征

马方综合征（Marfan syndrome，MFS）是一种外显度很高的系统性结缔组织疾病，由法国儿科医生 Marfan 于 1896 年首次报道。患者临床表现差异大，不同家庭甚至同一家庭不同患者之间的临床表现可能有所不同。病变累及多个器官系统，主要涉及心血管、骨骼和眼睛（图 11-1），也有少量涉及皮肤、肺和中枢神经系统等。

常见表现包括：①眼睛——近视是最为常见的眼部异常；约 60% 的患者出现晶状体异位，发生视网膜剥脱、青光眼、早发白内障的风险高；②骨骼——身材瘦高，四肢比例不协调性过长，蜘蛛脚样指（趾），关节活动过度，胸廓畸形（漏斗胸或鸡胸），脊柱侧凸等；③心血管系统——以二尖瓣脱垂和主动脉扩张最为常见。扩张严重（直径超过 60mm）时可导致主动脉破裂。其中，主动脉瘤、主动脉夹层等心血管系统病变是影响患者寿命的最重要原因。若无干预，患者平均寿命约为 32 岁。若得到适当干预和治疗，其平均寿命可接近正常人。患病率约为 1/3 000～1/5 000，无明显种族或性别差异。

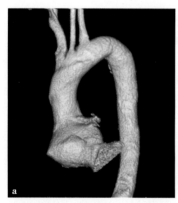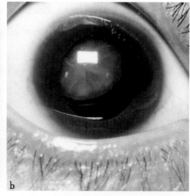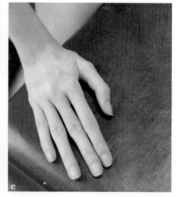

图 11-1　MFS 患者典型临床表现
a. 主动脉根部瘤；b. 视网膜脱落；c. 蜘蛛指

鉴于 MFS 临床表现的高度异质性，国际上对于 MFS 的诊断标准也在不断修改和完善。若临床诊断标准过于严格，很多患者难以诊断；过于宽松，又会出现很多假阳性。目前国际上普遍采用的是 2010 年修订版 Ghent 标准（图 11-2）[1]，它更加重视主动脉根部瘤 / 夹层和晶状体异位这两大表现，而将其他病变列入系统评分，可见二者在临床诊断中的权重：若患者无家族史，可根据主动脉根部扩张（Z-Score≥2.0）并结合以下任一条件进行诊断：①晶状体异位，携带致病性 *FBN1* 突变或系统评分≥7；②晶状体异位且携带先前报道过的与主动脉膨大相关的 *FBN1* 突变。若患者有家族史，可根据以下三个条件对患者进行确诊：①晶状体异位或系统评分≥7；②或主动脉根部膨大（年龄≥20 岁时，Z-Score≥2.0；③年龄 <20 岁时，Z-Score≥3.0）。与以往诊断标准不同的是，该标准首次将分子诊断（致病性基因突变筛查）纳入主要诊断条件，赋予其重要意义。

若无家族史，达到以下任一标准即可诊断：
- 主动脉根部膨大（Z-score≥2.0）且具备以下特征之一：
  √ 晶状体异位
  √ 携带致病性FBN1突变
  √ 系统评分≥7
- 晶状体异位，且具有与主动脉膨大相关的 FBN1突变（相关性依据先前报道）

若有家族史，结合以下任一特征即可诊断：
- 晶状体异位
- 系统评分≥7
- 主动脉根部膨大
  （年龄≥20岁者，Z-score≥2.0；或年龄<20岁者，Z-score≥3.0）

系统评分表

特征	评分
腕征和指征阳性	3
腕征或指征阳性	1
鸡胸	2
漏斗胸或胸廓不对称	1
后足畸形	2
扁平足	1
气胸	2
硬脑膜扩张	2
髋臼前突	2
上/下半身比值低 且 臂/身高比值高	1
脊柱侧凸或后突	1
肘部扩展性降低	1
3~5种面部特征	1
皮肤条纹	1
近视	1
二尖瓣脱垂	1

图 11-2　MFS 2010 年 Ghent 修订版诊断标准

一、分子遗传机制

FBN1 是目前唯一已知的 MFS 致病基因。该基因位于染色体 15q21.1，全长 235kb，包含 66 个外显子，编码原纤维蛋白 -1（fibrillin-1），是细胞外微纤维的重要组成部分。原纤维蛋白有着保守的结构域，包括 47 个表皮生长因子（EGF）样结构域，7 个转化生长因子 β1 结合蛋白（TB）样结构域，一段富含脯氨酸区域，复合模块（hybrid modules）和特殊的 N- 和 C- 末端。在 47 个 EGF 结构域中，43 个包含能与钙结合的富含半胱氨酸的保守序列（cb-EGF），提示其在微纤维组装和保持稳定性中发挥重要作用。目前发现的 *FBN1* 突变已有上千个，多数是单个家系特有的。其中错义突变是最常见类型，半胱氨酸的单碱基置换占绝大多数[2]。现有的 *FBN1* 基因型 - 表型关联分析提示，*FBN1* 基因半胱氨酸发生错义突变的患者发生晶体异位的概率高于其他突变类型。此外，早发严重的 MFS（新生儿 MFS）患者，*FBN1* 突变多发生在 24～32 号外显子，具体机制还有待深入研究。

二、精准诊疗

对 *FBN1* 进行基因检测，有助于 MFS 的早期诊断和高危家属的筛查。2010 年修订版 Ghent 标准将致病性 *FBN1* 基因突变纳入主要诊断条件，结合基因检测结果，使一些疑似但不满足诊断标准的 MFS 患者得以确诊[1]，为预防性干预和及时的监测及治疗提供了时机。有研究表明，发生急性主动脉夹层（acute aortic dissection，AAD）的 MFS 患者，即便首次手术成功，主动脉其他节段需要再次干预的频率也大于未发生 AAD 的患者[3]。因此，疾病的早期诊断尤为重要，基因检测在此方面显示出了其特有优势。对于检出明确 *FBN1* 致病突变的患者，可对其高危家属进行筛查，通过改变生活方式、定期检查、早期手术或药物干预等多种途径，有效降低不良心血管事件的发生。

此外，通过基因检测，可对临床表型有重合、容易混淆的疾病进行准确诊断。如 Loeys-Dietz 综合征（Loeys-Dietz syndrome，LDS），是一种常染色体显性遗传的结缔组织疾病，很多心血管系统和骨骼异常与 MFS 有着相似表现，曾被定义为 2 型 MFS。2005 年，Loeys 和 Dietz 等首次将其报道为一个独立的疾病，患者平均死亡年龄只有 26 岁[4]。与 MFS 患者相比，LDS 患者主动脉瘤/夹层临床进展更为迅猛，患者平均发病年龄和死亡年龄更早，因此手术指征（主动脉直径 >4.2cm）要严于 MFS（主动脉直径 >5.0cm）。除主动脉根部外，LDS 患者其他部位发生动脉瘤和动脉扭曲的风险较高。但因 LDS 十分罕见，加上国内医生对此疾病认识不足，往往会误诊成 MFS。通过基因检测，患者即可得到准确诊断，从而指导临床治疗方案。

FBN1 基因检测结果，还可指导患者进行生殖选择。MFS 属于常染色体显性遗传疾病，怀孕前若不进行医学处理，通过自然生育遗传给下一代的机会约为 50%。通过早期孕检或移植前胚胎诊断等方法，可避免将疾病传给下一代，减轻社会和家庭经济和精神的双重负担。

（周　洲）

参 考 文 献

[1]　LOEYS B L，DIETZ H C，BRAVERMAN A C，et al. The revised Ghent nosology for the Marfan syndrome[J]. J Med Genet，2010，47（7）：476-485.

[2]　ROMMEL K，KARCK M，HAVERICH A，et al. Identification of 29 novel and nine recurrent fibrillin-1（FBN1）mutations and genotype-phenotype correlations in 76 patients with Marfan syndrome[J]. Hum Mutat，2005，26（6）：529-539.

[3]　SCHOENHOFF F S，JUNGI S，CZERNY M，et al. Acute aortic dissection determines the fate of initially untreated aortic segments in Marfan syndrome[J]. Circulation，2013，127（15）：p. 1569-1575.

[4]　LOEYS B L，CHEN J，NEPTUNE E R，et al. A syndrome of altered cardiovascular，craniofacial，neurocognitive and skeletal development caused by mutations in TGFBR1 or TGFBR2[J]. Nat Genet，2005，37（3）：275-281.

第二节　家族性胸主动脉瘤／主动脉夹层

胸主动脉瘤是指胸腔区域内的主动脉发生局部膨胀、扩张，未进行处理时，动脉内血流可能通过内膜破裂处进入主动脉壁，在主动脉壁内形成血肿，当血肿扩大时，将主动脉壁中层剥离成为内、外两层，即胸主动脉夹层。不合并其他疾病或其他明显病理特征的胸主动脉瘤／主动脉夹层（thoracic aortic aneurysm and dissection，TAAD）称为非综合征型胸主动脉瘤／主动脉夹层（non-syndromic thoracic aortic aneurysm and dissection，NS-TAAD）。20% 的非综合征型胸主动脉瘤／主动脉夹层患者具有家族史，意味着是由遗传因素导致的，即家族性胸主动脉瘤/主动脉夹层（familial thoracic aortic aneurysm and dissection，FTAAD）。针对 FTAAD 家系进行分析，发现 FTAAD 主要是常染色体显性遗传、外显度不高的单基因疾病。不同家系乃至同一家系不同患者间的疾病表现程度可能有所不同，主要表现在发病年龄、直径小于 5.0cm 时升主动脉破裂的风险、病变累及主动脉根部或升主动脉或两者都累及等方面[1]。确诊为家族性胸主动脉瘤而未行手术患者的 1 年、5 年生存率分别为 60%～70%和 13%～39%；手术患者的 5 年、10 年生存率约为 50% 和 30%，部分患者的自然寿命可达正常人的水平。

一、分子遗传机制

早期对 FTAAD 致病基因的探究，主要依赖于大家系连锁分析。通过连锁分析，研究者鉴定出了 3 个基因位点与 FTAAD 的发生有关：11q23.2-24（AAT1），5q13-14（AAT2）和 3p24-25（AAT3）。后有研究证实 AAT3 基因座即 TGFBR2。随着研究的深入，人们发现了更多的 FTAAD 致病基因：FBN1、TGFBR1、TGFBR2、SMAD3 和 TGFB2。目前已在 6%～8% 的无 MFS 或 LDS 特征的 FTAAD 家系中发现上述基因突变，提示这些综合征和 FTAAD 的主动脉瘤形成可能有着相似的病理机制。MYH11、ACTA2、MYLK、SMAD4、NOTCH1 等基因也被发现与 FTAAD 有关，其中 ACTA2 是最常见的 FTAAD 致病基因，约占患者人数的 14%。

随着全外显子组测序技术的不断发展和广泛应用，越来越多的新致病基因被挖掘出来（表 11-1）[2]，如 SMAD3、TGFB2、PRKG1、MFAP5、MATA2、TGFB3、FOXE3、LOX、BGN。自 2013 年以来，利用全外显子组测序（whole exome sequencing，WES）或全基因组测序（whole genome sequencing，WGS）方法发现的新致病基因大约是传统方法的 3 倍。可见，WES 和 WGS 技术对于新致病基因的挖掘是一个强有力的工具。利用 WES 方法在大家系中寻找新致病基因的研究思路如图 11-3 所示。尽管如此，目前仍有约 70% 的 FTAAD 患者致病基因不明，有待进一步挖掘和研究。

表 11-1 主动脉瘤致病基因

基因	蛋白	相关疾病	OMIM 号
FBN1	原纤蛋白-1	马方综合征	154700
EFEMP2	腓骨蛋白-1	皮肤松弛症，常隐，IB 型	614437
ELN	弹力蛋白	皮肤松弛症，常显	123700
COL3A1	胶原蛋白 3α-1	Ehlers-Danlos 综合征，4 型	130050
COL4A1	胶原蛋白 4α-1	遗传性血管病合并肾病	611773
COL4A5	胶原蛋白 4α-5	性连锁 Alport 综合征	301050
PLOD1	赖氨酰羟化酶	Ehlers-Danlos 综合征，6 型	225400
PLOD3	赖氨酰羟化酶	骨脆弱与挛缩，动脉破裂，耳聋	612394
LOX	赖氨酰化氧	胸主动脉瘤和夹层	未知
MFAP5	微原纤相关蛋白	家族性胸主动脉瘤	616166
TGFBR1	转化生长因子受体 1	家族性胸主动脉瘤	609192
TGFBR2	转化生长因子受体 2	家族性胸主动脉瘤	610168
TGFB2	转化生长因子 2	Loeys-Dietz 综合征 4 型	614816
TGFB3	转化生长因子 3	Loeys-Dietz 综合征 5 型	615582

续表

基因	蛋白	相关疾病	OMIM 号
SMAD2	SMAD 家族 -2	主动脉和外周动脉瘤和夹层	未知
SMAD3	SMAD 家族 -3	Loeys-Dietz 综合征 3 型	613795
SMAD4	SMAD 家族 -4	遗传性出血性毛细血管扩张症	175050
SKI	v-SKI 肉瘤癌基因同源基因	Shprintzen-Goldberg 综合征	182212
ACTA2	α- 平滑肌肌动蛋白	家族性胸主动脉瘤	611788
MYH11	肌球蛋白	家族性胸主动脉瘤	132900
FLNA	细丝蛋白 A	结节性缺氧异位症	300049
MYLK	肌球蛋白轻链激酶	家族性胸主动脉瘤	613780
PRKG1	蛋白激酶、cGMP 依赖型	家族性胸主动脉瘤	615436
NOTCH1	notch 蛋白 1	主动脉二瓣化和胸主动脉瘤	109730
SLC2A10	葡萄糖转运体 10	动脉迂曲综合征	208050
MAT2A	甲硫氨酸腺苷基转移酶Ⅱ，α	家族性胸主动脉瘤	未知
FOXE3	叉头蛋白 3	家族性胸主动脉瘤	未知

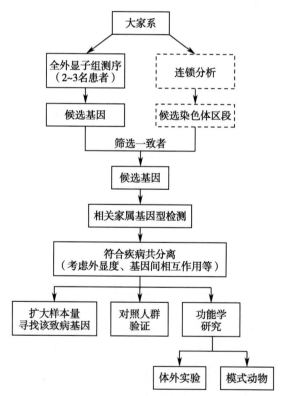

图 11-3　WES 寻找新致病基因 - 大家系研究思路

二、精准诊疗

基因检测对于疾病的早期诊断、高危亲属的筛查具有重要意义。2014 年欧洲心脏病学会（European Society of Cardiology，ESC）发布的《主动脉疾病诊断和治疗指南》中指出，如果患者高度怀疑是 FTAAD,则建议对其进行家系调查和基因检测;对于 FTAAD 患者,应考虑对整个动脉干进行主动脉瘤筛查,包括脑动脉。此外,基因检测对不同类型患者的治疗及预后也有一定的指导和提示作用。如 *ACTA2* 突变患者的主动脉瘤常常同时累及主动脉根部和升主动脉,与 MFS 患者相比,此类患者更容易发生急性动脉瘤破裂。1/3 的患者主动脉直径 <5cm 时发生了动脉破裂[3]。因此对携带 *ACTA2* 突变的 TAAD 患者,当主动脉直径达到 4.5 cm 时,即可考虑进行预防性手术。

针对 FTAAD 的基因检测,通常采用基因组合(gene panel)的方法,详见本节"马方综合征"中相关内容。国内外市场已出现多个检测 FTAAD 的 gene panel 试剂盒,包含的基因从数个到十几个不等。随着 WES 技术的飞速发展以及费用大幅度下降,WES 应用于 FTAAD 新致病基因挖掘的报道也越来越多,详见本文"分子遗传机制"部分内容。

此外,结合影像学监测及生物标志物检测的手段在胸主动脉瘤 / 夹层亚急性危险分层和预后评估中具有重要意义。与胸主动脉瘤 / 夹层发生发展相关生物标志物包含平滑肌相关标志物、炎症相关生物标志物、纤溶酶相关标志物、转化生长因子 β 相关标志物、血栓形成相关生物标志物等。其中,D- 二聚体是一种可在凝血障碍性疾病中作为标志的蛋白片段,在 AAD 发生时显著升高,可作为 AAD 的排除指标,也是唯一接近于金标准的生物标志物。D- 二聚体 500ng/ml 临界值已被应用于肺栓塞的鉴别诊断,也可作为主动脉夹层的排除标准;1 600ng/ml 临界值可作为主动脉夹层急性期(6h 内)的判断标准。

(周　洲)

参 考 文 献

[1] GOLDFINGER J Z, HALPERIN J L, MARIN M L, et al. Thoracic aortic aneurysm and dissection[J]. J Am Coll Cardiol, 2014, 64(16): 1725-1739.

[2] ISSELBACHER E M, LINO CARDENAS C L, LINDSAY M E. Hereditary Influence in Thoracic Aortic Aneurysm and Dissection[J]. Circulation, 2016, 133(24): 2516-2528.

[3] DISABELLA E, GRASSO M, GAMBARIN F I, et al. Risk of dissection in thoracic aneurysms associated with mutations of smooth muscle alpha-actin 2(ACTA2)[J]. Heart, 2011, 97(4): 321-326.

第三节　血管型 Ehlers-Danlos 综合征

Ehlers-Danlos 综合征(Ehlers-Danlos syndrome, EDS)是一系列遗传性结缔组织疾病的总称。其临床症状包括异常松弛的关节、超弹性的皮肤,以及疤痕形成异常。EDS 由丹麦皮肤科医生 Edvard Ehlers 和法国内科医生 Henri-Alexandre Danlos 于 1901 年首先报道,目前国际上常用 Villefranche 命名法,根据 EDS 的表征和临床症状、潜在的遗传因素以及不同的遗传模式将 EDS 分成 9 种不同的类型,其中血管型 EDS(vascular type Ehlers-Danlos syndrome, vEDS)(原名Ⅳ型))仅占全部 EDS 的 4%,发病率为 1/50 000～1/200 000[1]。vEDS 患者的血管系统和多种器官脆性高、易发生破裂,具有很高的恶性程度和死亡风险,约有 5.3% 的 vEDS 孕妇死于围产期动脉破裂或子宫破裂。有报道显示,约 25% 的 vEDS 患者 20 岁前出现严重并发症,80% 以上的患者 40 岁前出现致命性并发症,中位数死亡年龄为 51 岁。

vEDS 主要病理机制是遗传突变导致Ⅲ型胶原蛋白的合成异常。Ⅲ型胶原蛋白主要分布在血管壁、胃肠道、子宫等组织中，该蛋白的减少或异质会导致血管型患者血管壁、胃肠壁、子宫壁出现病理变化，从而引起临床症状。该病主要特征为薄的半透明皮肤，容易挫伤，血管特征包括动脉、肠道和 / 或子宫的破裂[2]。

一、分子遗传机制

继 1975 年 Pope 等人对 vEDS 患者的成纤维细胞培养分析发现缺乏Ⅲ型胶原蛋白后，Furga 等人首次描述了其编码基因 COL3A1 突变是此病的致病根源，通过对 vEDS 患者进行基因检测发现，约 96% 的患者都存在该基因的致病突变。截至目前，ClinVar 数据库共报道了 700 多个不同的 COL3A1 变异位点，其中大部分是错义突变位点。根据 Pepin 等人对 1 200 位患者的研究情况来看，患者的表型部分取决于突变位点的属性[3]，其中无致病性位点突变的患者生存年限最长，有导致外显子跳跃或有三螺旋甘氨酸残基（重复 Gly-Xaa-Yaa 三连串）大量残留的剪切突变患者生存年限最短。

vEDS 通常呈常染色体显性遗传，外显度极高，致病突变一般呈杂合状态，但也曾报道过双等位基因致病的罕见病例[1]。约 50% 患者的突变遗传自父母，50% 属新发突变。当患者为杂合突变时，其后代遗传到致病位点的概率是 50%，因此发生该疾病的概率也是 50%。

二、精准诊疗

当患者出现皮肤过度伸展、关节过度伸展、血管脆弱易出血、皮肤有萎缩性瘢痕或假性肿瘤、皮下囊肿钙化或有血管性 vEDS 家族史中的两项时，应考虑本病。分子遗传学检测到杂合 COL3A1 的致病变异即可确诊为 vEDS；当未检测到致病位点时，可对怀疑对象的成纤维细胞进行培养分析，若发现有Ⅲ型胶原合成异常或链活动异常即可确诊为 vEDS。

鉴于 vEDS 患者的血管脆性强，检查手段应以无创性影像方法为首选，手术所致危险性更高。药物疗法仅限于血压控制以避免动脉破裂，现阶段还没有治愈 vEDS 的疗法，只能根据相应症状对症治疗，如靶血管修复术。

（周　洲）

参 考 文 献

[1] JØRGENSEN A, FAGERHEIM T, RAND-HENDRIKSEN S, et al. Vascular Ehlers-Danlos Syndrome in siblings with biallelic COL3A1 sequence variants and marked clinical variability in the extended family[J]. Eur J Hum Genet, 2015, 23（6）: 796-802.

[2] GERMAIN D P. Ehlers-Danlos syndrome type Ⅳ[J]. Orphanet J Rare Dis, 2007, 2: 32.

[3] SUPERTI-FURGA A, GUGLER E, GITZELMANN R, et al. Ehlers-Danlos syndrome type Ⅳ: a multi-exon deletion in one of the two COL3A1 alleles affecting structure, stability, and processing of type Ⅲ procollagen[J]. J Biol Chem, 1988, 263（13）: 6226-6232.

第十二章

遗传性肺血管疾病

肺血管疾病是指由于先天、遗传或获得的肺循环结构和/或功能改变,包括肺动脉、肺静脉及肺微血管病变。其中遗传性肺血管疾病主要包括可遗传性肺动脉高压、可遗传性肺静脉闭塞病和/或肺毛细血管瘤样增生症。肺动脉高压(pulmonary hypertension,PH)是一种临床综合征,任何临床情况导致静息状态下右心导管测量的平均肺动脉压(mean pulmonary artery pressure,mPAP)≥25mmHg,即诊断为肺动脉高压。最新分类将 PH 分为 5 大类。第 1 大类为动脉性肺动脉高压(pulmonary arterial hypertension,PAH),可遗传性肺动脉高压属于 PAH 中的第 2 小类,其病理改变、临床特征均与特发性肺动脉高压相似;可遗传性肺静脉闭塞病和/或肺毛细血管瘤样增生症与 PAH 既有共同点又存在明显差异,因此将其归为 PAH 的一个特殊类型。

PAH 为临床少见病,欧美的几项登记注册研究显示其患病率约为 15~60/ 百万人口,年发病率约为 2~10/ 百万人口。REVEAL(Registry to Evaluate Early And Long-term PAH disease management)研究是目前规模最大的 PAH 登记注册研究,共观察了 3 515 名 PAH 患者,发现其中特发性肺动脉高压占 46.2%,家族性(可遗传性)肺动脉高压占 2.7%[1]。但随着 PAH 遗传学研究的进展,发现以往归类为特发性肺动脉高压的部分患者,实际上存在 PAH 相关基因突变,也应归为可遗传性肺动脉高压。中国在 2008~2011 年进行了首个 PAH 前瞻性多中心登记注册研究,共纳入 956 例患者。资料分析显示,与西方国家相比,我国 PAH 患者诊断年龄更低,有更大比例的先天性心脏病相关 PAH 和红斑狼疮相关 PAH。目前由全国 60 余家单位共同参与的国家肺动脉高压前瞻性、多中心登记注册研究正在进行中,对于我国的流行病学分布特征、诊疗情况将提供更全面的信息。

PAH 无特异性临床表现。患者就诊时的常见症状包括活动后气短、乏力、胸痛、晕厥、咯血、心悸、肢体水肿。随着疾病进展,上述表现常加重或频繁出现,最终患者死于右心衰竭。在靶向药物应用前,20 世纪 80 年代进行的美国原发性肺动脉高压登记注册研究显示,PAH 1 年、3 年、5 年生存率分别为 68%、48%、34%。10 余年来随着 PAH 规范化诊治的推广以及新靶向药物的应用,2000 年后进行的主要的 PAH 登记注册研究结果均显示预后较前有所改善,2002~2003 年进行的法国登记注册研究显示 PAH 的 1 年、2 年、3 年生存率分别为 85.7%、69.6%、54.9%[2];2004 年后进行的美国 Mayo 医学中心 PAH 登记注册研究、英国与爱尔兰 PAH 登记注册研究、REVEAL 登记注册研究发表的生存率与之相似[1]。

一、分子遗传机制

自 2000 年明确第一个 PAH 致病基因——编码骨形成蛋白Ⅱ型受体的基因 *BMPR2* 以来,目前发现的 PAH 致病基因还包括:编码Ⅰ型激活素受体样激酶基因 *ACVRL1(ALK1)*、编

码内皮因子的基因 *ENG*、编码 Smads 蛋白的基因 *SMAD1*、*SMAD4*、*SMAD9*、编码骨形成蛋白 I 型受体的基因 *BMPR1B*（*ALK6*）、编码小窝蛋白 1 的基因 *CAV1*、编码钾通道蛋白亚家族 K3 的基因 *KCNK3*、和编码小脑肽 2 的基因 *CBLN2*[3]。BMPR2、ACVRL1、ENG、SMAD1、SMAD4、SMAD9、BMPR1B 均属于转化生长因子 -β（TGF-β）受体超家族成员。TGF-β 超家族对调控细胞周期、细胞增殖、细胞凋亡、细胞黏附和迁移起重要作用。其中 *BMPR2* 是目前研究最深入的基因，约 70% 的可遗传性肺动脉高压和约 10%～40% 的 IPAH 患者存在 *BMPR2* 突变。中国汉族特发性肺动脉高压患者的 *BMPR2* 突变率约为 14.5%，在可遗传性肺动脉高压中约 53.3% 存在 *BMPR2* 突变[4]。可遗传性肺动脉高压为常染色体显性遗传，女性比男性更容易携带致病基因，而携带致病基因的人群中，女性更容易发展为 PAH（女性：男性≥2∶1）。*BMPR2* 突变基因携带者中只有约 20% 的个体发展为 PAH，但女性外显率约为 42%，显著高于男性的 14%。可遗传性肺静脉闭塞病 / 肺毛细血管瘤样增生症的患者存在真核翻译起始因子 2α 激酶 4 基因 *EIF2AK4* 突变[5]。*EIF2AK4* 的双等位基因突变见于所有有家族史的患者，以及 20%～25% 的散发病例。

代谢组学研究显示，PAH 患者存在葡萄糖吸收 / 代谢改变、脂质代谢紊乱、瘦素调节异常、一氧化氮生成不足的表现[6]。糖基化在细胞黏附、迁移过程中发挥重要作用，多糖与细胞外基质的转换及多种疾病的组织重构密切相关。PAH 患者的肺组织、血浆中的透明质酸、黏多糖水平显著增高，PAH 患者糖基化水平的改变与羟基 -N 乙酰葡糖胺（O-GlcNAc）修饰有关，而 O-GlcNAc 转移酶可直接调控肺动脉平滑肌的增殖，并与 PAH 患者疾病恶化有关。脂质代谢方面，与冠心病密切相关的低高密度脂蛋白胆固醇（high-density lipoprotein cholesterol，HDL-C）水平被发现也存在于 PAH 患者。低 HDL-C 水平的患者有更高的右心房压、更高的脑钠肽水平和更低的活动耐力。两个不同国家的队列研究证实，低 HDL-C 水平是 PAH 患者预后的独立预测因子。载脂蛋白 A- I、载脂蛋白 E、与糖脂代谢都有关的过氧化物酶体增殖物激活受体 γ 水平，均可能与 PAH 患者的临床表型、预后有关。瘦素是由脂肪组织分泌的神经内分泌激素，可调节脂肪代谢，对心血管系统有保护作用。PAH 患者的血管内皮组织中瘦素水增高，而 PAH 患者的血浆瘦素水平是疾病死亡率的独立预测因子。

一氧化氮（nitric oxide，NO）不仅是主要的生理性血管紧张性调节因子，还是血管通透性、血小板黏附聚集、炎症细胞迁移、平滑肌细胞迁移和增殖的调节因子。PAH 患者的 NO 生物利用率几乎都有降低，因此增加体内 NO 水平是 PAH 靶向治疗的方向之一（包括 5- 磷酸二酯酶抑制剂、鸟苷酸环化酶激动剂），但并非所有患者均对此治疗方法有良好的反应。进行呼出气体分析、检测其中 NO 水平，可能可以细分 PAH 患者的亚型，寻找对基于 NO 的治疗有更好反应的患者。除此以外，呼出气 NO 水平还可反映预后，PAH 患者治疗后呼出气 NO 水平增高者有更高的生存率。内皮素受体拮抗剂是另一类 PAH 靶向治疗药物。研究发现，内皮素 -1 及其受体的单核苷酸基因多态性可能影响 PAH 患者对内皮素受体拮抗剂的反应[7]。另一包含 6 个随机对照临床试验的荟萃分析显示，种族、性别也可能影响 PAH 患者对内皮素受体拮抗剂的反应[8]。

二、精准诊疗

PAH 的诊治虽在过去十余年有了长足的进步，但对于疾病的早期诊断、疾病危险分层、治疗预期评估、预后判断等方面存在很大的不足。传统诊疗以症状体征、实验室检查为基础,从 PAH 患者出现症状至正确诊断,通常已到疾病中晚期。对于疾病风险的评估、对治疗的反应、预后的判断是基于广泛的人群水平的循证研究,因而得出的结论较为粗放,缺乏对于个体精准的判断。随着精准医学时代的到来,肺血管疾病患者的管理需要进行模式转变。

在 PH 的诊断分类方面,目前的分类只是基于相对简单的患病人群特征和血流动力学的结合。如果以生物标志物对疾病进行细致的分型,将患者分为不同特征的亚人群,就有可能达到按个体水平进行精准的"定制医疗"的目标。在基因诊断层面,目前发现的 PAH 相关基因中,*BMPR2* 的遗传特性研究得最透彻,对治疗、预后的影响也较为明确。法国的注册登记研究发现 *BMPR2* 携带者的 PAH 发病年龄与无 *BMPR2* 突变者相比要年轻 10 岁,临床状况更差,诊断以后在更短的时间内死亡,死亡的年龄更小。中国注册登记研究显示,携带 *BMPR2* 突变的 PAH 患者,发病年龄与无 *BMPR2* 突变者相比要年轻 4 岁,病情更重,预后更差。日本的研究也表明有 *BMPR2* 突变的 PAH 患者,5 年生存率明显低于无突变的患者[9]。研究发现,无论是成人还是儿童,携带 *BMPR2* 突变的 PAH 患者,急性肺血管扩张试验的阳性比例都明显低于非携带者,而阳性者对于钙离子通道阻滞剂的治疗反应性也比较差。可以预计,未来可能会有更多的 PAH 相关基因被发现。随着遗传检测的普及和各个国家地区更多的 PAH 登记研究的进行,这些 PAH 相关基因的遗传特性、对治疗和预后的影响将被更清晰地揭示出来。在详尽的数据支持下(包括基因、蛋白质、代谢水平),对某一特定个体的遗传面貌及预后的估测都会更加精确。

同时,在治疗方案的选择方面,精准医疗有着重要的意义。目前对于 PAH 靶向药物的应用是基于患者的心功能分级进行推荐的,而患者对靶向药物的反应可有较大差异。如内皮素 -1 及其受体的单核苷酸基因多态性可能影响 PAH 患者对内皮素受体拮抗剂的反应;呼出气体分析可帮助寻找对基于 NO 的治疗有更好反应的患者等。我们希望并预计精准医学时代的到来会使得"一刀切"的治疗方法转移到个体化治疗上。

近年来,有研究团队用丙酮酸脱氢酶激酶抑制剂二氯乙酸体外活化线粒体酶丙酮酸脱氢酶和增加线粒体呼吸的方法处理 20 例来自 PAH 移植患者的肺组织。发现与健康的肺相比,PAH 患者的磷酸肌醇依赖性蛋白激酶(phosphoinositide-dependent kinase,PDK)明显增加,并且在线粒体中较为活跃。在随后的研究中,用药物二氯乙酸盐准确抑制 PDK,对特发性肺动脉高压的患者进行了治疗,结果发现有 *SIRT3* 和 *UCP2* 突变患者的 mPAP 和肺血管阻力明显下降,功能状态改善。这一针对特发性肺动脉高压患者的首次人体线粒体靶向药物试验表明,PDK 是一个可治疗的靶点,并在基因易感患者身上提供了血流动力学的改善[10]。这是精准医疗的一个很好的典范,通过测定患者的基因用来预测某一药物是否有效。

随着人类基因组计划的完成、分子医学水平的不断提高以及大数据时代的来临,提倡个性化定制的精准医疗以个人遗传信息为基础,结合蛋白质组、代谢组等信息,通过更精确的诊断,预测潜在疾病的风险,提供更有效、更有针对性的治疗。但细致的分型需要有大量的数据支持。目前关于 PAH 发病的精准预测、诊断、精准治疗等方面的研究揭示的只是冰山的一角,但相信随着分子流行病学和各种组学的发展,精准医学会迎来全面发展的时代。

(奚群英　柳志红)

参 考 文 献

[1] MCGOON M D，MILLER D P. REVEAL: a contemporary US pulmonary arterial hypertension registry[J]. Eur Respir Rev，2012，21（123）: 8-18.

[2] HUMBERT M，SITBON O，CHAOUAT A，et al. Survival in patients with idiopathic，familial，and anorexigen-associated pulmonary arterial hypertension in the modern management era[J]. Circulation，2010，122（2）: 156-163.

[3] MA L，CHUNG W K. The genetic basis of pulmonary arterial hypertension[J]. Hum Genet，2014，133（5）: 471-479.

[4] LIU D，LIU Q Q，EYRIES M，et al. Molecular genetics and clinical features of Chinese idiopathic and heritable pulmonary arterial hypertension patients[J]. Eur Respir J，2012，39（3）: 597-603.

[5] EYRIES M，MONTANI D，GIRERD B，et al. EIF2AK4 mutations cause pulmonary veno-occlusive disease，a recessive form of pulmonary hypertension[J]. Nat Genet，2014，46（1）: 65-69.

[6] BARNES J W，TONELLI A R，HERESI G A，et al. Novel methods in pulmonary hypertension phenotyping in the age of precision medicine（2015 Grover Conference series）[J]. Pulm Circ，2016，6（4）: 439-447.

[7] BENZA R L，GOMBERG-MAITLAND M，DEMARCO T，et al. Endothelin-1 Pathway Polymorphisms and Outcomes in Pulmonary Arterial Hypertension[J]. Am J Respir Crit Care Med，2015，192（11）: 1345-1354.

[8] GABLER N B，FRENCH B，STROM B L，et al. Race and sex differences in response to endothelin receptor antagonists for pulmonary arterial hypertension[J]. Chest，2012，141（1）: 20-26.

[9] CHIDA A，SHINTANI M，YAGI H，et al.，Outcomes of childhood pulmonary arterial hypertension in BMPR2 and ALK1 mutation carriers[J]. Am J Cardiol，2012，110（4）: 586-593.

[10] MICHELAKIS E D，GURTU V，WEBSTER L，et al. Inhibition of pyruvate dehydrogenase kinase improves pulmonary arterial hypertension in genetically susceptible patients[J]. Sci Transl Med，2017，9（413）: eaao4583.

第十三章
家族性血脂代谢异常

第一节 家族性高胆固醇血症

　　家族性高胆固醇血症（familial hypercholesterolemia，FH）是人类最常见的常染色体单基因遗传疾病[1,2]，可以导致胆固醇尤其是低密度脂蛋白胆固醇（low-density lipoprotein cholesterol，LDL-C）显著增高，从而引起动脉粥样硬化，临床上常表现为黄色瘤[3]、早发心血管疾病及阳性家族史。FH 分为纯合子 FH（homozygous familial hypercholesterolemia，HoFH）和杂合子 FH（heterozygous familial hypercholesterolemia，HeFH）两种类型，既往研究提示，HeFH 发病率为 1/500，HoFH 的发病率估算为 1/100 万。但新近研究提示 HeFH 发生率约为 1/200～1/244，HoFH 发生率约为 1/16 万～1/30 万[1]。新近阜外医院对 1843 中国心肌梗死（myocardial infarction，MI）患者研究结果提示，FH 的检出率为 3.9%；早发 MI 患者（男性 <55 岁，女性 <60 岁）检出率则高达 7%[4]；另一项 8 050 名经冠状动脉造影证实的冠心病患者初筛研究结果表明，按荷兰 DLCNC 评分标准，结合三种 FH 发病的靶基因（*LDLR*、*APOB*、*PCSK9*）外显子测序诊断标准，有 245 名患者诊断为 FH，检出率为 3.5%[5]。

　　虽然 FH 的临床表型存在一定的差异，但特点相对明显。首先，FH 患者的 LDL-C 水平显著增高，HoFH 患者可高达 13mmol/L（>500mg/dl），HeFH 患者的 LDL-C 则大于 8.5mmol/L（>328mg/dl）。FH 的另一个重要表现是位于皮肤、肌腱、眼部的脂质沉积，即黄色瘤（图 13-1）。LDL-C 显著增高的患者表现为肌腱黄色瘤，通常位于手的伸肌肌腱、阿基利斯肌腱、胫骨粗隆以及眉部，胆固醇酯是肌腱黄色瘤的主要脂质。部分患者可能并发主动脉瓣狭窄，推测为脂质沉积瓣膜并继发炎症反应所致。

　　动脉粥样硬化性心血管疾病（arteriosclerotic cardiovascular disease，ASCVD）是 FH 患者的另一主要临床表现，为早发和进展性，血管病变特点为多支病变且弥散，常常累及左冠状动脉主干。虽有研究表明，FH 患者的临床表型如冠心病的严重性与基因型有一定关系，如 *LDLR* 基因突变可能比其他类型基因突变的临床表型要严重，或 LDL-C 水平高低与早发冠心病有明显关系，但近年来提出的胆固醇 / 年计分（即患病个体暴露于高胆固醇年份累计时间），在预测 FH 患者冠心病早发与严重性中有重要意义，其理论更具科学性和说服力。

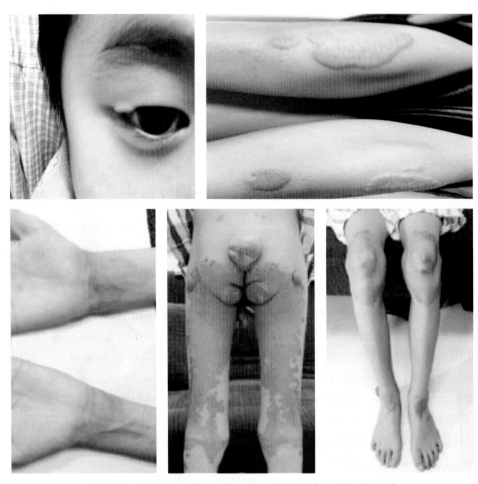

图 13-1 FH 患者皮肤、肌腱、眼部及臀部黄色瘤（脂质沉积）

一、分子遗传机制

FH 最常见的突变为编码低密度脂蛋白受体（low-density lipoprotein receptor，LDLR）的基因 *LDLR* 突变，其他包括编码载脂蛋白（apolipoprotein，apo）B（*APOB*）及前蛋白转化酶枯草溶菌素 9（proprotein convertase subtilisin/kexin type 9，PCSK9）的基因突变，以上三种均属于常染色体显性遗传。*LDLR* 位于染色体 19p13.1-13.3，其突变约占 FH 患者基因突变的 90%。目前发现 *LDLR* 突变超过 1 200 种，但仅有 79% 的突变有致病作用，我国发现的 *LDLR* 突变有 100 余种。这些突变包括插入突变、缺失突变、错义突变及无义突变，影响着 LDLR 的正常合成、转运、LDL 结合能力以及在网格蛋白小孔的群集，LDLR 功能受损导致血浆 LDL 的摄取素减少、LDL-C 水平升高。可以将突变简单地分为两种，即 *LDLR* 基因缺失型突变和 *LDLR* 基因缺陷型突变，前一种由于 LDLR 功能完全丧失，LDL-C 水平更高，临床预后更差。此外，*APOB* 的突变约占所有基因突变的 5%，*PCSK9* 的突变约占所有基因突变的 1%～3%。近年来发现一种新的突变，即编码低密度脂蛋白受体结合蛋白 1（*LDLRAP1*）的基因突变，属于常染色体隐性遗传。其他罕见基因突变还包括 *APOE*、*LIPA*、*STAP1*、*ABCG5*、*ABCG8* 等（图 13-2）。

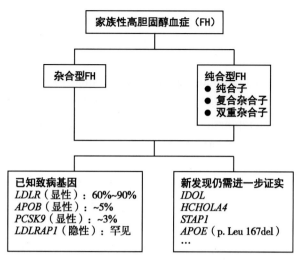

图 13-2　FH 分型与可能的发病机制（基因突变相关）

二、精准诊疗

FH 患者的临床诊断并不困难，新近国际动脉粥样硬化学会专家共识认为，临床上表现以下三种情况应定义为严重 FH 患者：①未经治疗的患者 LDL-C>10mmol/L（400mg/dl）或有一个心血管高危因素 +LDL-C>8mmol/L（310mg/dl）或有两个心血管高危因素 +LDL-C>5mmol/L（190mg/dl）；②存在进展性的亚临床动脉粥样硬化；③已经存在 ASCVD[6]；对于前者血脂管理的现实要求是 LDL-C 降幅≥50%，理想值 LDL-C<100mg/dl（2.5mmol/L）；对于后两者血脂管理的临床要求是 LDL-C 降幅≥50%，理想值 LDL-C<70mg/dl（1.8mmol/L）。关于 FH 患者的基因检测，建议对所有 FH 诊断明确的先证者进行基因检测以发现致病基因。基因检测必须包括测序完整的 LDLR、PCSK9 基因突变以及 APOB-100 基因 26 和 29 外显子相关区域突变，并区分突变性质是致病突变、无义突变及不确定突变。若未发现上述 3 种基因突变，建议进行完整的基因测序以发现其他罕见突变基因。

目前 FH 患者的干预措施已经取得了长足的进展，降低 LDL-C 是关键[7]。对于所有 FH 患者应该推荐低饱和脂肪、低胆固醇饮食。应该鼓励患者积极活动，主动脉瓣狭窄可能加重劳力型心绞痛和晕厥，体育运动前推荐进行主动脉和冠脉开口病变的评价。

FH 患者 LDL-C 治疗要点包括尽早开始高强度的他汀加依折麦布联合治疗，如仍不能达到上述治疗标准，及时联合 PCSK9 抑制剂和 / 或脂蛋白净化治疗。他汀也可与其他降低胆固醇药物（胆汁酸螯合剂、烟酸、贝特类、普罗布考）联合应用，进一步降低 LDL-C 水平。脂蛋白净化治疗对于药物控制不好的 FH 患者有效，单次治疗可降低 LDL-C 水平的 50%～70%。肝移植和其他手术治疗虽为一种可选择的治疗策略，但有多种弊端，包括移植术后并发症、供体缺乏、终身服用免疫抑制剂等。此外，影响 LDL 生成的新型药物也已应用于临床，洛美他派（lomitapide）和米泊美生（mipomersen）最近被 FDA 批准用于≥18 岁和≥12 岁纯合子 FH 患者的辅助治疗。PCSK9 的单克隆抗体治疗在 2016 年初分别被 FDA 及欧洲药管局批准上市，可降低 50%～70% 的 LDL-C 水平，临床回顾性研究和新近完成的大样本随机对照研究（FOURIER）提示该药可降低心血管事件风险。

第二节　家族性高甘油三酯血症

家族性高甘油三酯血症（familial hypertriglyceridemia，FHTG）是一种常染色体显性遗传性疾病，目前认为其发生机制与脂蛋白脂酶（lipoprteinlipase，LPL）、apoCⅡ、apoCⅢ、apoE 及血管生成素样蛋白（angiopoietin-like proteins，ANGPTL）3，4，8 等基因突变有关，从而直接或间接影响甘油三酯（triglyceride，TG）代谢[8]，造成 TG 水平明显升高，通常为 3.4～9.0mmol/L（300～800mg/dl）。

FHTG 患病率为 1/300～1/400。血脂谱的主要特点是极低密度脂蛋白（very-low-density lipoprotein，VLDL）中的载脂蛋白含量正常，其中胆固醇与 TG 的比例常低于 0.25。FHTG 患者的另一个特征是 LDL-C 和 HDL-C 水平低于一般人群的平均值。轻到中度高 TG 血症常无明显症状和体征。若 TG 浓度达 11.3mmol/L（1 000mg/dl）时，常可发现脾脏肿大，伴有巨噬细胞和肝细胞中脂肪堆积。在躯干和四肢近端的皮肤可出现疹状黄色瘤，也可见于四肢远端。最主要风险是易发生急性胰腺炎，与血浆中乳糜微粒浓度升高有关，推测是由于乳糜微粒阻塞了胰腺的微血管所致[9]。但也有学者推测，可能是由于胰腺的脂肪酶水解胰腺周围过量的 TG，产生的大量游离脂肪酸引发炎症反应所致。

一、分子遗传机制

最常见的突变基因为 *LPL*，其他突变基因还包括了 *APOC2*，*APOC3*，*APOE* 和 *ANGPTL 3*、*4*、*8* 等，上述基因突变可以导致 TG 水平明显升高。但有观察发现，FHTG 患者在儿童时期并不一定表现出高 TG 血症，提示 FHTG 的发病除了存在某一基因缺陷外，还与某些环境因素有关。迄今为止，引起 FHTG 的分子病理基础尚不清楚。应用同位素标记的方法发现，许多 FHTG 患者体内 VLDL-TG 产生过多，而 apo B100 的生成则正常或轻度增加。由于每个脂蛋白颗粒中仅含一个 apo B100 分子，所以 FHTG 患者肝脏分泌的 VLDL 颗粒中含有更多的 TG。有关 VLDL 的体内代谢研究的结果表明，这类患者的 VLDL 仅少部分转化为 LDL，可部分解释 FHTG 患者的 LDL 水平偏低。但亦有研究提示，这类患者体内的 LDL 清除率明显大于正常对照者，也可能是引起低 LDL 水平的主要原因。

二、精准诊疗

与胆固醇不同，TG 水平个体内及个体间变异大，同一个体 TG 水平受饮食和时间等因素的影响，所以同一个体在多次测定时，TG 值可能有较大差异。在某些 FHTG 家系中，可有两名或多名成员血浆中 TG 水平明显升高，提示该家系中可能存在独特的遗传缺陷，或合并有其他的遗传缺陷，干扰了体内 TG 的代谢，且以后者可能更为多见。

迄今虽尚无直接证据支持，在 FHTG 患者 VLDL 和乳糜微粒浓度升高可引起动脉粥样硬化（atherosclerosis，AS），但越来越多研究尤其是基因组学研究表明，高 TG 血症是冠心病的危险因素。一般认为，TG 轻至中度升高常反映 VLDL 及其残粒（颗粒更小的 VLDL）增多，这些残粒脂蛋白由于颗粒变小，可能具有直接致 AS 作用。但更多研究提示，TG 很可能是通过影响 LDL 或 HDL 的结构而具有致 AS 作用。对于 FHTG 患者应该进行降脂治疗，尤其是对于血浆 TG 水平严重升高的患者，降 TG 的治疗更应积极，有利于预防急性胰腺炎的发生。常用的降脂药物包括贝特类、鱼油等，药物控制不佳的 FHTG 患者可考虑脂蛋白净化治疗。

第三节　家族性混合型高脂血症

家族性混合型高脂血症（familial combined hyperlipidemia, FCHL）是常见的遗传性血脂异常，目前已知为常染色体显性遗传，其特点是明显的家族聚集现象以及早发冠心病，发病率为 0.5%～2.0%，占全球早发冠心病的 10%，基因定位在 1q21-q23[10]。其血脂表型变异很大：单纯 LDL-C 升高（Ⅱa 型）、LDL-C 升高伴高 TG 血症（Ⅱb 型）和 LDL-C 正常伴高 TG 血症（Ⅳ型）。也可在同一个体以及同一家庭中检测出多种高血脂表型，包括 VLDL，LDL 以及载脂蛋白 B（apo B）的水平异常。FCHL 的临床表现主要包括：①男性患者早发冠心病者常见。②肥胖和高血压较多见，一般无黄色瘤，偶可见非特异性睑黄色瘤。③血浆胆固醇和 TG 均有升高，类似于Ⅱb 型高脂蛋白血症[10]。多种疾病如糖尿病、肝病、甲状腺功能减退、肾脏疾病等，也可引起本症，因此在做出 FCHL 的诊断时，要注意排除继发性混合型高脂血症。④最突出的特征是，在同一家族中发现有各种不同类型的高脂蛋白血症患者，并有早发冠心病的阳性家族史。

一、分子遗传机制

发病的确切机制目前尚不明确，极少数患者可检测出 LPL 或 apoC Ⅱ的杂合型基因变异，也有一些研究发现与某些基因如 APOA5、APOC3 的变异有关，最近发现编码上游刺激因子的基因 USF1 可能也与此病有关。发病机制可能与以下因素有关：① FCHL 患者多伴 apo B 合成过多，因而体内 VLDL 的合成增加；②脂蛋白的结构异常，表现在 LDL 颗粒中含 apo B 相对较多，因而产生小颗粒致密的 LDL；③体内脂酶活性异常和脂质交换障碍；④载脂蛋白 AI-CⅢ-AⅣ基因异常；⑤脂肪细胞中脂解障碍。

二、精准诊疗

FCHL 的诊断要点：①第一代亲属中有多种类型高脂蛋白血症；②早发冠心病的阳性家族史；③血浆 apo B 水平增高；④第一代亲属中无黄色瘤检出；⑤家族成员中 20 岁以下者无高脂血症患者；⑥表现为Ⅱa、Ⅱb、Ⅳ或Ⅴ型高脂血症；⑦ LDL-C/apo B 比例降低；⑧ HDL-C 水平降低。一般认为，只要存在①、②和③就足以诊断 FCHL[11, 12]。

由于 FCHL 患者冠心病的风险明显增加，所以早期发现并及时纠正复合的血脂异常非常重要，详细的治疗方法请参照 FH 和 FHTG 的治疗策略，不再赘述。

（朱成刚　李建军）

参 考 文 献

[1] CUCHEL M, BRUCKERT E, GINSBERG H N, et al. Homozygous familial hypercholesterolaemia: new insights and guidance for clinicians to improve detection and clinical management. A position paper from the Consensus Panel on Familial Hypercholesterolaemia of the European Atherosclerosis Society[J]. Eur Heart J, 2014, 35（32）: 2146-2157.

[2] GIDDING S S, CHAMPAGNE M A, DE FERRANTI S D, et al. The agenda for familial hypercholesterolemia: a scientific statement from the American Heart Association[J]. Circulation, 2015, 132 (22): 2167-2192.

[3] ZHU C G, LI S, LI J J, et al. Homozygous familiar hypercholesterolemia in China: case series from the national lipid clinics and literature review[J]. IJC metabolic & Endocrine, 2017, 14: 75-80.

[4] LI S, ZHANG Y, ZHU C G, et al. Familiar hypercholesterolemia in patients with premature myocardial infarction: a Chinese cohort study[J]. J Clin Lipidol, 2016, 10: 1344-1352.

[5] LI J J, LI S, ZHU C G, et al. The Familiar hypercholes-terolemia phenotypes of Chinese patients undergoing coronary angiography[J]. Arterioscler Thromb Vasc Biol, 2017, 37: 570-579.

[6] SANTOS R D, GIDDING S S, HEGELE R A, et al. Defining severe familiar hypercholesterolemia and the implications for clinical management: a consensus statement from the International Atherosclerosis Society Severe Familiar Hypercholesterolemia Panel[J]. Lancet Diabetes-Endocrinol, 2016, 4 (10): 850-61.

[7] LI S, GUO Y L, WU N Q, et al. Significance of lipoprotein (a) matters for familiar hypercholesterolemia and coronary artery disease[J]. Atherosclerosis, 2017, 260: 67-74.

[8] KLOP B, WOUTER J J, RABELINK T J, et al. A Physician's guide for the management of hypertriglyceridemic: the etiology of hypertriglyceridemic determines treatment strategy[J]. Panminerva Med, 2012, 54 (2): 91-103.

[9] ERKELENS D W. Metabolic basis for hypertriglyceridaemia in familiar combined hyperlipidaemia[J]. Euro Heart J, 1998, 19 (supl-H): H23-H26.

[10] SENTINELLI F, MINICOCCI I, MONTALI A, et al. Association of RXR-Gamma Gene Variants with Familial Combined Hyperlipidemia: Genotype and Haplotype Analysis[J]. J Lipids, 2013, 20: 517943.

[11] MATEO-GALLEGO R, PEREZ-CALAHORRA S, COFÁN M, et al. Serum lipid responses to weight loss differ between overweight adults with familial hypercholesterolemia and those with familial combined hyperlipidemia[J]. J Nutr, 2014, 144 (8): 1219-1226.

[12] DE CASTRO-ORÓS I, CENARRO A, TEJEDOR M T, et al. Common genetic variants contribute to primary hypertriglyceridemia without differences between familial combined hyperlipidemia and isolated hypertriglyceridemia[J]. Circ Cardiovasc Genet, 2014, 7 (6): 814-821.

第十四章
先天性心脏病

先天性心脏病(先心病)是指胎儿时期心脏血管发育异常而致的心血管畸形。在1 000个出生存活的新生儿中，约有6～8个发生本病[1]。我国出生缺陷监测(监测期为孕满28周至出生后7天)数据提示，2000～2011年围产期先心病发生率呈上升趋势，2011年达40.95/万，占所有监测发现病例的26.7%，居于我国出生缺陷首位[2]。

先天性心脏病可分为无发绀型和发绀型[3]。发绀型先心病又被称为右向左分流型先心病，包括法洛四联症、大动脉转位等，右心血液可通过异常通道直接流入左心循环系统。非发绀型先心病分为左向右分流型及无分流型先心病，主要包括房间隔缺损、室间隔缺损、动脉导管未闭、肺动脉瓣狭窄和主动脉缩窄等[1]。

随着超声心动图、心导管检查等的应用以及麻醉和手术技术的发展，绝大多数的先心病可以得到准确的诊断，多数可获得根治。

一、分子遗传机制

先心病的病因迄今尚未完全明确。单基因和染色体异常所导致的各类先心病约占15%，而其余多数先心病普遍认为是多基因异常和环境因素共同作用所致。

单基因突变导致的遗传综合征部分和先心病相关，其中包括Alagille综合征、心手综合征、努南综合征(Noonan)等RAS-MAPK信号通路相关疾病、CHARGE综合征等[1]。

Alagille综合征可以由*JAG1*基因或*NOTCH2*基因突变导致，为常染色体显性遗传的多系统疾病，主要表现为肝脏内胆管数量减少。Alagille综合征常合并的先心病类型为肺动脉瓣上狭窄、肺动脉瓣狭窄、法洛四联症和主动脉缩窄[3]。*JAG1*基因和*NOTCH2*基因的表达产物均为Notch信号通路的组成部分，Notch通路可能参与了瓣膜和腔室的发育以及心外膜和冠状血管的形成[4]。

努南综合征是一种相对常见的、临床表现多样的发育综合征，为常染色体显性遗传，目前已经有*PTPN11*、*SOS1*、*KRAS*、*NRAS*、*RAF1*、*BRAF*等基因被鉴定为可能的致病基因，且都是RAS-MAPK信号通路中的相关基因，这一细胞信号通路参与了细胞增殖、迁移、分化、衰老等过程，对形态决定、器官发生、突触可塑性有重要意义[4]。这些基因发生突变后，可以不同程度地影响不同器官和系统的生长发育过程，因此，努南综合征患者可以出现特殊面容、出生后生长减速、先心病、肥厚型心肌病、骨骼畸形、蹼颈等多系统受累的表现，其合并的先心病也可以表现为各种不同类型。此外，LEOPARD综合征、Costello综合征、Cardiofaciocutaneous(CFC)综合征也是由RAS-MAPK信号通路的单基因突变所致等，均可合并先心病[3]。由此可见，由单基因突变导致的合并先心病的遗传综合征，其临床表现复杂多样，其背后的分子和细胞生物学机制也相应而异。

在临床上，孤立的心血管畸形，即"非综合征性先心病"，远较前述的遗传综合征常见。其中少部分或许和单基因突变相关，涉及的基因主要包括转录因子基因、信号转导通路相关基因和与心脏结构成分相关的基因。其中，转录因子基因的突变是最为普遍的，例如 GATA4 和 NKX2-5 的突变与室间隔缺损、房室间隔缺损和法洛四联症等畸形相关[3]。NOTCH1 基因的突变可以影响正常的主动脉瓣发育，表现为从二叶主动脉瓣到重度主动脉瓣狭窄等不同程度的畸形[3]。

但更多的"非综合征性先心病"可能与胎儿心脏发育期间受到外界因素影响而发生的某种表观遗传学改变相关。如同卵双生胎儿的先心病发生概率远高于单卵单胎患儿，其发生机制可能与双胎输血综合征相关，即一个胎儿血流动力学异常导致该胎儿发生心脏畸形。但迄今为止缺乏足够的证据支持。

二、精准诊疗

在实际临床中，一般不把先心病纳入遗传性疾病的范畴[3]，通常囊括在胎儿结构畸形筛查的范围内。先心病产前诊断的首选方法为胎儿超声心动图，妊娠18～22周为检查的最佳时机。国外少数中心则实施胎儿心脏磁共振成像来补充诊断[5]。相当比例的胎儿先心病发生于没有任何高危因素的妊娠，因此每个胎儿都应该选择恰当的孕周进行筛查，目前国内大部分地区都于孕中期行排畸超声检查，包括胎儿头面、颈、胸、腹及脊柱、四肢的检查等。经常规筛查发现疑似先心病时，应尽快转诊专业人士进行详细而全面的胎儿超声心动图检查及胎儿心脏评估。

15%～30% 的先心病胎儿伴有染色体异常，并且以非整倍体居多，因此，胎儿非整倍体的产前筛查对于减少先心病这一出生缺陷的发生，具有明显的效果[5]。

对于与单基因突变相关的先心病，如果有家族史或者有先证者，明确了疾病基因及其产物，可以按照单基因遗传病的产前诊断流程，行产前检查，预防相关出生缺陷的发生。但即使选择了产前基因诊断，也不能忽略排畸超声的筛查。

由于胎儿先心病的自然病史和严重程度各不相同，在目前的治疗手段下，不同畸形的预后也不相同。对于不妨碍胎儿宫内生长发育、出生后治疗有相对良好结局的胎儿先心病，例如室间隔缺损、肺动脉发育良好的法洛四联症，一般建议继续妊娠，每4～6周行超声随访，评估病情及其变化[4]；对于出生后无有效治疗方法或治疗预后差的心脏畸形，如单心室、左心发育不良综合征、右室双出口合并完全性房室间隔缺损等，应向孕妇及其家庭明确告知详细治疗方案和预后情况，并建议终止妊娠[5]；对于可以在胚胎期不断进展的心脏畸形，如半月瓣关闭不全、动脉导管提前关闭等，则应在孕期密切监护和随访[5]。

多数先心病患儿需要一次或者多次心脏手术，以达到根治或者姑息治疗的目的，体外循环相关的损伤和血流动力学的不稳定都可以导致术后心功能障碍，包括心力衰竭及并发的心律失常、运动不耐受等。因此，术中的心肺保护非常重要，需要实行个体化的心肺保护策略。大约40%的东亚人携带乙醛脱氢酶2的一个单核苷酸多态性的基因型——ALDH2*2，这个等位基因编码蛋白的第504个氨基酸由谷氨酸替换为赖氨酸，使得乙醛脱氢酶2的活性明显下降，所以 ALDH2*2 携带者对活性醛基的解毒能力降低。对于存在慢性缺氧且携带 ALDH2*2 等位基因的发绀型先心病患儿来讲，乙醛脱氢酶2的活性下降，导致醛类物质在体内的蓄积，这可以进一步增强转录激活因子4的表达，从而提高了心肌内的谷胱甘肽库的储备[6]。对行开胸手术的法洛四联症患儿进行临床研究，结果显示 *ALDH2*2* 携带者却有较低的术后肌钙蛋白 I 水平、较低的正性肌力药物评分、更短的术后 ICU 监护以及更短的住院时间，所以，*ALDH2*2* 等位基因对于在体外循环下行开胸手术的发绀型先心病患儿起到了更好的心肌保护的效果[6]。

另一方面，外科畸形矫正手术时机的选择也非常重要。法洛四联症患者手术后可能出现进展性的右室重构，缺氧诱导因子是机体对缺氧反应的主要调节因子，对于这一术后的病变可能有早期预测价值[7]。有研究发现，缺氧诱导因子功能基因型数目更少的法洛四联症患儿，可能出现更严重的右室扩张和功能障碍，需要行肺动脉瓣置换术，如果能识别出这些对缺氧和压力超负荷可能适应不良的患儿，提前行肺动脉瓣置换术，他们的心肌损伤或许有可逆的余地。

随着技术的进步，将基因组数据纳入先心病患儿的个体化诊疗中已不再遥远，但是如何有效利用这些数据，如何避免医疗花费的过度膨胀，如何避免患儿家长因此产生的过度焦虑，对于先心病个体化诊疗的成功有着重要的意义。

技术和方法的革新与进步有助于推动先心病的精准诊断、精准预防和精准治疗。3D 打印技术是基于增材制造理念，采用打印头、喷嘴或其他打印技术沉积材料来制造物体的技术，近些年来不断发展，在医学领域的应用也越来越广泛。先心病的种类多样，既往的手术情况复杂，因此，相关的解剖结构和形态学表现的变异非常大，对于医生来说是巨大的挑战。尽管目前有 3D 成像的技术，但是仅仅在二维屏幕上呈现，有一定的局限性，而 3D 打印的模型是可以触碰的，对于医学教育、手术计划的制定和相关设备的测试都有相当广泛的应用前景[8]。随着 3D 打印技术精度的提高和成本的下降，未来在先心病的精准诊断和治疗方面会有更多的实用价值。

外科手术技术、器械和药物治疗等方面的进步，也为先心病患儿的精准治疗提供了保证。不仅有将开胸手术、经皮介入治疗等多种治疗模式相结合的杂交手术，考虑到先心病患者的长期预后和急性事件风险，术中是否需植入心脏复律除颤器，是否行心室同步化治疗，是否使用心室辅助装置，都是值得探讨的问题。近十几年来，也有大量研究讨论了药物对于某些类型先心病的干预和治疗效果[9]，而随着药物遗传学的发展和药酶基因型检测在临床上的推广应用，医生根据药酶的基因型 - 表型关系，个体化确定用药剂量和频度，对于提高疗效和降低副作用具有重要的意义。

（张　浩）

参 考 文 献

[1] 桂永浩, 薛辛东. 儿科学 [M]. 第 3 版. 北京: 人民卫生出版社, 2015.

[2] 中华人民共和国卫生部. 中国出生缺陷防治报告（2012）[R]. 2012.

[3] MUNTEAN I, TOGĂNEL R, BENEDEK T. Genetics of Congenital Heart Disease: Past and Present[J]. Biochemical Genetics, 2017, 55（2）: 105-123.

[4] LUXÁN G, D'AMATO G, MACGROGAN D, et al. Endocardial Notch Signaling in Cardiac Development and Disease[J]. Circ Res, 2016, 118（1）: e1-e18.

[5] 中华医学会儿科学分会心血管学组, 中国医师协会儿科医师分会先天性心脏病专家委员会, 中华儿科杂志编辑委员会. 胎儿先天性心脏病诊断及围产期管理专家共识 [J]. 中华儿科杂志, 2015, 53（10）:

728-733.

[6]　ZHANG H，GONG D，ZHANG Y，et al. Effect of mitochondrial aldehyde dehydrogenase-2 genotype on cardioprotection in patients with congenital heart disease[J]. Eur Heart J，2012，33（13）：1606-16149.

[7]　MANICKARAJ A K，MITAL S. Personalized medicine in pediatric cardiology[J]. Curr Opin Pediatr，2012，24（5）：584-591.

[8]　MEIER L M，MEINERI M，HIANSEN J Q，et al. Structural and congenital heart disease interventions：the role of three-dimensional printing[J]. Neth Heart J，2017，25（2）：65-75.

[9]　BOUMA B J，MULDER B J M. Changing Landscape of Congenital Heart Disease[J]. Circ Res，2017，120（6）：908-922.

第十五章
单基因遗传病的遗传阻断

我国是世界上不孕症和人口出生缺陷高发国家之一。2012 年卫生部（现中华人民共和国国家卫生健康委员会）统计出生缺陷发生率为 5.6%，每年新增出生缺陷约 90 万例，其中很大比例源于遗传异常。

遗传性疾病是以遗传物质的改变作为病因（或主要病因）的疾病，根据致病突变累及的范围，可分为：①染色体疾病，因染色体数目或者结构的异常而引起的疾病；②单基因遗传病，由单基因突变引起的疾病，目前已发现的单基因遗传病有 7 000 多种，涉及基因 3 000 多个，如脊肌萎缩症、亨廷顿病、杜氏肌营养不良等；③多基因遗传病，由多种易感基因突变与环境因素共同导致的疾病，如常见的糖尿病、高血压等；④线粒体遗传病，是由于核基因突变或线粒体 DNA 突变导致线粒体功能改变的遗传疾病。在心血管领域，单基因遗传疾病导致的心血管疾病占总体心血管疾病患者的 10% 以上。如何预防遗传性疾病在家系中的传递、避免患儿的出生，是患者及其家庭、妇产科学、遗传学及儿科心血管领域的研究者们关注的焦点。

目前现代医学还不能直接改变已出生者的基因，绝大多数遗传病无法治愈，其致死率、致残率均很高，给家庭和社会带来极大的负担。在自然生育情况下，患者的致病基因有较大概率会传递给下一代，具有高度遗传风险。目前临床上比较成熟的解决这一问题的途径是进行出生前或胚胎着床前诊断，从而避免此类患儿出生。产前遗传诊断技术的发展为避免遗传病患儿的出生、降低出生缺陷率做出了较大贡献。

第一节　传统产前诊断技术

产前诊断（prenatal diagnosis）是对胚胎或胎儿在出生前甚至妊娠前进行遗传病或先天畸形的判断、诊断。临床常规检测通常只对送检的标本负责，而产前诊断技术要从孕妇体内获得胎儿标本，评估胎儿健康情况，决定着胎儿的命运。因此，对从事产前诊断相关工作的人员要求非常严格，诊断结果的准确率需要尽量接近 100%，尤其是要尽最大可能避免假阴性结果的出现。虽然产前诊断技术不断发展、日益增多，但有其各自的优势与局限以及适用范围。

目前常用的产前诊断方法包括超声波检查和磁共振成像检查等影像学检查，主要针对胎儿结构异常进行诊断；还包括在妊娠的不同时间获取来自胎儿的细胞与组织，进行胎儿染色体疾病及单基因疾病的检测，按照标本的来源或者取材部位又分为以下几种：

（1）羊膜穿刺术：在超声介导下穿刺获取羊水细胞进行染色体检查，一般在妊娠 16～22 周进行。将羊水中的细胞经过培养后进行核型分析、观察染色体情况或直接提取 DNA

进行后续遗传分析,从而做出诊断。

(2)绒毛穿刺术:孕早期在超声介导下穿刺抽取绒毛细胞进行染色体检查,一般于妊娠9~12周时进行,这种方法有假阳性或假阴性的可能,分析时要特别注意。

(3)脐带血穿刺术:孕中期、孕晚期在超声介导下经孕妇腹部行脐带穿刺抽取胎儿静脉血,一般在妊娠18~32周进行。

(4)无创产前检测技术(non-invasive prenatal testing,NIPT)是利用高通量测序技术检测孕妇外周血,诊断胎儿染色体异常的新一代产前检测技术。1997年香港中文大学的卢煜明教授发现[1],在母体外周血浆中存在胎儿游离DNA,可以检测到Y染色体从而判断胎儿性别。这种胎儿游离DNA来自于胎盘滋养层细胞,在怀孕后5周就可检测到,随着孕周的增长而增加,分娩后清除。通过采集孕妇静脉血,利用高通量DNA测序技术对母体外周血浆中的游离DNA片段(包含胎儿游离DNA)进行测序,并将测序结果进行生物信息分析,可以从中得到胎儿的遗传信息,从而检测胎儿是否患非整倍体染色体疾病或单基因疾病。因NIPT取材来自外周血,可以避免常规羊水穿刺或绒毛膜活检可能带来的0.5%~1.0%比例的流产发生,更容易被患者所接受[2]。据北美及国际产前诊断协会的指南[3,4]显示,因胎盘细胞染色体的嵌合性,可能导致假阳性结果,NIPT检测染色体异常的病例需再次进行有创的产前诊断进行确认。因此,NIPT只能作为一种产前遗传筛查的手段,不能作为诊断的标准方法。

(5)无创取样技术:孕妇外周血分离胎儿细胞,是一项非创伤性产前诊断技术,因分离效率有待提高,还处于科研试验阶段。如何提高孕妇外周血中的胎儿滋养细胞和有核红细胞的分离效率、解决胎儿细胞的识别、富集和排除母血的“污染”等是这一领域研究者关注的重点。随着富集和纯化技术不断完善,如果方法能更加简便、经济,将可能在遗传病的预防中发挥重要作用。还有一种无创获得胎儿细胞的方法,就是通过传统的宫颈巴氏涂片,分离获得来自胎儿的滋养层细胞。无论是从羊水细胞、绒毛组织、脐血、孕妇外周血中胎儿细胞及游离DNA或从宫颈获得胎儿细胞,都需要排除母源污染,选择合适的细胞生物学及分子生物学技术进行遗传分析,从而做出诊断。

总之,影像学检测只能根据所见确定胎儿是否具有观察到的畸形,受诸多因素的影响,如胎儿的体位等等,而且胎儿期外观无明显异常的出生缺陷与遗传病是无法诊断出来的;利用胎儿细胞进行检测的方法,包括有创的羊水穿刺、绒毛活检、脐血穿刺等都会对母胎有一定的风险,同时要排除母源细胞干扰;无创的胎儿细胞分离、游离DNA的检测是从孕妇外周血中取材,都有来自母源细胞污染的可能性。但随着分子生物学技术的发展及高通量测序技术的应用,以及生物信息学方法的建立,无创产前诊断以其独特的优越性越来越多的获得孕妇及妇产科相关从业人员的青睐。

第二节　植入前遗传学诊断

一、植入前遗传学诊断简述

传统的孕期产前诊断可以避免遗传患儿的出生,但一旦胎儿确诊为异常,就要终止妊娠,给孕妇及家庭都带来较大痛苦及精神负担。胚胎植入前遗传学诊断(preimplantation genetic diagnosis，PGD）是在胚胎植入前，对体外培养的胚胎进行活检取材和遗传诊断分析，用于指导胚胎移植，帮助有生育某些已知遗传病患儿风险的夫妇挑选出携带致病变异的胚胎，以避免终止妊娠或复发性流产，从而避免遗传疾病患儿出生及引产带来的痛苦。

进行胚胎细胞 PGD 首先遇到的问题是超微量的起始样本量。单个人类细胞含有大约 6pg（$1pg=10^{-12}g$）基因组 DNA，而目前深度测序技术需要 μg 量级（$1μg=10^{-6}g$）DNA，因此要将起始的核酸扩增上百万倍，才能满足构建高通量测序文库的需要。如何将单个细胞的基因组 DNA 进行均匀和精确的全基因组扩增（whole genome amplification，WGA）具有极大的挑战性。扩增均匀性不够，将降低基因组的覆盖率，并增加等位基因脱扣的概率；扩增精确性不够，则将导致大量假阳性、假阴性结果。总体来说，单细胞全基因扩增技术的扩增均匀性和精确性决定了对拷贝数变异和单核苷酸变异的检测能力，因此是应用于植入前诊断的技术基础。

1990 年，Handyside AH 等报道了世界上首例 PGD 病例，通过特异性扩增 Y 染色体上的基因序列，筛选出女性胚胎，避免移植可能患 X- 连锁隐性遗传疾病胚胎[5]。随着遗传分析技术和辅助生殖技术的飞速发展，PGD 得到了广泛的临床应用，病例数逐年增加，可被用来检测单基因疾病、染色体异常、人类白细胞抗原（human leukocyte antigen，HLA）分型以及癌症易感基因等，目前已被用于上百种基因突变和染色体畸变的遗传诊断。

PGD 的首要步骤是从卵或胚胎中获取细胞，包括极体活检、卵裂球活检和囊胚滋养外胚层活检。极体是卵母细胞减数分裂产生的，因此对极体进行遗传检测可以间接推断卵母细胞染色体或基因的情况。但极体只能推断女方的遗传信息，无法获知来源于精子的遗传物质的情况，也不能检测出胚胎早期细胞分裂过程产生的染色体异常。卵裂球活检是在胚胎发育到第 3 天，6～8 细胞阶段时，取 1～2 个卵裂球用于遗传诊断。这种活检方式能更全面地反映胚胎的情况，但是有研究表明卵裂球活检会影响胚胎的后续发育潜能，并且由于活检细胞数的限制，后续很可能会出现扩增失败和等位基因脱扣（allele drop-out，ADO）。囊胚活检是对发育到第 5～7 天外滋养层细胞进行活检，这种方法同样可以检测胚胎中母源和父源两方的遗传信息以及胚胎有丝分裂过程中的新发突变，而且淘汰了发育潜能差的胚胎，患者成本降低，目前已经在临床广泛应用。

二、单基因遗传病的 PGD 方法

单基因遗传病的 PGD 方法包括直接诊断和间接诊断，即直接检测突变基因，或利用基因内部或周围的多态性标记间接推断胚胎是否携带致病突变。采用间接性的连锁分析可使 ADO 的影响最小化，连锁分析常用的标记包括短串联重复序列（short tandem repeat，STR）和单核苷酸多态性（single nucleotide polymorphism，SNP）。连锁分析可以与直接诊断相结合，同时检测胚胎是否携带突变基因。欧洲人类生殖和胚胎学协会（European Society of Human Reproduction and Embryology，ESHRE）基于 PCR 的 PGD 指南建议，STR 连锁分析通常选择突变位点附近 1Mb 的 STR 位点，且上下游至少各 2 个。相比于传统的 STR 分析，SNP 所能用于连锁分析的位点更多，通常为 400～500 个，因此可提供更准确、更全面的信息。

对于单基因遗传病的 PGD，早期方法多采用 PCR 法直接检测突变位点，或者采用原位免疫荧光杂交（fluorescent in-situ hybridization，FISH）的方法选择胚胎性别以避免 X 连锁遗传病。FISH 技术可用于 X- 连锁遗传病的性别选择、染色体整倍性检测，但 FISH 在一次检测中可用探针数有限、多重检测又会发生交叉污染,造成假阳性结果的出现。以 WGA 为基础的芯片技术现已广泛应用于临床,如微阵列比较基因组杂交(array CGH)和单核苷酸多态性微阵列(SNP array)技术,以及基于 SNP array 的 Karyomapping 技术可以进行全基因组的染色体分析及某些单基因疾病的诊断。

Karyomapping 技术是一种同时检测染色体整倍性和单基因遗传病的方法,不同于核型分析,通过检测来自于先证患儿或夫妻双方父母的基因型,得出携带致病变异的单倍型,从而推断胚胎是否携带致病变异。此外还可以对全基因组进行染色体倍性分析,从而检测染色体的拷贝数变异,如三倍体、单倍体或缺失[6]。

近年来,高通量测序技术飞速发展,下一代测序技术(next-generation sequencing, NGS)的测序通量大大增加而成本迅速下降。相对于传统的 PCR 或 FISH,NGS 可以提供高通量、单碱基水平的遗传信息。NGS 在 PGD 中的应用已有诸多报道,主要针对染色体的畸变或基因拷贝数变异。目前,通过 PGD 可以将特定基因突变与染色体非整倍性的检测相结合,同时避免染色体异常和单基因遗传病。这种新的 PGD 方法——高通量测序可同时检测突变位点、染色体异常以及连锁分析(mutated allele revealed by sequencing with aneuploidy and linkage analyses, MARSALA)[7],采用多次退火环状循环扩增技术(multiple annealing and looping-based amplification cycles, MALBAC)进行 WGA,针对单核苷酸变异(single-nucleotide variations, SNV)位点对基因组扩增产物进行 PCR,将 PCR 产物与 WGA 产物混合在一起,同时以低测序深度(0.1×~2×)进行 NGS,即可同时准确检测基因拷贝数变异(copy number variations, CNV)与 SNV。同时,选择突变位点附近的 SNP 位点,可进行连锁分析。MARSALA 可进行多重分析,提供更精确的诊断,分析全面,且成本较低,应用范围广,操作方便。

随着分子生物学技术的快速发展及其在 PGD 领域的广泛应用,单基因遗传病可以在妊娠前被准确地诊断。通过 PGD 不仅能够防止单基因遗传病患儿的出生,还能防止突变基因继续遗传给下一代。高通量测序技术的应用使 PGD 的诊断更加全面准确,与连锁分析相结合,适用范围更加广泛,不仅可以针对已知的致病突变位点单基因疾病进行诊断,对于夫妻新发或不明确突变位点的已知致病基因,同样可以直接测序得出或采用间接方法推断是否遗传给下一代,成本也将进一步降低。

(闫丽盈)

参 考 文 献

[1] LO Y, CORBETTA N, CHAMBERLAIN P, et al. Presence of fetal DNA in maternal plasma and serum[J]. Lancet, 1997, 350(9076): 485-487.

[2] MACKIE F L, HEMMING K, ALLEN S, et al.The accuracy of cell-free fetal DNA-based non-invasive prenatal testing in singleton pregnancies: a systematic review and bivariate meta-analysis[J]. BJOG, 2017, 124(1): 32-46.

[3] Society for maternal-fetal medicine(SMFM) publications committee. Society for Maternal-Fetal Medicine (SMFM) Consult Series #36: Prenatal aneuploidy screening using cell free DNA[J]. Am J Obstet Gynecol, 2015, 212(6): 711-716.

[4] BENN P, BORRELL A, CHIU R W. Position statement from the chromosome abnormality screening

committee on behalf of the board of the International Society for Prenatal Diagnosis[J]. Prenat Diagn，2015，35（8）：725-734.

[5]　HANDYSIDE A H，KONTOGIANNI E H，HARDY K，et al. Pregnancies from biopsied human preimplantation embryos sexed by Y-specific DNA amplification[J]. Nature，1990，344（6268）：768-770.

[6]　HANDYSIDE A H，HARTON G L，MARIANI B，et al. Karyomapping：a universal method for genome wide analysis of genetic disease based on mapping crossovers between parental haplotypes[J]. J Med Genet，2010，47（10）：651-658.

[7]　YAN L，HUANG L，XU L，et al. Live births after simultaneous avoidance of monogenic diseases and chromosome abnormality by next-generation sequencing with linkage analyses [J]. Proc Natl Acad Sci U S A，2015，112（52）：15964-15969.

第十六章

遗 传 咨 询

第一节 遗传咨询的意义

我国是人口大国，也是出生缺陷、心血管疾病、癌症、糖尿病等重大疾病高发国。根据《中国出生缺陷防治报告（2012）》[1]显示，我国出生缺陷患儿的发生率约为 5.6%，每年新增出生缺陷患儿约 90 万例，其中在出生时就表现出临床可见缺陷的患儿接近 25 万例。随着二胎政策的全面放开，形势还会变得更加严峻。根据《中国心血管病报告 2016》[2]显示，我国民众普遍暴露于各种心血管疾病危险因素之中，高血压、血脂异常、糖尿病和肥胖等的患病率持续增加，形势不容乐观。除此之外，根据世界卫生组织 2014 年发布的《世界癌症报告》[3]，全球癌症发病率在以往的四年中升高了 11%，其中中国新增癌症人数位居第一位。有效降低这些疾病的发生率，仅靠传统医学是远远不够的，"新医学"理念[4]的提出为此带来了希望。新医学 = 传统医学 +（基因）组学 + 遗传咨询的模式。从疾病的源头出发，从人类的基因出发，通过人类基因组计划带来的海量数据和信息，经过遗传咨询的解读，实现"提前预防""提早诊断"和"精准治疗"。

20 世纪 60 年代以来，羊膜腔穿刺术、绒毛膜取样技术及脐带血穿刺技术已经常规应用于临床，有效地减少了遗传病患儿的出生，但是由于需要进行侵入性操作，有可能带来流产等风险。近年来，随着下一代测序技术（next-generation sequencing，NGS）的迅猛发展，一系列颠覆性的新方法、新技术在辅助生殖和产前诊断中得以推广应用。比如无创产前 - 检测（non-invasive prenatal testing，NIPT）技术、胚胎植入前遗传学诊断（preimplantation genetic diagnosis，PGD）/ 胚胎植入前遗传学筛查（preimplantation genetic screening，PGS）技术，成为避免出生缺陷发生的利器。而仅有这些是不够的，以基因检测和遗传咨询为代表的新医学模式是用好这些利器的关键。

癌症领域是体现新医学理念的另一个范例。*BRCA1/2* 基因突变导致的乳腺癌有家族遗传倾向，对于有乳腺癌家族史的人在接受 *BRCA1/2* 的基因检测后，通过遗传咨询进行指导，可以提前采取预防措施，提高早期诊断率；对于乳腺癌患者，结合基因检测的结果，遗传咨询可以为手术建议、用药决定、治疗方案和预后效果评估等进行指引，实现精准治疗。2016 年，英国的 Rahman 等人[5]为卵巢癌患者提供了一种新的快速、稳定、经济的基因检测方法，并在基因检测之后纳入遗传咨询的环节，不仅可以为患者提供详细了解检测结果的机会，还可以帮助患者了解检测结果对自己及家人的意义。这种"基因检测 + 遗传咨询"的标准流程，无论在患者还是医生中都有很高的认可度，不但将患者的等待时间缩短了 3/4，也可以节省大量的医疗资源。

遗传咨询将基因检测和临床应用联系了起来，让曾经海量但意义不是很明确的基因组数据变成了有用且宝贵的临床信息资源，让临床医生可以准确判断病情，预测药物疗效，达到防患于未然或药到病除的效果，真正满足人们对"医学"的期待和对"健康"的需求，是构建"健康中国"的关键。

第二节　遗传咨询在我国的发展

"遗传咨询"（genetic counseling）一词最早于 1947 年由 Sheldon Reed 提出[6]，而北美及欧洲的一些国家在几乎 1/4 个世纪前就已经设置了遗传咨询师的职业岗位，建立了完善的遗传咨询体系，同时具有专业机构来进行遗传咨询指南的制定，拥有专门的遗传咨询委员会和专业遗传咨询培训机构。在美国，目前 3.5 亿人口中有大约 4 000 人具有遗传咨询师的职业证书和资格。正是由于职业和系统的建立，北美的遗传病发病率或出生缺陷率已经大大降低。英国遗传学护士与咨询师协会（Association of Genetic Nurses and Counsellors, AGNC）最新发布的文章也肯定了遗传咨询师在基因组医疗（genomic healthcare）时代的重要作用[7]。遗传咨询师的作用是将先进的知识和技术以易懂的方式宣传介绍给大众，同时能为普通大众遇到的遗传学问题提供建议及相关解决方案，使这些先进的知识和技术迅速准确地转化为临床应用（也就是精准医学的实践概念）。*Science* 杂志也称越来越多希望利用自己遗传学知识背景去帮助患者的青年学者们跨入这个充满机遇和挑战的新职业领域[8]。遗传咨询师这个群体必须经过严密的系统培训和培养，只有这样才能真正有效地起到连接基因诊断和遗传治疗桥梁的作用。作为揭秘基因密码的专业人士，需要具备丰富的专业知识、长期的工作经验和良好的沟通技能，可以根据前来咨询用户的需求和家族史情况，给出合适的基因检测建议，并在结果之上给出正确的处理意见。

此前，在我国的这个职业还处于"零"发展阶段。我国的遗传咨询服务大多都由临床医师兼任，他们多数没有遗传知识背景，也没有经过专业系统的培训，因此对基因密码的解读能力极为有限。近年来，中国遗传学会遗传咨询分会（The Chinese Board of Genetic Counseling, CBGC）通过开展遗传咨询师培训班、编译相关指南[9]和教材等形式开展了遗传咨询师的培训工作，还在全国建立了多个培训基地，为我国培训了约 4 000 名遗传咨询工作者，很大程度缓解了临床上专业遗传工作人员短缺的问题，并从理论走向实践，依托上海市妇幼保健中心，以门诊和远程医疗相结合的模式，自 2017 年开始为大众提供高品质的遗传咨询服务。此外，还联合医疗、研究单位和企业，共同开展"人类单靶标基因组计划"，相继启动了"中国聋病基因组计划""中国双胎基因组计划""中国新生儿基因组计划""中国胚胎基因组计划"以及"中国儿童先天性心脏病基因组研究计划"，以此推广遗传咨询的临床应用。

第三节　遗传咨询的主要内容

美国遗传咨询协会（National Society of Genetic Counselors）对遗传咨询师的定义是：Genetic counselors are professionals who have specialized education in genetics and counseling to provide personalized help patients may need as they make decisions about their genetic health. 由这个定义可以看到，遗传咨询师是经过严密的系统培训、培养，具备丰富的专业知识、长期的工作经验和良好的沟通技能，可以根据咨询用户的需求和家族史情况，给出合适的遗传检测建议，并在检测结果基础上给出正确的处理意见的一个专业群体。遗传咨询的流程包括信息采集、遗传病诊断及遗传方式的确定、遗传病再发风险的估计、建议与指导、及时随访等。整个过程中，遗传咨询师通过解读基因检测报告、解释疾病遗传机制、致病原因等，使咨询者了解疾病状况、遗传方式和再发风险，并提出诊疗建议，提供咨询者可以采取的措施、比较各种对策的优劣及其对咨询者与家庭的影响，必要时还需提供适当的心理支持与疏导。

如今，越来越多的人开始了解遗传咨询，金领职业"遗传咨询师"也开始受到生物学、医学专业毕业生、分子诊断实验室工作人员等群体的追捧。可以预见的是，未来越来越多的场所需要遗传咨询师的加入：遗传专科门诊、第三方基因诊断公司、基于医院研究所的基因诊断实验室、独立的遗传咨询诊所，以及社会其他功能部门就业，比如法庭、保险公司、专利局、病患利益保护组织、罕见病联合会、新闻工作媒体机构等，均需要具有资质的遗传咨询师负责专门的服务及咨询。

2018 年，上海卫计委（上海市卫生健康委员会）率先在上海市卫生和计划生育委员会沪卫计规［2018］142 号文件中发布了《关于印发〈上海市遗传咨询技术服务管理办法（2018 版）〉的通知》，对遗传咨询的定义、对象与内容、遵循的伦理原则、技术服务流程、门诊设置及人员要求、质量控制要求、监督管理要求等进行了详细的说明和规定。相信此举将有助于标准化的遗传咨询服务体系的建立，进一步促进我国遗传咨询走向正规化、标准化和职业化。

（吴　茜　朱丽萍　贺　林）

参 考 文 献

[1] 中华人民共和国卫生部.中国出生缺陷防治报告（2012）[R], 2012.

[2] 陈伟伟, 高润霖, 刘力生等.《中国心血管病报告 2016》概要 [J]. 中国循环杂志, 2017, 32（06）: 521-530.

[3] WORLD HEALTH ORGANIZATION. World Cancer Report（2014）[R], 2014.

[4] 贺林 . 新医学是解决人类健康问题的真正钥匙——需"精准"理解奥巴马的"精准医学计划"[J]. 遗传, 2015, 37（06）: 613-614.

[5] GEORGE A, RIDDELL D, SEAL S, et al.Implementing rapid, robust, cost-effective, patient-centred, routine genetic testing in ovarian cancer patients[R]. Sci Rep, 2016, 6: 29506.

[6] RESTA R G. Defining and redefining the scope and goals of genetic counseling[J]. Am J Med Genet Part C Semin Med Genet, 2006, 142C: 269-275.

[7] MIDDLETON A, MARKS P, BRUCE A, et al. The role of genetic counsellors in genomic healthcare in the United Kingdom: a statement by the Association of Genetic Nurses and Counsellors[J]. Eur J Hum Genet, 2017, 25（6）: 659-661.

[8] PAIN E. Genetic counseling: A growing area of opportunity[J]. Science, 2016.

[9] 王秋菊, 沈亦平, 邬玲仟, 等 . 遗传变异分类标准与指南 [J]. 中国科学：生命科学, 2017, 47（6）: 668-688.

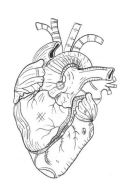

第三篇
复杂心血管疾病精准医学研究和临床应用

第十七章

高 血 压

第一节　高血压相关危险分层及预后评估标志物

我国目前至少有 2.7 亿高血压患者,且发病率仍然呈现逐年上升趋势[1]。高血压是心脑血管疾病最主要的危险因素,其脑卒中、心肌梗死、心力衰竭及慢性肾脏病等并发症,不仅致残、致死率高,而且严重消耗医疗及社会资源,给家庭和国家造成沉重负担。

高血压患者因血压水平、病程、合并其他危险因素的不同而预后不同。对于高风险的高血压患者,往往需要采取更为积极的降压治疗(更早地启动药物治疗、更强的药物治疗强度以及联合用药等)以及对其他危险因素的更为积极的治疗(如他汀、叶酸)。因此,对于高血压患者进行心脑血管疾病整体风险评估至关重要。

一、高血压相关危险分层

精准医学强调的重点之一是个体化。结合传统临床信息,采用危险评估模型对高血压患者的心血管风险进行个体化危险分层和评估,也是精准医学的具体应用。例如系统性冠脉危险评估(systemic coronary risk Evaluation,SCORE)模型,已经被欧洲高血压防治指南推荐用于高血压整体风险的评估[2]。该模型来自于欧洲队列研究数据,整合了年龄、性别、吸烟、总胆固醇水平以及收缩压水平,用于评估未来 10 年内死于心血管疾病的绝对风险。不同的国家可以根据本国的发病特点对 SCORE 模型进行校正。SCORE 模型是对 10 年死于心血管病绝对风险的评估,该模型中年龄占有重要的权重,对于年轻但有较高血压值且合并其他危险因素的患者,这种评估可能导致治疗不充分、以后发展成为不可逆转的高风险患者。因此,对于年轻患者,治疗决策应该取决于相对风险或者血管、心脏年龄的评估结果。《欧洲心血管疾病预防临床实践指南》就有针对年轻患者心血管相对风险的评估系统。高血压患者整体风险评估的另外一个重要内容,是对靶器官损害的评估[3]。因为高血压相关的靶器官损害可以提示高血压进展的严重程度,一旦出现,会明显增加高血压患者的整体风险。过去相当长的一段时间,国际高血压指南采用高血压危险分层的方法来界定高血压患者的整体风险。该分层方法主要基于患者血压水平、合并的其他危险因素、是否合并靶器官损害、糖尿病以及是否存在心血管疾病和慢性肾脏病,将高血压患者界定为低、中、高、极高危险(表 17-1)。

表 17-1 高血压危险分层

其他危险因素和病史	1级 SBP140-159 或 DBP90-99	2级 SBP160-179 或 DBP100-109	3级 SBP≥180 或 DBP≥110
无	低危	中危	高危
1~2 个危险因素	中危	中危	很高危
≥3 个危险因素或靶器官损害	高危	高危	很高危
临床并发症或糖尿病	很高危	很高危	很高危

人群 10 年心血管发病的绝对危险：低危患者 <15%；中危患者 15~20%；高危患者 20%~30%；很高危患者 >30%

二、高血压预后评估标志物新进展

1. 基因风险评分 随着人类基因组计划的开展，基因组学研究在高血压的病因学和药物治疗方面均积累了一定的数据。从遗传角度来说，高血压并不是由单一基因决定的，多种不同基因变异均可影响血压水平或高血压发病风险。近年来，基因风险评分（genetic risk score，GRS）被越来越多地用于高血压发病及远期心血管疾病风险的预测。一项根据欧洲 20 万人群全基因组关联分析数据设计的基因风险评分，被用来评价与心血管疾病风险的关系，这项基因风险评分基于 29 个基因突变位点，与多种心血管疾病包括高血压、左室肥厚、脑卒中和冠心病风险相关[4]。瑞典一项前瞻性队列研究在 17 000 余人长达 23 年的随访中对这项基因风险评分进行了验证，结果 GRS 与基线及随访收缩压和舒张压均显著相关，在与高血压患病率相关的同时，还可以预测血压的变化及高血压的发病率（GRS 每变化一个 SD 对应的 OR=1.110，95%CI：1.065~1.156），其预测价值与糖尿病和高血压家族史相当[5]。

高血压药物基因组学可以用来指导降压治疗，并且可以预测降压治疗的效果。INVEST 研究在其后续巢式病例对照设计的分析中，探讨了在 β 受体阻滞剂和钙离子拮抗剂降压治疗背景下 GRS 对于远期心血管事件风险的预测价值，其中，GRS 包含了与心血管和代谢表型相关的三个无义突变（SIGLEC12-rs16982743，A1BG-rs893184 和 F5-rs4525），GRS 为 0 或 1 分的人群采用钙离子拮抗剂，与采用 β 受体阻滞剂相比具有更好的心血管预后（OR=0.60，95% CI：0.42~0.86）；GRS 为 2 或 3 分的人群采用钙离子拮抗剂，与采用 β 受体阻滞剂相比具有更差的心血管预后（OR=1.31，95%CI：1.08~1.59）。这些结论在 NORDIL 研究中均进行了验证[6]。

2. 同型半胱氨酸、叶酸和亚甲基四氢叶酸还原酶基因 研究结果显示，同等程度的血压升高对中国人的危害大于西方人群，而相对于心肌梗死，中国高血压患者更容易罹患卒中。因此，从我国高血压人群特点出发，借助精准医学的手段，建立精准预测、精准分型、精准干预及精准评估的意义重大。近年来，同型半胱氨酸（homocysteine，Hcy）的作用，日益引起国人的重视。

（1）高血压合并高 Hcy 血症显著增加卒中风险：Hcy 是一种含硫氨基酸，为蛋氨酸代谢过程中的重要中间产物，主要通过损害内皮细胞、氧化应激反应、改变脂质代谢及促进血栓形成等机制导致动脉粥样硬化性心血管疾病的发生，尤其与脑卒中的关系更加密切[7]。

Graham 等研究结果表明，Hcy 升高与高血压在致血管疾病风险上具有显著协同作用，Hcy 升高合并高血压者，其血管疾病风险增加约 11 倍[8]。我国巢式病例对照研究显示，单纯血压水平升高可以使脑卒中风险增至 9.7 倍；单纯 Hcy 水平升高（≥10μmol/L）可以使脑卒中风险增至 3.5 倍；高血压患者同时合并高同型半胱氨酸则脑卒中风险增至 12.7 倍[9]。与之相对应的，在降压治疗的同时，补充叶酸降低 Hcy，可以显著降低卒中风险。中国脑卒中一级预防研究（CSPPT）采用依那普利叶酸的固定复方制剂（马来酸依那普利叶酸片）为基础的方案，相对于以依那普利为基础的治疗方案，在血压控制接近的情况下，可进一步降低 21% 的首发脑卒中风险[10]。高 Hcy 血症除了可以增加卒中风险，还可以影响降压药物的降压效果，研究发现，在基线 Hcy 处于 10～15μmol/L 和 ≥15μmol/L 的患者，其 3 周、6 周、12 周的收缩压降低的幅度明显低于基线 Hcy 位于 <10μmol/L 水平的高血压患者[11]。

（2）亚甲基四氢叶酸还原酶（methylene tetrahydrofolate reductase，*MTHFR*）TT 基因型显著增加卒中发病风险：*MTHFR* 是 Hcy 代谢关键酶之一，*MTHFR* 基因 677 位点 C 至 T 的突变导致该酶的耐热性及活性下降，是导致人群 Hcy 中度升高的主要因素之一。TT 基因型频率在欧美人群约 10%～12%，该人群较 CC 基因型人群 Hcy 水平升高约 25%[12]。安庆随访队列的结果进一步显示，携带 *MTHFR*677TT 基因型的高血压患者，脑卒中风险增加。与血压正常的非 *MTHFR*677TT 基因型携带者比较，高血压合并 *MTHFR*677TT 基因型的患者，脑卒中风险增至 10.6 倍[13]。CSPPT 的后续分析结果也显示，无论基线 Hcy 水平如何，TT 基因型相对于 CC 基因型，卒中风险均较高。而在 TT 基因型患者中，补充叶酸的获益最大出现在基线叶酸水平最高组，提示 TT 基因型需要更大剂量的叶酸才能抵消基因突变带来的危害[10]。

（3）叶酸水平对卒中发病的影响：叶酸又名维生素 B$_9$，是人体必需的一种微量营养素。5-甲基四氢叶酸是血清中叶酸的主要存在形式，是 Hcy 代谢中的重要底物，叶酸缺乏则Hcy 升高。Holmes 等综述全球 48 家科研机构有关 *MTHFR* 基因多态性与血 Hcy 水平、脑卒中风险关联的研究提示，叶酸水平可以显著修饰 *MTHFR* 基因型间 Hcy 水平及脑卒中风险的差异。在低叶酸的亚洲地区，TT 较 CC 基因型人群血 Hcy 水平高 3.12μmol/L（95%*CI*：2.23，4.01），而在已强化补充叶酸地区（美国、澳大利亚和新西兰），TT 与 CC 基因型人群血Hcy 水平未见显著区别（0.13μmol/L；95%*CI*：-0.85，1.11）；与之一致，在低叶酸亚洲人群，TT 基因型人群较 CC 基因型人群脑卒中风险显著增加（*OR*=1.68；95%*CI*：1.44，1.97），而在已强化补充叶酸地区 TT 与 CC 基因型人群脑卒中风险无显著区别（*OR*=1.03；95%*CI*：0.84，1.25）。CSPPT 的后续分析还发现，在未经叶酸补充的高血压患者中，基线叶酸水平越低，卒中发病风险越高[14]。

综上所述，在高血压的基础上，合并高 Hcy、低叶酸或 *MTHFR*677TT 基因型可以显著增加我国脑卒中发病风险。其中，Hcy 水平从 10μmol/L 开始即与心脑血管事件风险显著相关，而我国约 75% 的高血压患者合并高 Hcy（≥10μmol/L），*MTHFR*677TT 基因型的比例亦高达 25%，且叶酸水平低于欧美国家[15]。因此，结合 Hcy 水平、叶酸水平和 *MTHFR* 基因型对我国高血压患者进行危险分层，是精准医学应用于脑卒中危险分层和一级预防的典型范例。

（范芳芳　张　岩　李建平）

参 考 文 献

[1] 中国高血压防治指南修订委员会 . 中国高血压防治指南 2010[J]. 中华高血压杂志 . 2011，19（8）：701-743.

[2] CONROY R M，PYÖRÄLÄ K，FITZGERALD A P，et al. Estimation of ten-year risk of fatal cardiovascular disease in Europe：the SCORE project[J]. Eur Heart J，2003，24（11）：987-1003.

[3] PERK J，DE BACKER G，GOHLKE H，et al.Fifth Joint Task Force of the European Society of Cardiology and Other Societies on Cardiovascular Disease Prevention in Clinical Practice；European Association for Cardiovascular Prevention and Rehabilitation. European Guidelines on cardiovascular disease prevention in clinical practice（version 2012）：The Fifth Joint Task Force of the European Society of Cardiology and Other Societies on Cardiovascular Disease Prevention in Clinical Practice（constituted by representatives of nine societies and by invited experts）[J]. Atherosclerosis，2012，223：1-68.

[4] International Consortium for Blood Pressure Genome-Wide Association Studies，EHRET G B，MUNROE P B，et al. Genetic variants in novel pathways influence blood pressure and cardiovascular disease risk[J]. Nature，2011，478（7367）：103-109.

[5] FAVA C，SJÖGREN M，MONTAGNANA M，et al Prediction of blood pressure changes over time and incidence of hypertension by a genetic risk score in Swedes[J]. Hypertension，2013，61（2）：319-326.

[6] MCDONOUGH C W，GONG Y，PADMANABHAN S，et al. Pharmacogenomic association of nonsynonymous SNPs in SIGLEC12，A1BG，and the selectin region and cardiovascular outcomes[J]. Hypertension，2013，62（1）：48-54.

[7] SPENCE J D. Homocysteine-lowering therapy：a role in stroke prevention?[J]. Lancet Neurol，2007，6（9）：830-883.

[8] GRAHAM I M，DALY L E，Refsum H M，et al. Plasma homocysteine as a risk factor for vascular disease. The European Concerted Action Project[J]. JAMA，1997，277：1775-1781.

[9] LI J，JIANG S，ZHANG Y，et al. H-type hypertension and risk of stroke in Chinese adults：A prospective，nested case-control study[J]. J Transl Intern Med，2015，3：171-178.

[10] HUO Y，LI J，QIN X，et al. Efficacy of folic acid therapy in primary prevention of stroke among adults with hypertension in China：the CSPPT randomized clinical trial[J]. JAMA，2015，313：1325-1335.

[11] QIN X，LI Y，SUN N，et al. Elevated homocysteine concentrations decrease the antihypertensive effect of angiotensin converting enzyme inhibitors in hypertensive patients[J]. Arterioscler Thromb Vasc Biol，2017，37：166-172.

[12] BOTTO LD，YANG Q. 5，10-Methylenetetrahydrofolate reductase gene variants and congenital anomalies：a HuGE review[J]. Am J Epidemiol，2000，151（9）：862-877.

[13] JIANG S，LI J，ZHANG Y，et al. Methylenetetrahydrofolate reductase C677T polymorphism，hypertension and risk of stroke：a prospective，nested case-control study[J]. Int J Neurosci，2017，127（3）：253-260.

[14] HOLMES M V，NEWCOMBE P，HUBACEK J A，et al. Effect modification by population dietary folate on the association between MTHFR genotype，homocysteine，and stroke risk：a meta-analysis of genetic studies and randomised trials[J]. Lancet，2011，378（9791）：584-594.

[15] 李建平，卢新政，霍勇，等 . H 型高血压诊断与治疗专家共识 [J]. 中华高血压杂志 . 2016；24（2）：123-127.

第二节　高血压药物基因组学与靶向用药

临床常用的降压药物种类十分丰富，但实际的血压控制达标率并不理想。2017 年的中国疾病预防控制中心数据显示，在接受降压治疗的患者中，仅约 35% 能够达到指南降压靶目标值。这其中的部分原因来自于个体对降压药物的反应差异，由于降压药物不良反应或低效无法提前预测导致了部分患者治疗的依从性降低。因此，若找到某种或某组可靠的生物指标以预测个体对降压药物的反应，将有望改善血压控制率及相关心血管预后。药物基因组学便是探究基因表型与个体间药物反应差异的一门学科，从候选基因研究到全基因组关联研究，此领域已经发现了大量与降压药效相关的基因位点，并且部分研究结果对临床降压治疗有重要的指导价值。尽管如此，目前尚未获得能否将这些研究结果应用于临床决策的确切结论。未来仍需连续、大样本、高质量的重复试验对这些结果进行反复验证。

一、高血压药物基因组学研究意义

为什么要进行高血压药物基因组学的研究，是我们首要思考的问题。我们知道药物发挥药效受生物体内的药物结合靶点和代谢因素的影响，这些相关基因在个体间的功能性多态会直接导致对于某类药物的反应差异，这是我们能够依据基因表型预测个体药物反应的根本原理[1]。高血压药物基因组学通过分析各类基因表型与不同的降压药物反应的关系，为更加准确地制定个体化的降压方案提供科学依据，在获取最佳降压效果的同时规避不良事件的发生，有助于稳定降压和改善最终临床结局目标的达成[2,3]。除此之外，药物基因组学也将协助我们获得对降压药物的分子学通路更加深入的认识和理解。

二、高血压药物基因组学研究方法

1. **候选基因研究**　是"假设 - 驱动"研究方法，基于已有知识关注单个基因或基因内的单核苷酸多态性（single uucleotide polymorphisms，SNPs）。药物基因组学研究的关注点通常是药物的蛋白靶点、信号级联传导或涉及药代动力学的蛋白。此方法在药物基因组学研究中颇为实用，因为药物动力和代谢途径一般仅局限于几个基因，且变异对于蛋白的影响效力相对较大。

2. **全基因组关联研究（genome–wide association study，GWAS）**　是"无假设 - 驱动"的研究方法，从全基因组层面无偏倚地进行检测，不可预测结果，使得发现全新的关联基因和分子机制成为可能。现今的 GWAS 芯片包含超过 500 万的 SNP 位点，以 $P<5\times10^{-8}$ 作为具有全基因组统计学意义的标准。但其亦具有局限性，所需样本量大，队列异质性难以避免，巨大背景噪声和严格的质控将部分有意义的基因位点淹没。

三、高血压药物基因组学研究成果

我们一般把一线降压药物归类为 ABCD 来描述，分别指血管紧张素转化酶抑制剂（angiotensin-converting enzyme inhibitors，ACEIs）和血管紧张素 II 受体拮抗剂（angiotensin II receptor blockers，ARBs），β 受体拮抗剂（β-blockers），钙拮抗剂（calcium channel blockers，CCBs）和利尿剂（diuretics）。通常个体对于 A 和 B 类药物反应是相似的，对于 C 和 D 类反

应是相似的。一般来说，年轻或欧系的高血压患者对 A 和 B 类降压药物反应较好，年老或非系对 C 和 D 类反应更好[4,5]。

从候选基因研究到 GWAS，关于降压药物的基因组学研究已发现了众多的关联基因多态性位点。但不幸的是，其中大部分的研究结果可重复性差，独立研究间结论存在冲突甚至相左，我们在此仅列出部分得到广泛证实过的相关基因。

1. **与血压和心血管疾病关联基因**　*NEDD4L* 与噻嗪类利尿剂[6]，*ADRB1* 与 β 受体拮抗剂[7]都是通过候选基因研究确定的，它们的编码蛋白存在于已知的药物分子通路，因基因多态性所致的生理功能改变而被发现，在之后的研究中亦得到了重复证实，被认为是至今发现的与降压药有最强关联的两组基因。*NEDD4L* 的 G 等位型与肾小管上皮细胞表面钠通道的降解减少相关，引起钠转运增加和水钠潴留，此等位型患者对利尿剂治疗更加敏感[8,9]。而 *ADRB1* 编码肾上腺素能受体，Ser49 和 Arg389 型与患者肾上腺素系统的过度激活相关，β 受体拮抗剂治疗有效[10]（表 17-2）。

表 17-2　与血压和心血管疾病相关基因

基因	SNPs	分子机制	药物及效力	研究
NEDD4L	rs4149601 A>G	编码 NED4-2，与 ENaC 泛素化相关，G 等位型的患者 ENaC 降解减少，钠潴留的增加	噻嗪类利尿剂 SBP 降压差 −4.5mmHg	NORDIL[11] PEAR[12] INVEST[13]
ADRB1	*rs1801252 Ser49Gly rs1801253 Arg389Gly	编码 β₁ 型肾上腺素能受体介导去甲肾上腺素的生理反应，Ser49 和 Arg389 等位型编码的受体与腺苷酸环化酶的偶联增强，下游信号通路级联反应增加	β 受体拮抗剂 DBP 降压差 −6.5mmHg	SPS3[14] Wain LV[15] INVEST[13]

SBP：收缩压；DBP：舒张压；ENaC：上皮细胞钠通道；NORDIL：Nordic Diltiazem Study 北欧地尔硫䓬研究；PEAR：Pharmacogenomic Evaluation of Antihypertensive Responses Study 降压药物基因组学评估研究；INVEST：International Verapamil SR Trandolapril Study 国际维拉帕米系持久释放型群多普利研究

* Ser49 和 Arg389 单核苷酸多态性都在富 GC 的区域，基因型分型困难，已不再包含在近期的 GWAS SNPs 阵列之中。

2. **与降压反应相关基因**　在此部分，大多数研究结果与噻嗪类利尿剂相关，小部分与 β 受体拮抗剂或 ACEI/ARB 相关，有与 CCB 降压反应相关基因的研究结果尚存有争议。表 17-3 所列出的基因位点虽证实了与降压药物反应的相关性，甚至有达到了 GWAS 关联显著性（*ACY3*），但相关的证据尚不如以上两组基因有力，待其余研究重复验证。表 17-4 所示基因大多为广受关注的候选基因位点，但在后来更大样本的研究中被否定与降压反应的相关性。

表 17-3　与降压反应相关基因

药物	基因	SNPs	作用效力	涉及研究
噻嗪利尿剂	*YEATS4*	rs7297610 C>T	CC 型相较 TT 型降压差：SBP −3.4mmHg；DBP −2.8mmHg	GERA、PEAR[12]
	PRKCA	rs16960228 A>G	GA 型相较 GG 型：SBP 和 DBP 都多降 4mmHg	PEAR[12]、GERA、NORDIL[11]、GENRES[3]
	GNAS-EDN3	rs2273359G>C	GC 型较 CC 型 SBP 下降更多	PEAR[12]、GERA、NORDIL[11]

续表

药物	基因	SNPs	作用效力	涉及研究
噻嗪利尿剂	*TET2* *CSMD1*	rs12505746 rs7387065 rs11993031 rs9285669 rs11189015 rs9915451	每对等位基因所致 SBP 降压差 −10.1～−3.4mmHg 不等	PHSS、MIHYPHCTZ[16]
	GNB3	C825T	T 等位型相较其他型降压差 SBP−6mmHg；DBP−5mmHg	GERA
β受体拮抗剂	*GRK4*	rs2960306 Arg65Leu rs1801058 Ala486Val rs1024323 Ala142Val	Ala142 型要达到 107mmHg 目标值的概率降低 50%	AASK（只有男性）[17] PEAR[12]
	ACY3	rs2514036	降压差 −5.4mmHg	GENRES[3]
	CACNB2	rs2357928 G-A; 5′ SNP	GG 型个体比 A 等位个体有更好的降压效果和预后	Niu et al[18]
ACEI/ ARB	*CAMK1D*	rs10752271	作用效力 −5.5mmHg	SOPHIA[19]、GENRES[3]
	NPHS1	rs3814995 Glu117Lys	作用效力 −2.8mmHg	GENRES[3]、GERA Ⅱ SOPHIA[19]
CCB	*CACNA1C*	rs2788879	作用效力不详	Bremer T et al[20]

GERA: Genetic Epidemiology of Responses to Antihypertensives 降压药反应基因流行病学研究；GENRES: Genetics of Drug Responsiveness in Essential Hypertension 原发性高血压药物反应基因组学研究；AASK: African American Study of Kidney Disease and Hypertension 非裔美国人肾脏病和高血压研究；PHSS: Pharmacogenomics of Hydrochlorothiazide Sardinian Study 撒丁人氢氯噻嗪药物基因组学研究；SOPHIA: Study of the Pharmacogenomics in Italian hypertensive patients treated with the Angiotensin receptor blocker losartan 意大利高血压患者应用血管紧张素受体拮抗剂氯沙坦治疗的药物基因组学研究

表 17-4　被后续研究否定或存在较大争议基因

药物	基因	编码蛋白	SNPs	研究	结论
ACEI/ARB	*ACE*	血管紧张素 I 转化酶	插入 / 缺失	Arnett[21] (n=37, 939)	基因多态性与血压反应无关
	AGT	血管紧张素原	A>G	Yu H[22] (n=509)	GG 型与 ACEI 降压反应相关
				Kurland L[23] (n=97)	AA 型对阿替洛尔治疗更加敏感，与厄贝沙坦作用效果无关
β受体拮抗剂	*CYP2D6*	细胞色素 P450	rs16960228 A>G	Fux R[24] (n=121)	基因型与美托洛尔疗效无关
				Rau T[25] (n=232)	美托洛尔对低代谢型降低 DBP 作用更显著
CCB	*KCNMB1*	BK 通道 β 亚基	rs169805956	Beitelshees AL[26] (n=5979)	基因型与维拉帕米疗效无关

四、高血压治疗的靶向药物

靶向药物是针对病理性受体、信号通路等分子，设计相应药物抑制其表达或功能，达到

"对因"治疗效果，减少对正常生理功能的干扰。最新研究报道的 rostafuroxin、维生素 B_2 及其与特定基因表型的关系为高血压的个体化精准治疗带来全新的思路和希望[27]。

内收蛋白（adducing）和内源性哇巴因（endogenous ouabain，EO）是决定肾小管钠钾泵数目的重要因素，其相关基因变异可导致钠钾泵数目增加，引起钠水潴留，因此它一直作为噻嗪类利尿剂药效研究的重要候选基因。曾有研究指出，内收蛋白编码基因 *ADD1 Trp460* 患者氢氯噻嗪治疗后的负性心血管结局减少 50%[28]，但此结果未能在后来的数项独立队列研究中重复。最新研究发现了一种小分子制剂 rostafuroxin，在 10^{-11}mol/L 浓度时即可靶向性阻断 EO 和内收蛋白突变产物，且不影响野生型基因产物的正常生理功能，并排除了对其余 35 种血压调节相关受体干扰的可能。随后的临床试验证实，小剂量口服 rostafuroxin 对野生基因型的高血压患者无降压作用，对 *Trp460* 基因型患者达到以往降压效果的两倍[27]。此发现为携带 EO 合成（*LSS，HSD3B1*）转运（*MDR1*）或者内收蛋白活性（*ADD1，ADD3*）等基因变异的高血压患者带来个体化对因治疗的希望，而且大约四分之一的高血压患者都有此种基因表型，提示了其可能具有的重要临床价值。

流行病学研究发现，*MTHFR* 基因 677 位 T-C 多态性使高血压风险增加 24%～87%，心血管病风险上升 40%。新有研究证实对此类患者补充维生素 B_2（riboflavin，MTHFR 辅助因子）可稳定变异的酶，恢复 MTHFR 正常活性，使收缩压额外（独立于降压药效果）降低 6～13mmHg，提示了重要的临床和公共卫生学意义[29]。*MTHFR*667TT 基因型在全球发生率大约 10%，中国北方发生率约 20%，低叶酸饮食人群中发生率最高。对于此类基因型高血压患者，维生素 B_2 的补充可以作为一个重要的非药物降压手段，且能明显改善心血管病结局。从全社会层面上，维生素 B_2 强化饮食状态可以推迟高血压的发展，降低高血压发生率。研究亦提示血浆的半胱氨酸可以作为 B 族维生素营养状态重要功能性标志。

五、挑战与未来方向

1. 限制现有研究成果向临床转化的因素　现有降压药物基因组学研究结果大都重复性差，这与研究样本量小、研究队列异质性、研究设计和血压测定方法等差异均直接相关，研究结果难以进行比较和统一。当今最大的挑战是大样本临床试验的缺乏。

对病理生理动态变化的忽视，高血压对于降压药的反应机制是随疾病发展而异的。例如机体总钠量会随高血压阶段的不同，高于或低于正常血压个体。药物基因组学是一种相对静态的检测手段，不能将病情动态发展纳入考虑。

在一项临床医师对于高血压个体化治疗看法的调查中，大多数医师认同个体化治疗具有巨大潜能，但困于缺少恰当的临床指导和基因检测的知识。美国医学科学院最近的一份报告亦强调了对临床医师进行基因组学知识培训的重要性[30]。

2. 未来的方向　随着医学辅助技术的飞速发展，我们有理由相信，十年之后，为每一位患者进行全基因组测序的梦想将成为现实。且随着医学信息学的迅速发展，动态血压测量和电子病历等技术会为我们提供更加便捷和准确的信息来源，我们面临的任务将不在于数据的产生，而在于数据的利用和储存，以确保宝贵信息能够充分地在临床预测中发挥它的价值。

临床的"组学"技术反映动态变化生理标志。表观遗传组学、蛋白组学和转录组学等将辅助基因组学为高血压的个体化治疗提供可参考的生物标记。例如血浆肾素活性作为指示血容量标志，micro-RNA 能够影响基因表达、甲基化和其他的基因修饰最近也引起了广泛关注。最近有研究对 PEAR 的数据利用这些组学方法的整合发现了与噻嗪类利尿剂的降压反应相关的 *ROCK1* 基因。

合作联盟也是非常值得推崇的途径。例如降压药物基因组学研究国际联盟最近将涉及三个大陆、10 个国家、31 个队列中 350 000 份数据融合，将血压反应、降压方案和预后等信息收集其中。通过将多个研究进行融合，使得 meta 分析方法用以应用，也使得在独立队列中重复之前的研究结果成为可能。

六、高血压的个体化治疗

高血压病是全球首位的致残、致死危险因素，其临床症状不典型，主要通过促进心脑血管疾病发生和发展，被称为"沉默的杀手"，对个人和社会都带来的巨大危害和沉重负担。研究证实收缩压每降低 2mmHg 就能相应地使得心血管疾病风险降低 10%，有效降压可以显著改善患者预后。值得注意的是 2014 年美国国家联合委员会（Joint National Committee，JNC）提出"强化"的降压治疗（降压目标值为 120~130/90mmHg）会使高血压患者获得更大的心血管收益，即使在超过 75 岁的老年人群体中亦然[31]。现行的高血压治疗多是经验治疗，动态检测降压效果来调整药物或剂量。但由于个体间的药物反应差异，常在降压过程中出现药物不耐受等问题，导致治疗依从性差，这也意味着伴随的心血管疾病等风险升高。

在多种多样的降压药中，精准地选择出"为患者带来最佳降压效果和最低不良反应的药物"成了临床医师和学术研究者的一致目标，亦由此促进了高血压个体化治疗的到来[32, 33]。近期，美国心脏协会高度重视高血压治疗当中个体化的靶向性生活方式改变和靶向性治疗方案的制定，目的在于实现更高效的血压控制，提高心血管健康。美国国立卫生研究院和食品药物监督管理局共同发声，有力地表达了对于个体化治疗的期望，他们高度强调基因组学技术在达成个体化治疗上的重要作用。高血压药物基因组学研究在寻找指导个体降压药物选择的可靠基因指标，以促进高血压的个体化治疗或精准治疗的早日实现。

从本篇可以看出，此领域已发现了大量的与降压反应显著相关的基因位点，每一位点仅展现了与某一类降压药物具有关联性，这提示了相关基因通路的特异性。虽然有部分研究成果显示了在预测降压反应和指导临床用药方面的巨大潜能，但我们必须认识到，由于大样本的缺乏，研究设计缺陷和结果可重复性差等问题，短时间内这些研究数据还不会完成向临床指南的转化。临床药物基因学实施联盟未给出降压药物相关基因的说明，最新的高血压诊断和治疗指南依旧以简便实用为原则，JNC7 和 JNC8 依旧推荐适当程度的个体化，依据年龄、种族等因素选择降压药物，亦未推荐基因检测等复杂诊断的应用。但我们有理由相信在未来的 5~10 年，药物基因组学将不断地发展完善，与其他组学研究成果结合，共同推进高血压领域个体化治疗和精准医疗时代的到来。

（蔡　军）

参 考 文 献

[1] RELLING M V，EVANS W E. Pharmacogenomics in the clinic. Nature，2015，526（7573）：343-350.

[2] COOPER-DEHOFF R M，JOHNSON J A. Hypertension pharmacogenomics：In search of personalized

treatment approaches. Nat Rev. Nephrol, 2016, 12（2）: 110-122.

[3] HILTUNEN T P, DONNER K M, SARIN A P, et al. Pharmacogenomics of hypertension: A genome-wide, placebo-controlled cross-over study, using four classes of antihypertensive drugs. JAHA, 2015, 4（1）: e001521.

[4] MATERSON B J, REDA D J, CUSHMAN W C, et al. Single-drug therapy for hypertension in men. A comparison of six antihypertensive agents with placebo. The department of veterans affairs cooperative study group on antihypertensive agents. N Engl J Med, 1993, 328（13）: 914-921.

[5] JOHNSON J A, GONG Y, BAILEY K R, et al. Hydrochlorothiazide and atenolol combination antihypertensive therapy: Effects of drug initiation order. Clin Pharmacol Ther, 2009, 86（5）: 533-539.

[6] SVENSSON-FARBOM P, WAHLSTRAND B, ALMGREN P, et al. A functional variant of the nedd4l gene is associated with beneficial treatment response with beta-blockers and diuretics in hypertensive patients. J Hypertens, 2011, 29（2）: 388-395.

[7] JOHNSON J A, LIGGETT S B. Cardiovascular pharmacogenomics of adrenergic receptor signaling: Clinical implications and future directions. Clinical pharmacology and therapeutics, 2011, 89（3）: 366-378.

[8] RUSSO C J, MELISTA E, CUI J, et al. Association of nedd4l ubiquitin ligase with essential hypertension. Hypertension, 2005, 46（3）: 488-491.

[9] DAHLBERG J, SJOGREN M, HEDBLAD B, et al. Genetic variation in nedd4l, an epithelial sodium channel regulator, is associated with cardiovascular disease and cardiovascular death. J Hypertens, 2014, 32（2）: 294-299.

[10] ZHANG F, STEINBERG S F. S49g and r389g polymorphisms of the beta（1）-adrenergic receptor influence signaling via the camp-pka and erk pathways. Physiol Genomics, 2013, 45（23）: 1186-1192.

[11] HANSSON L, HEDNER T, LUND-JOHANSEN P, et al. Randomised trial of effects of calcium antagonists compared with diuretics and beta-blockers on cardiovascular morbidity and mortality in hypertension: The nordic diltiazem（nordil）study. Lancet, 2000, 356（9227）: 359-365.

[12] Johnson J A, Boerwinkle E, Zineh I, et al. Pharmacogenomics of antihypertensive drugs: Rationale and design of the pharmacogenomic evaluation of antihypertensive responses（pear）study. Am Heart J, 2009, 157（3）: 442-449.

[13] PEPINE C J, HANDBERG E M, COOPER-DEHOFF R M, et al. A calcium antagonist vs a non-calcium antagonist hypertension treatment strategy for patients with coronary artery disease. The international verapamil-trandolapril study（invest）: A randomized controlled trial. JAMA, 2003, 290（21）: 2805-2816.

[14] MAGVANJAV O, MCDONOUGH C W, GONG Y, et al. Pharmacogenetic associations of beta1-adrenergic receptor polymorphisms with cardiovascular outcomes in the sps3 trial（secondary prevention of small subcortical strokes）. Stroke, 2017, 48（5）: 1337-1343.

[15] WAIN L V, VERWOERT G C, O'REILLY P F, et al. Genome-wide association study identifies six new loci influencing pulse pressure and mean arterial pressure. Nat Genet, 2011, 43（10）: 1005-1011.

[16] EADON M T, KANURI S H, CHAPMAN A B. Pharmacogenomic studies of hypertension: Paving the way for personalized antihypertensive treatment. Expert Rev Precis Med Drug Dev, 2018, 3（1）: 33-47.

[17] RAYNER B, RAMESAR R. The importance of g protein-coupled receptor kinase 4（grk4）in pathogenesis of salt sensitivity, salt sensitive hypertension and response to antihypertensive treatment. Int J Mol Sci,

2015，16（3）：5741-5749.

[18] NIU Y，GONG Y，LANGAEE TY，et al. Genetic variation in the beta2 subunit of the voltage-gated calcium channel and pharmacogenetic association with adverse cardiovascular outcomes in the international verapamil sr-trandolapril study genetic substudy（invest-genes）. Circ Cardiovasc Genet，2010，3（6）：548-555.

[19] FRAU F，ZANINELLO R，SALVI E，et al. Genome-wide association study identifies camkid variants involved in blood pressure response to losartan：The sophia study. Pharmacogenomics，2014，15（13）：1643-1652.

[20] BREMER T，MAN A，KASK K，et al. Cacna1c polymorphisms are associated with the efficacy of calcium channel blockers in the treatment of hypertension. Pharmacogenomics，2006，7（3）：271-279.

[21] ARNETT D K，DAVIS B R，FORD C E，et al. Pharmacogenetic association of the angiotensin-converting enzyme insertion/deletion polymorphism on blood pressure and cardiovascular risk in relation to antihypertensive treatment：The genetics of hypertension-associated treatment（genhat）study. Circulation，2005，111（25）：3374-3383.

[22] YU H，LIN S，ZHONG J，et al. A core promoter variant of angiotensinogen gene and interindividual variation in response to angiotensin-converting enzyme inhibitors. J Renin Angiotensin Aldosterone Syst，2014，15（4）：540-546.

[23] KURLAND L，LILJEDAHL U，KARLSSON J，et al. Angiotensinogen gene polymorphisms：Relationship to blood pressure response to antihypertensive treatment. Results from the swedish irbesartan left ventricular hypertrophy investigation vs atenolol（silvhia）trial. Am J Hypertens，2004，17（1）：8-13.

[24] FUX R，MORIKE K，PROHMER A M，et al. Impact of cyp2d6 genotype on adverse effects during treatment with metoprolol：A prospective clinical study. Clin Pharmacol Ther，2005，78（4）：378-387.

[25] RAU T，WOHLLEBEN G，WUTTKE H，et al. Cyp2d6 genotype：Impact on adverse effects and nonresponse during treatment with antidepressants-a pilot study. Clin Pharmacol Ther，2004，75（5）：386-393.

[26] BEITELSHEES A L，GONG Y，WANG D，et al. KCNMB1 genotype influences response to verapamil SR and adverse outcomes in the INternational VErapamil SR/Trandolapril STudy（INVEST）. Pharmacogenet Genomics，2007，17（9）：719-729.

[27] LANZANI C，CITTERIO L，GLORIOSO N，et al. Adducin-and ouabain-related gene variants predict the antihypertensive activity of rostafuroxin，part 2：Sci Transl Med，2010，2（59）：59ra87.

[28] VORMFELDE S V，SEHRT D，BOLTE D，et al. Hydrochlorothiazide efficacy and polymorphisms in ace，add1 and gnb3 in healthy，male volunteers. Eur J Clin Pharmacol，2006，62（3）：195-201.

[29] MCNULTY H，STRAIN J J，HUGHES C F，et al. Riboflavin，mthfr genotype and blood pressure：A personalized approach to prevention and treatment of hypertension. Mol Aspects Med，2017，53：2-9.

[30] ARNETT D K，CLAAS S A. Pharmacogenetics of antihypertensive treatment：Detailing disciplinary dissonance. Pharmacogenomics，2009，10（8）：1295-1307.

[31] JAMES P A，OPARIL S，CARTER B L，et al. 2014 evidence-based guideline for the management of high blood pressure in adults：Report from the panel members appointed to the eighth joint national committee（jnc 8）. JAMA，2014，311（5）：507-520.

[32] Byrd J B. Personalized medicine and treatment approaches in hypertension: Current perspectives. Integr Blood Press Control, 2016, 9: 59-67.

[33] Arnett D K, Claas S A, Lynch A I. Has pharmacogenetics brought us closer to 'personalized medicine' for initial drug treatment of hypertension?Curr Opin Cardiol, 2009, 24(4): 333-339.

第三节　高血压的表观遗传调控

一、表观遗传学的提出

得益于现代医学和生物技术的长足发展，人们对许多疾病的认识发生了根本的改变，以现代分子生物学为代表的新进展正在不断更新着人类对于复杂疾病的观念。经典的分子生物学以"中心法则"为核心，强调基因组通过编码蛋白对一切生命活动的决定作用。此观点毋庸置疑，但人们不禁会问，组成人体的所有体细胞享有一套完全相同的基因组，为什么会形成千百种不同的细胞、组织和器官去履行各自职能？对这一问题的思考催生出了表观遗传学的概念。作为分子生物学领域的一个全新分支，表观遗传学研究的是在不改变 DNA 序列的前提下，通过某些机制引起可遗传的基因表达或细胞表型的变化。与经典遗传学以研究基因序列影响生物学功能相比，表观遗传学主要研究这些"表观遗传现象"建立和维持的机制。其研究内容主要包括两类，一类为基因选择性转录表达的调控，有 DNA 甲基化、基因印记、组蛋白共价修饰和染色质重塑；另一类为基因转录后的调控，包括微小 RNA、长链非编码 RNA、反义 RNA 在内的非编码 RNA，基因内含子及核糖体开关等[1]。针对高血压表观遗传学现象的研究，无疑是高血压研究全新的、最重要的突破口之一。

二、表观遗传学与高血压的关系

经典表观遗传学主要包括 DNA 甲基化、基因印记、组蛋白共价修饰和染色质重塑及非编码 RNA，近年来被不断证明在高血压中发挥重要作用。

1. 子宫内环境与高血压　子宫内环境的变化可影响个体一生的健康。宫内营养不良或应激诱发子宫和胎盘血管收缩使患病风险升高。宫内的环境还受到母源性不良刺激暴露的影响。此外，高血糖症和高胰岛素血症使先兆子痫的妇女更易患高血压。环境影响通过 DNA 甲基化和组蛋白乙酰化对基因表达进行表观遗传学调控，使定向发育为肾单位的干细胞数量减少，导致个体对肾病和高血压易感。定向发育为胰腺的干细胞数量减少，使发育中的胎儿易患胰岛素分泌异常、脂肪组织堆积、胰岛素抵抗、2 型糖尿病、代谢综合征和心血管疾病如原发性高血压。最有力的证据是关于胎盘 DNA 甲基化的报道，该报道证明位于高血压相关基因启动子区 CpG 岛甲基化状态的改变，在高血压发病机制中有重要作用。10 种内源性丝氨酸蛋白酶抑制剂中，4 个基因（包括丝氨酸蛋白酶抑制剂 A3）的甲基化模式极为复杂。与正常妊娠的胎盘相比，在伴先兆子痫及胎儿生长迟缓的胎盘中，丝氨酸蛋白酶抑制剂 A3 基因处于低甲基化状态，这是先兆子痫的一个潜在生物标志[2]。

2. DNA 甲基化与高血压　DNA 甲基化作为一种常见的表观遗传修饰，是指 S- 腺苷甲硫氨酸上的甲基在 DNA 甲基转移酶的催化下，共价结合到 DNA 分子中胞嘧啶环第 5 位碳原子上，形成 5- 甲基胞嘧啶（5-mc），常发生在 CpG 岛。CpG 岛是基因组中富含 GC（鸟嘌呤和胞嘧啶）的 DNA 序列，常位于多数基因的启动子区和第一外显子区，长约 1kb。在正常的生理条件以及一些疾病发生环节中，DNA 甲基化能够通过影响染色质结构、DNA 构象稳定性以及与蛋白质相互作用等方式起到调控基因表达的作用，并且是一个可逆过程。在基因印记、X 染色体失活、某些疾病的发生发展中发挥重要作用[2]。

Smolarlek 等发现，随着高血压等级的改变，高血压患者的外周血细胞全基因组 DNA 甲基化水平逐渐降低。此外，也有证据表明，高血压脑卒中大鼠的全基因组 DNA 甲基化水平低于正常大鼠，前者经治疗后，两者的 DNA 甲基化水平趋向一致，提示高血压的发病机制与全基因组 DNA 甲基化水平与可能密切相关。同时，DNA 甲基化修饰交感神经系统、肾脏水钠调节系统、肾素 - 血管紧张素 - 醛固酮系统（renin-angiotensin-aldosterone system，RAAS）通路中关键基因的表达。血管紧张素Ⅱ受体、11β- 羟基类固醇脱氢酶（11β-HSD2）、肾脏 11β-HSD2 基因启动子及第一外显子区的 CpG 岛发生甲基化会导致基因转录活性降低。给予低蛋白饮食的大鼠的子代极易发生高血压，而作为高血压发生关键环节的血管紧张素Ⅱ受体 AT1b 基因的近端启动子高度去甲基化。11β-HSD2 表达水平下降，引起血压升高；而给予 DNA 甲基化酶抑制剂后，11β-HSD2 基因的转录水平提高，引起血压下降[3]。

另外，内皮素转换酶（ECE-1c）的启动子区域的甲基化也被认为和高血压发生密切相关。钠钾氯共同转运体 1（NKCC1）表达水平增高可引起血管收缩，进而促进高血压。动物学实验发现，自发高血压大鼠的主动脉和心脏组织中 NKCC1 基因显著低甲基化，表达升高，与自发性高血压大鼠血压升高密切相关。

肾素 - 血管紧张素系统（renin-angiotensin system，RAS）的关键酶 ACE 蛋白，可催化血管紧张素Ⅰ转化为缩血管活性物质血管紧张素Ⅱ，同时灭活缓激肽，增强血管收缩，从而导致血压升高。我国的一项研究发现，高血压患者 ACE 基因启动子的 CpG 岛处于较低的甲基化水平。此外，在 6～12 岁的低出生体重儿的一项研究中发现，ACE 基因启动子区 DNA 甲基化程度与收缩压水平及 ACE 的活性呈负相关。同时，在孕期小鼠和胎鼠的低蛋白饮食实验中发现，ACE 启动子区 CpG 岛的低甲基化状态会导致 ACE 上调，引起成年鼠高血压的形成。相反，研究发现 ACE 启动子甲基化可抑制 ACE 的表达，提示 ACE 的低甲基化可能参与高血压的发生发展。因此，ACE 基因启动子低甲基化可能是参与高血压发生发展的重要因素。激素方面，雌激素通过与雌激素受体结合，刺激一氧化氮合酶表达，提高一氧化氮含量，进而松弛血管平滑肌，扩张血管，使血压下降。雌激素受体启动子 CpG 岛的异常高甲基化，抑制雌激素受体表达，导致血管平滑肌细胞中雌激素受体数目减少，使雌激素与雌激素受体结合后的生物学活性降低，从而削弱了雌激素对心血管的保护作用[3,4]。

DNA 甲基化在肿瘤中的作用及分子机制已经被广泛研究，但在高血压领域，DNA 甲基化的研究尚处于起步阶段。探讨这些经典信号通路与传统危险因素、高血压 DNA 甲基化的关系，定将有助于进一步深入理解高血压的基因与环境的相互作用和分子机制。

3. 组蛋白修饰与高血压 组蛋白是染色质骨架的主要结构蛋白，包括四个核心组蛋白 H2A，H2B，H3 和 H4。组蛋白修饰是位点特异且可逆的，例如乙酰化、甲基化、磷酸化、ADP 核糖基化和泛素化等。不同的组蛋白修饰组合创造了一种密码（组蛋白密码），通过调对染色质结构的调控影响了基因的转录状态。例如组蛋白 H3 的 N 端尾部较易被识别，翻译后修饰包括在其赖氨酸、精氨酸位点加上甲基或乙酰基基团，或使其丝氨酸、苏氨酸残基发生磷酸化。其中第 9 位赖氨酸超甲基化与基因表达下降有关（基因沉默标志），而这一位点单甲基化与基因活化有关。组蛋白乙酰基转移酶能使 H3 组蛋白不同位置上的赖氨酸乙酰化,乙酰化位点不同,产生的结果也不同[5]。

研究发现,自发性高血压(spontaneous hypertension rat, SHR)大鼠肾上腺、心脏、肾组织的 ACE 启动子区,除甲基化水平可以影响血压外,其组蛋白乙酰化水平明显升高。ACE 基因的高乙酰化可以使 ACE 基因表达上调,从而使血管紧张素Ⅱ生成增多,引起血压升高。高度乙酰化与低甲基化二者交互作用,可能造成细胞凋亡抵抗与肺动脉血管平滑肌细胞的过度增殖,从而促进肺动脉高压患者血管重塑,使血压进一步升高[5,6]。

高盐饮食与高血压的关系众所周知,但内在机制尚不十分明确。Pojoga 等发现高盐饮食时,一种十分重要的组蛋白去甲基化酶(lysine-specific demethylase-1, LSD1)是诱导组蛋白去甲基化的关键物质,该蛋白的缺乏与血管收缩、一氧化氮 -cGM 通路存在密切关系。同时有研究显示,抑制 WNK4 基因启动子的组蛋白去乙酰化酶 -8(histone deacetylase-8, HDAC8)的活性,可以调节 WNK4 的转录,证明了组蛋白修饰在盐敏感高血压的发展中发挥了重要的作用[7]。

结缔组织生长因子(connective tissue growth factor, CTGF)是内皮细胞中与适应微环境压力有关的基因产物。这种适应是原发性高血压个体出现肾小球硬化症时对纤维化产生的反应。组蛋白 H3 第 79 位赖氨酸(H3K79)甲基转移酶即端粒沉默破坏因子(Dot1),能抑制肾脏收集管细胞中 CTGF 基因的表达。在高血压相关的血管重构和肾纤维化中起重要作用。

4. **非编码 RNA 与高血压** 人类基因组中,可转录基因占据了 90% 的比例,但这其中仅有 2% 为蛋白编码基因,其余绝大多数均为非编码 RNA(noncoding RNAs, NcRNAs)[8]。常见的短链 NcRNAs 包括微小 RNA(microRNA, miRNA)、小片段干扰 RNA、核糖体 RNA、转运 RNA、核小 RNA 等。长链非编码 RNA 长度一般大于 200nt,可以在染色质的水平介导甲基化与组蛋白修饰,调控基因的表达。NcRNAs 介导的 RNA 干扰诱导沉默是最常见的机制之一。同样 NcRNAs 也可以吸引结合蛋白,从而影响组蛋白修饰,促进或者抑制转录因子与启动子的结合。在众多类型的 NcRNAs 中,人们对长度为 21~23nt 的 micro RNA 的研究最为深入,发现其在高血压病理学过程的基因表达调控中发挥着极其重要的作用。证明了 NcRNAs 或可作为一个独立因素参与到高血压的调节中去,是基因表达调控研究领域中的一颗新星[8,9]。

近年来研究表明,环境因素可通过改变胰岛素敏感性影响 miR-208 表达,miR-208 通过与 p21 基因直接结合发挥促血管平滑肌细胞(vascular smooth muscle cell, VSMC)增殖作用,进而影响血压。miR-145 与 miR-143 可作用于一系列转录因子,如 KLF4、心肌蛋白、ELK-1 等,促进细胞的分化和抑制血管平滑肌的增殖,成为影响血压稳定性的因素[10]。高盐饮食可引起大鼠的肾髓质内 miR-29b 表达上调及相应胶原基因表达的改变,表明基线水平的 miR-29b 的可能已经对血管内皮细胞的基因表达进行调控。长链 NcRNAs 领域,通过基因芯片筛选,发现高血压患者和高血压大鼠血中 lincRNA-p21 的含量明显降低。如果抑制 lincRNA-p21 后血管平滑肌细胞增殖能力明显增强,提示 lincRNA-p21 是抑制 VSMC 增殖的重要分子。干预 lincRNA-p21 可为诸如高血压、动脉硬化等以 VSMC 增殖为基础的相关疾病提供可能的新靶点[11]。

除了在血管重塑中发挥作用外,NcRNAs 在 RAAS 系统中同样发挥作用。miRNA 可以通过调控血管紧张素受体(angiotensin type1 receptor, AT1R)、盐皮质激素受体以及改变血管内皮功能等方式参与高血压的发生发展过程，一项 SHR 大鼠和正常血压对照（wistar-Kyoto rats，WKY）大鼠 miRNAs 与高血压关系的研究表明，miR-155 在成年 SHR 大鼠主动脉中的表达量明显低于 WKY 大鼠，靶基因预测发现血管紧张素Ⅱ1 型受体（angiotensin Ⅱ type1 receptor，AGTR1a）为 miR-155 作用的靶基因，由此可推断 miR-155 可通过干预 RAAS 系统影响血压。同时，针对 miRNA 单核苷酸多态性的研究发现，AT1R 基因的 A1166C 突变位点中含 1166C 等位基因的 DNA 序列不容易与 miR-155 结合，继而使血管内皮 AT1R 基因的表达增加[12]。

还有研究发现，miRNA 及长链 NcRNAs 可游离或通过外泌体包裹等形式存在于高血压患者循环血液中，通过比较高血压患者和非高血压患者血浆样本中 miRNA 的表达，发现了这类循环 NcRNAs 可作为高血压的诊断标志物，还可作为一类全新的信号因子，介导细胞间及组织、器官和系统间的信号传递，参与高血压的发生发展过程[13]。

三、未来研究方向及关键技术展望

1. 未来研究方向展望　表观遗传学的发展日新月异，结合目前现状及发展趋势，针对高血压表观遗传学研究，还有很多问题亟待我们深入认识和解决，亦是高血压研究人员追求的美好愿景和努力方向。首先，绘制高血压表观遗传学图谱，从宏观层面了解高血压发生发展过程中的 DNA、组蛋白共价修饰及染色质重塑中的调节开关和共同通路。同时阐明核小体的选择性，更新调控高血压的关键基因表达异常的表观遗传机制。其次，鉴定高血压相关的 NcRNAs，尤其是长链 NcRNAs，绘制 NcRNAs 之间、NcRNAs 与编码基因之间、NcRNAs 与高血压相关转录因子之间的表达调控关系网络图，寻找高血压发病中的特异性 NcRNAs 相关基因表达调控模式。最终促进以上研究成果向临床的转化，研发针对表观遗传学调控子和 NcRNAs 靶点的新型药物并投入临床试验，努力实现基于表观遗传学调控的个体化基因诊疗。

2. 关键技术和重点任务　上述目标的实现，亟待我们开阔眼界，掌握一系列国际领先的核心关键技术，在高血压表观遗传学研究领域取得实质性进展。

（1）基于新一代测序技术和生物信息学的表观遗传学研究：现代生命科学的很多进展都得益于测序技术的长足发展，心脏表观遗传学领域测序技术亦可得到广泛应用，主要包括：①研究 DNA 甲基化的高通量测序技术方法。主要包括全基因组重亚硫酸盐测序（bisulfite sequencing，Bi-seq）和甲基化 DNA 免疫共沉淀测序（methylated DNA immunoprecipitationsequencing，MeDIP-seq）。②以染色质免疫共沉淀测序（chromatin immunoprecipitation sequencing，ChIP-seq）为代表的测序技术在组蛋白修饰和染色质重塑中的应用。③单细胞测序技术可以分离不同类型的单个细胞，展开其全转录组表达进行差异研究，以前所未有的精细程度对罕见的样品开展科学研究。④基于 RNA 深度测序的转录组研究，可以鉴定出全新的 NcRNAs 并定义其表达。以上方法结合生物信息学分析，对心脏表观遗传学图谱和心脏基因表达调控图谱的绘制发挥核心的作用。

（2）全新的基因编辑技术在心脏研究中的应用：自 2013 年以来，CRISPR/Cas9 成为目前最前沿的基因编辑系统。MIT 的科学家对 CRISPR/Cas9 进行了改造。现在，科学家可以用这一技术在细胞中有效启动任何基因，更简便地研究不同基因的功能。通过这一系统，我们可以任意开启和关闭表观遗传学标记和 NcRNAs，实现靶向的、个体化的基因编辑，对高血压的药物研发提供强大技术支持[14]。

表观遗传学的研究方兴未艾，国家自然科学基金"十三五"医学科学部发展战略纲要中指出：我们要利用中国病例资源，通过全基因组关联研究、外显子组深度测序和表观遗传分析，精确鉴定各种疾病的易感位点；通过"分子 - 细胞 - 器官 - 整体"的现代疾病研究策略，加强分子网络关键节点的精准研究，为疾病防治提供有效的候选靶点。故表观遗传学与疾病的精准化研究作为"十三五"医学科学部优先发展领域被提出，在未来的疾病诊疗中意义重大。充分了解这一工具，深入研究这一前沿，或许能够从源头为高血压发病机制提供理论指导和全新线索，为我国人民健康保驾护航，符合国家战略需求。同时对高血压进行有针对性的个体化诊疗，可以对医疗资源实现更加合理、优化的配置，符合"新常态"下国家经济发展方式的转变，具有重要的现实意义。

（吴庚泽　曾春雨）

参 考 文 献

[1] PESCHANSKY V J, WAHLESTEDT C. Non-coding RNAs as direct and indirect modulators of epigenetic regulation. Epigenetics, 2014, 9: 3-12.

[2] SUZUKI M M, BIRD A. DNA methylation landscapes: provocative insights from epigenomics. Nat Rev Genet, 2008, 9(6): 465-476.

[3] FEINBERG A P. Epigenetics at the epicenter of modern medicine. JAMA, 2008, 299(11): 1345-1350.

[4] BOGDARINA I, WELHAM S, KING P J, et al. Epigenetic modification of the renin-angiotensin system in the fetal programming of hypertension. Circ Res, 2007, 100(4): 520-526.

[5] Peterson C L, Laniel M A. Histones and histone modifications. Curr Biol, 2004, 14(14): R546-R551.

[6] JENUWEIN T, ALLIS C D. Translating the histone code. Science, 2001, 293(5532): 1074-1080.

[7] MU S, SHIMOSAWA T, OGURA S, et al. Epigenetic modulation of the renal beta-adrenergic- WNK4 pathway in salt-sensitive hypertension. Nat Med, 2011, 17(5): 573-580.

[8] BARTEL D P. MicroRNAs: genomics, biogenesis, mechanism, and function. Cell, 2004, 116(2): 281-297.

[9] LOSCALZO J, HANDY D E. Epigenetic modifications: basic mechanisms and role in cardiovascular disease. Pulmonary Circulation, 2014, 4(2): 169-174.

[10] CORDES K R, SHEEHY N T, WHITE M P, et al. miR-145 and miR-143 regulate smooth muscle cell fate and plasticity. Nature, 2009, 460(7256): 705-710.

[11] WU G, CAI J, HAN Y, et al. LincRNA-p21 regulates neointima formation, vascular smooth muscle cell proliferation, apoptosis, and atherosclerosis by enhancing p53 activity. Circulation, 2014, 130: 1452-1465.

[12] CEOLOTTO G, PAPPARELLA I, BORTOLUZZI A, et al. Interplay between miR-155, AT1R A1166C polymorphism, and AT1R expression in young untreated hypertensives. Am J Hypertens, 2011, 24(2): 241-246.

[13] JIN L, LIN X, YANG L, et al. AK098656, a novel vascular smooth muscle cell dominant long noncoding RNA, promotes hypertension. Hypertension, 2018, 71(2): 262-272.

[14] WU G, JOSE P A, ZENG C. Noncoding RNAs in the regulatory network of hypertension. Hypertension, 2018, 72(5): 1047-1059.

第十八章

冠 心 病

第一节 冠心病相关危险分层及预后评估标志物

心脏标志物（cardiac markers）是指用来评估心脏功能的生物标志物，传统的心脏生物标志物常在急性心肌梗死时升高，例如心肌酶、肌钙蛋白等。本章所讨论的是广义的心脏标志物，即与疾病发生、风险预测和预后评估等有关的生物标志物，包括传统标志物、蛋白水平标志物如内皮素、脑钠肽等，遗传标志物如 DNA、RNA 等。近年来，随着检测技术的不断革新，有关冠心病的心脏标志物研究发展迅速，使得我们可以从更多层面来评估冠心病患者的整体风险，从而逐步达到精准医学时代的要求。本文将简要回顾几种传统的心脏标志物，并重点介绍几种新型生物标志物的检测和应用价值。

一、冠心病危险分层相关传统心脏标志物

1. 脑钠肽和氨基末端 B 型利钠肽前体 脑钠肽（brain natriuretic eptide，BNP）和氨基末端 B 型利钠肽前体（N-terminal pro-brain natriuretic peptide，NT-proBNP）是心衰领域常用的心脏标志物，也可用来辅助诊断冠心病继发的心衰。心衰患者的 BNP 与 NT-proBNP 水平明显升高，而低水平则可排除心衰的存在。Oremus 等[1]关于 BNP 和 NT-proBNP 撰写的一篇系统综述显示，它们不仅可以有效排除心衰的存在，还对心衰患者的预后有较强的预测价值，但其临床应用仍有待进一步研究。未来对 BNP、NT-proBNP 的研究应当探索如何更加有效地根据检测结果采取一系列处理措施，以及如何更精确地划定诊断界值等[2]，从而使我们能更好地利用 BNP 与 NT-proBNP 进行指导治疗。

2. 内皮素 内皮素（endothelin，ET）家族是一种主要由内皮细胞分泌的 21 氨基酸缩血管肽，在维持血管稳态方面有重要作用。ET 具有强烈而持久的收缩血管的作用。经过 20 余年的研究，目前已经明确 ET 不仅是一种缩血管物质，还具有类似细胞因子的功能，几乎可以影响细胞功能的所有方面[3]。在心血管系统中，内皮素 -1 可以导致内皮细胞功能失调、发生炎症，并且参与了粥样硬化斑块形成[4]。在急性心梗患者中，内皮素 -1 可以促进心肌坏死并导致心律失常，但对随后的梗死修复和早期心室重构又有积极作用[4]。近年来，内皮素受体作为高血压、冠心病治疗靶点的研究较多，但结论不够统一，效果不甚满意。

3. 肌钙蛋白 肌钙蛋白（troponin）是与心肌、骨骼肌收缩相关的三种调节性蛋白的复合物，包括肌钙蛋白 C、肌钙蛋白 I 和肌钙蛋白 T。其中肌钙蛋白 I 和肌钙蛋白 T 对于心肌损伤的灵敏性和特异性尤其高，所以成为诊断心肌梗死的一项非常重要的指标。对于 ACS 患者，肌钙蛋白水平可以提供患者预后信息，帮助我们早期识别死亡风险高的患者并积极干预[5]。

近几年来,高敏肌钙蛋白(high sensitivity troponin,hs-Tn)作为新一代肌钙蛋白检测方法的出现,使得急性心肌梗死的诊断更加灵敏,改善了非ST段抬高急性冠脉综合征(non-ST-segment elevation acute coronary syndromes,NSTE-ACS)患者的风险分层方法,但也同时造成了特异性的下降[6]。Valina等[7]在一项纳入2 046例稳定性冠心病患者的研究中发现,高达15%的非ACS患者存在高敏肌钙蛋白水平升高。虽然有些非ACS疾病也会导致肌钙蛋白升高,但有研究表明不论患者的最终诊断如何,肌钙蛋白升高是死亡率的重要预测指标[8]。

4. 其他 目前临床上常用的标志物还包括肌酸激酶同工酶(creatine kinase isoenzyme,CK-MB)、乳酸脱氢酶(lactate dehydrogenase,LDH)、天冬氨酸转氨酶(aspartate transaminase,AST)、肌红蛋白(Myoglobin)等。除了上述几个临床常见的标志物,患者年龄、性别、肾功能等基线指标也作为危险分层的重要指标,对患者预后有很大影响,因此被纳入广义的心脏标志物的范畴。

二、冠心病危险分层相关新型心脏标志物

1. 血脂相关的危险因素标志物 血脂异常是冠心病发生发展的独立危险因素之一。冠状动脉粥样硬化的发生与血液中胆固醇水平升高密切相关,尤其是低密度脂蛋白胆固醇(low Density lipoprotein cholesterol,LDL-C)。近期发现,前蛋白转化酶枯草溶菌素9(proprotein convertase subtilisin/kexin type 9,PCSK9)水平可作为心血管风险的新型标志物。PCSK9的主要生物学功能为促进肝细胞LDL受体的降解,从而在降低血浆LDL水平中发挥重要作用[9]。一项纳入了2 030例急性冠脉综合征(acute coronary syndromes,ACS)患者的队列研究发现,初始PCSK9水平升高的ACS患者,与急性期炎症反应和高脂血症有关,但PCSK9不能预测1年死亡率[10]。除作为心血管疾病标志物外,PCSK9还可作为血脂异常的治疗靶点。PCSK9抑制剂依洛尤单抗(Evolocumab)可与PCSK9结合,上调LDL-C受体并有效降低血中LDL-C水平[11],且已在我国及多个国家和地区获批上市。

除PCSK9外,血脂相关的新型标志物还包括氧化磷脂(oxidized phospholipids,OxPL)、脂蛋白相关磷脂酶A_2(lipoprotein-associated phospholipase A_2,Lp-PLA$_2$)、分泌型磷脂酶A_2(secretory phospholipase A_2,sPLA$_2$)等,其生物学作用如下(表18-1)[9]。

表18-1 血脂相关的新型心脏标志物

标志物	何种情况下释放	主要生物学功能
PCSK9	受他汀类使用和昼夜变化影响	促进肝细胞LDL受体降解,在降低血浆LDL水平中扮演重要角色
OxPL	氧化应激	OxPL共价结合含有apoB100的脂蛋白 有证据表明是氧化的特异生物标志物 通过脂蛋白(a)运输并有助于动脉粥样硬化形成
Lp-PLA$_2$	炎症	在消耗脂蛋白中的oxPL中有作用
sPLA$_2$	炎症	水解LDL,使之形成更小、更致密的促动脉粥样硬化形成的LDL颗粒

2. 血栓和炎症相关的危险因素标志物 ACS发生的主要机制是动脉粥样硬化斑块破裂,继发血小板活化黏附聚集,最终导致冠状动脉内血栓形成。炎症在许多心血管系统疾病中发挥重要作用,冠状动脉粥样硬化就是以脂质驱动的慢性炎症反应为特征[9]。炎症与

血栓形成相互促进，共同导致冠心病和 ACS 的发生。

（1）血小板反应性：抗血小板治疗是冠心病患者的常规药物治疗，但其疗效和安全性却因人而异，很重要的原因是患者的血小板反应性（Platelet Reactivity）不同。血小板反应性受抗血小板治疗和血栓形成影响。目前应用成熟的检测技术包括 VerifyNow 和 Multiplate tests 等检验方法，可以用来预测不良心血管事件[9]并指导医生根据患者情况进行个体化用药。但由于现有的随机临床实验证据缺乏，血小板功能测定的必要性仍有待确认，已有的证据仅支持血小板功能测定用于出血和血栓形成事件的危险分层，而不能作为调整治疗的常规参数[12]。未来我们还需要更多有关不良心血管事件和出血事件的研究，以确定患者最佳的血小板反应性水平[13]。

（2）血小板微粒和红细胞微粒：血小板微粒（platelet microparticles，PMP）和红细胞微粒（red blood cells derived mircroparticles，RBC-MP）作为另一种与血栓和炎症有关的标志物，主要受动脉血栓形成、炎症反应和动脉粥样硬化的影响[9]。PMP 可通过炎性和血栓性介质与内皮细胞相互作用。Sun 等[14]在系统综述中共纳入 11 项研究，研究结果显示 ACS 患者与健康个体相比血浆中 PMP 浓度有显著差异（标化均值差异 1.95，$P<0.0001$），且 ACS 患者的 PCI 术前 PMP 水平较术后显著升高（标化均值差异 -0.97，$P=0.043$）。PMP 不仅可以作为 ACS 发生的生物标志物，而且可以作为影响预后的因素[14]。RBC-MP 由正在形成的血栓释放，并可以反过来促进凝血酶的形成[15]。目前没有令人信服的证据证明 RBC-MP 与广泛应用的传统标志物相比有明显的优势，未来仍需更多深入的机制研究[16]。

（3）单核细胞表型：在心肌修复和重塑的过程中，从病变起始、进展到并发症出现，单核细胞表型（monocyte phenotype）在动脉粥样硬化的各个时期均发挥关键作用[17]，单核细胞表型受炎症反应和 ACS 的影响。目前已经发现三种不同表型的单核细胞，分别为 Mon1（经典 $CD14^{++}CD16^-$）、Mon2（中等 $CD14^{++}CD16^+$）和 Mon3（非经典 $CD14^+CD16^+$），每种不同表型的抗原提呈能力、胞吞活动和分泌的细胞因子都迥然不同[9]。目前有证据表明非经典单核细胞（Mon3）是促炎细胞因子的主要来源[18]，但结论不统一，尚存争议。单核细胞表型的检测方法可以使用流式细胞分选术。其他血栓炎症相关的心脏标志物见表 18-2。

表 18-2　与血栓和炎症反应相关的心脏标志物[9]

标志物	何种情况下释放	生物学功能或意义
血小板反应性	抗血小板治疗血栓形成	可用于鉴定冠心病背景下对抗血小板治疗的反应 可以预测不良心血管事件
血小板微粒与红细胞微粒	动脉血栓形成、炎症、动脉粥样硬化	血小板微粒：沉积炎症和血栓介质，与内皮细胞相互作用 红细胞微粒：生长的血栓中释放并增加凝血酶的产生
D-Dimer	血栓形成、炎症	一种纤维蛋白降解产物，是血栓形成和随后的纤维蛋白降解的良好标志物
白细胞介素 -6（IL-6）	炎症	在细胞因子信号级联中有中心作用，导致 CRP、纤维蛋白原等急性期反应物的产生
C 反应蛋白（CRP）	炎症	在循环细胞因子的刺激下由肝细胞产生 炎症的下游标志物
髓过氧化物酶（MPO）	炎症	包含在白细胞的颗粒内，在释放时催化过氧化氢转化为活性氧物质，抑制一氧化氮并损害许多蛋白质的功能

续表

标志物	何种情况下释放	生物学功能或意义
单核细胞表型	炎症、ACS	有三种不同表型的单核细胞，Mon1（经典 CD14^{++} CD16$^-$）、Mon2（中间型 CD14^{++}CD16$^+$）和 Mon3（非经典 CD14$^+$CD16$^+$），每种表型在抗原提呈能力、胞吞活动和细胞因子产生方面都不同
循环祖细胞	与心血管风险呈负相关	不成熟的骨髓来源的细胞，涉及内皮修复和血管生成
白细胞和内皮微粒	炎症、血栓形成、动脉粥样硬化	与慢性内皮功能障碍和血管损伤有关

3. 与心脏损伤、纤维化愈合和血流动力学障碍相关的危险因素标志物 生长分化因子 -15（growth differentiation factor 15，GDF-15）是转化生长因子 -β（transforming growth factor-β，TGF-β）细胞因子超家族的成员，在受损组织与疾病过程中起到了调节炎症反应和凋亡通路的作用[19]，循环中 GDF-15 水平在心衰患者中上升。有证据表明，除 NT-proBNP 反应的血流动力学改变外，GDF-15 反应的炎症损伤在 EF 正常和 EF 降低的心衰综合征中也发挥重要作用[19]。Hagström 等[20]在一项纳入了 14 577 例稳定性冠心病患者的临床研究中发现，对于稳定性冠心病患者，GDF-15 与心血管死亡率、非心血管死亡率和癌症死亡率都独立相关。因此 GDF-15 不仅可以作为评估冠心病预后的指标，还是一个广谱的疾病预后标志物，其检测方法主要是 ELISA 法。

心脏标志物的研究范畴十分广泛，既包括传统的年龄、性别等，又包含心肌酶、各种脂质、蛋白质标志物以及遗传相关的标志物如 DNA、RNA 等。各种高通量技术的应用，如基因组学、蛋白质组学、代谢组学等，将会产生海量的数据，使我们发现大量未知的新标志物。一方面，我们应当采用先进的高通量技术，以期发现具有变革意义的新型标志物，改变目前的诊疗常规；另一方面，我们也应对目前的已知标志物进行更深入的临床研究，挖掘其潜在的优势。随着我们认识的标志物越来越多、越来越深入，我们可以从更多维度出发，更加精确地预测心血管疾病风险，逐步向精准医学时代迈进。

三、冠心病出血相关危险分层

出血是介入治疗中常见的严重并发症，以往最常用的出血定义是 TIMI 与 GUSTO 分级，但二者局限性随新型抗栓药物的出现日益明显，因此制定统一、良好的出血分级标准十分必要。本部分将重点围绕冠心病出血事件相关危险分层进行介绍。

出血事件对冠心病患者有很大危害。首先，发生出血的患者往往提前终止抗栓治疗，导致缺血事件增加；此外，患者贫血率、输血率显著增加；最后，发生出血的患者预后不良，其近远期死亡率均有所增加。Fitchett 等研究发现，出血是 ACS 患者死亡的独立预测因素，与无出血患者相比，GUSTO 严重出血患者的 30 天死亡风险是其 10.6 倍，而半年死亡风险是其 7.5 倍[21]。TIMI 大出血会增加 PCI 患者住院死亡和一年死亡风险[22]。一项纳入 11 480 例患者的抗血小板治疗研究中，发生致命出血的部位主要为颅内、胃肠道，其中颅内出血为主要致命出血[23]。此外，有证据表明 CRUSADE 评分中高危以上患者的抗栓治疗出血风险增加 2～4 倍[24]。

患者发生出血事件的危险因素很多，包括高龄、女性、慢性肾功能不全、贫血、既往卒中史等不可干预因素和抗栓药物种类、剂量、疗程等可干预因素,对于个体精确预测出血风险较为困难。由于接受介入治疗的冠心病患者的血栓与出血风险并存,临床上血栓与出血风险的联合应用将更有助于患者治疗策略的制定。CRUSADE 出血风险评分是 GRACE 血栓事件评分评估死亡风险的有效补充,这两种风险模型联合应用有助于患者选择更为合适的管理策略和抗栓治疗剂量[25]。目前已有研究表明引入某些遗传因素和高敏肌钙蛋白、BNP、GDF-15、NT-proBNP 等生物标志物有助于提高 GRACE 评分价值。此外,研究表明高龄、肾功能不全,可显著增高出血风险[26],因此老年患者与肾功能不全等特殊人群的临床治疗,尤其应重视出血与缺血事件的平衡。我们还发现 *CYP2C19* 功能缺失等位基因[27]、血栓弹力图[28]、*PAR-1* 基因多态性、*P2RY12* 基因多态性等和缺血或出血事件发生有关。

未来我们仍需建立联合多项危险因素、更适合中国人群的出血和缺血预测评分,以提高预测价值。在临床实践中,通过结合患者特征、血小板功能检测、基因多态性等因素,识别高危患者,并制定个体化治疗方案,将有助于预防出血、缺血相关并发症。

(贾斯达 袁晋青)

参 考 文 献

[1] OREMUS M, MCKELVIE R, DON-WAUCHOPE A, et al. A systematic review of BNP and NT-proBNP in the management of heart failure: overview and methods[J]. Heart Fail Rev, 2014, 19(4): 413-419.

[2] LETO L, TESTA M, FEOLA M. The predictive value of plasma biomarkers in discharged heart failure patients: role of plasma NT-proBNP[J]. Minerva Cardioangiol, 2016, 64(2): 157-164.

[3] UNIC A, DEREK L, HODAK N, et al. Endothelins -- clinical perspectives[J]. Biochem Med (Zagreb), 2011, 21(3): 231-242.

[4] KOLETTIS T M, BARTON M, LANGLEBEN D, et al. Endothelin in coronary artery disease and myocardial infarction[J]. Cardiol Rev, 2013, 21(5): 249-256.

[5] ANTMAN E M, TANASIJEVIC M J, THOMPSON B, et al. Cardiac-specific troponin I levels to predict the risk of mortality in patients with acute coronary syndromes[J]. N Engl J Med, 1996, 335(18): 1342-1349.

[6] MARINI M G, CARDILLO M T, CAROLI A, et al. Increasing specificity of high-sensitivity troponin: new approaches and perspectives in the diagnosis of acute coronary syndromes[J]. J Cardiol, 2013, 62(4): 205-209.

[7] VALINA C M, AMANN M, STRATZ C, et al. Predictors of high-sensitivity cardiac troponin in stable patients undergoing coronary angiography[J]. Euro Intervention, 2016, 12(3): 329-336.

[8] BARDAJI A, CEDIEL G, CARRASQUER A, et al. Troponin elevation in patients without acute coronary syndrome[J]. Rev Esp Cardiol (Engl Ed), 2015, 68: 469-476.

[9] Thomas M R, Lip G Y. Novel Risk Markers and Risk Assessments for Cardiovascular Disease[J]. Circ Res, 2017, 120(1): 133-149.

[10] GENCER B, MONTECUCCO F, NANCHEN D, et al. Prognostic value of PCSK9 levels in patients with acute coronary syndromes[J]. Eur Heart J, 2016, 37(6): 546-553.

[11] GIBBS J P, SLATTER J G, EGBUNA O, et al. Evaluation of Evolocumab (AMG 145), a Fully Human Anti-PCSK9 IgG2 Monoclonal Antibody, in Subjects With Hepatic Impairment[J]. J Clin Pharmacol, 2017,

57（4）：513-523.

[12] ARADI D，MERKELY B，KOMOCSI A. Platelet Reactivity：Is There a Role to Switch?[J]. Prog Cardiovasc Dis，2015，58（3）：278-284.

[13] THOMAS M R，STOREY R F. Clinical significance of residual platelet reactivity in patients treated with platelet P2Y12 inhibitors[J]. Vascul Pharmacol，2016，84：25-27.

[14] SUN C，ZHAO W B，CHEN Y，et al. Higher Plasma Concentrations of Platelet Microparticles in Patients With Acute Coronary Syndrome：A Systematic Review and Meta-analysis[J]. Can J Cardiol，2016；32（11）：1325 e1-1325 e10.

[15] SUADES R，PADRO T，VILAHUR G，et al. Growing thrombi release increased levels of CD235a （+）microparticles and decreased levels of activated platelet-derived microparticles. Validation in ST-elevation myocardial infarction patients[J]. J Thromb Haemost，2015，13（10）：1776-1786.

[16] BEREZIN A E. Utility of the Red Blood Cell-Derived Microparticles as a Marker of Periprocedural Adverse Effects amongst Patients with Acute ST-Segment Elevation Myocardial Infarction[J]. Vasc Med Surg，2016，4.

[17] GHATTAS A，GRIFFITHS H R，DEVITT A，et al. Monocytes in coronary artery disease and atherosclerosis：where are we now[J]?J Am Coll Cardiol，2013，62（17）：1541-1551.

[18] MUKHERJEE R，KANTI BARMAN P，KUMAR THATOI P，et al. Non-Classical monocytes display inflammatory features：Validation in Sepsis and Systemic Lupus Erythematous[J]. Sci Rep，2015，5：13886.

[19] CHAN M M，SANTHANAKRISHNAN R，CHONG J P，et al. Growth differentiation factor 15 in heart failure with preserved vs. reduced ejection fraction[J]. Eur J Heart Fail，2016，18（1）：81-88.

[20] HAGSTROM E，HELD C，STEWART R A，et al. Growth Differentiation Factor 15 Predicts All-Cause Morbidity and Mortality in Stable Coronary Heart Disease[J]. Clin Chem，2017，63（1）：325-333.

[21] FITCHETT D. The impact of bleeding in patients with acute coronary syndromes：how to optimize the benefits of treatment and minimize the risk[J]. Can J Cardiol，2007，23（8）：663-671.

[22] KINNAIRD T D，STABILE E，MINTZ G S，et al. Incidence，predictors，and prognostic implications of bleeding and blood transfusion following percutaneous coronary interventions[J]. Am J Cardiol，2003，92 （8）：930-935.

[23] LAMBERTS M，OLESEN J B，RUWALD M H，et al. Bleeding after initiation of multiple antithrombotic drugs，including triple therapy，in atrial fibrillation patients following myocardial infarction and coronary intervention：a nationwide cohort study[J]. Circulation，2012，126：1185-1193.

[24] SUBHERWAL S，BACH R G，CHEN A Y，et al. Baseline risk of major bleeding in non-ST-segment-elevation myocardial infarction：the CRUSADE（Can Rapid risk stratification of Unstable angina patients Suppress Adverse outcomes with Early implementation of the ACC/AHA Guidelines）Bleeding Score[J]. Circulation，2009，119（14）：1873-1882.

[25] Listed N A. Abstracts of the ESC（European Society of Cardiology）Congress 2013. Amsterdam，Netherlands. August 31-September 4，2013[N]. Eur Heart J，2013；34 Suppl 1：1-1218.

[26] MOSCUCCI M，FOX K A，CANNON C P，et al. Predictors of major bleeding in acute coronary syndromes：the Global Registry of Acute Coronary Events（GRACE）[J]. Eur Heart J，2003，24（20）：1815-1823.

[27] TANG X F，WANG J，ZHANG J H，et al. Effect of the CYP2C19 2 and 3 genotypes，ABCB1 C3435T and PON1 Q192R alleles on the pharmacodynamics and adverse clinical events of clopidogrel in Chinese people after percutaneous coronary intervention[J]. Eur J Clin Pharmacol，2013，69（5）：1103-1112.

[28] ZHANG J H，TANG X F，ZHANG Y，et al. Relationship between ABCB1 polymorphisms，thromboelastography and risk of bleeding events in clopidogrel-treated patients with ST-elevation myocardial infarction[J]. Thromb Res，2014，134（5）：970-975.

第二节　冠心病药物基因组学

药物是治疗心血管疾病的主要手段之一，但不同个体对药物治疗的反应不同，这种反应包括两方面：对药物正常疗效的反应以及对药物毒副作用的反应。个体对药物反应的遗传多态性是产生上述差异的主要原因。药物基因组学研究个体对药物反应的遗传多态性，目的是为药物的个体化治疗提供依据，并保证在不同个体中发挥药物的最大疗效以及最大限度地减少药物的不良反应。其主要研究内容包括：药物代谢酶基因多态性、药物受体基因多态性、药物转运蛋白基因多态性以及药效学、药动学与药物安全性之间的关系。随着基因测序技术以及人类基因组计划的发展，在基因水平评价个体的药物基因多态性已经成为可能。

精准医学在临床的应用涉及很多方面，既可在进行相关的基因和分子检测后，也可开展与药物疗效相关的基因多态性的检测，为临床合理选择治疗药物和治疗剂量提供遗传依据，最大限度地提高了临床药物使用的安全性及有效性，使临床药物达到了使用最大化、损伤最小化、资源最优化的目标。

一、抗血小板聚集药物

1. **阿司匹林**　阿司匹林口服后经胃肠道完全吸收，其主要代谢产物为水杨酸，两者均和血浆蛋白结合并迅速分布于全身。阿司匹林在血小板内通过与环氧合酶（cyclooxygenase，COX）活性部分丝氨酸残基发生不可逆的乙酰化反应，使酶失活，抑制花生四烯酸（arachidonic，AA）的代谢，从而减少对血小板有强大促聚集作用的血栓素 A_2（thromboxane A_2，TXA_2）的产生，抑制血小板聚集功能。整个作用及代谢途径中，血小板表面与阿司匹林代谢相关的三磷腺苷结合盒（ATP-binding cassette，ABC）转运蛋白家族的基因多态性、血小板激活途径相关的 COX、TAX_2 受体、血小板内皮聚集受体 1（platelet endothelial aggregation receptor-1，PEAR1）、血小板糖蛋白（glycoprotein，GP）Ⅱb、Ⅲa，（GP）Ⅰa/Ⅱa 受体基因的多态性，均可以直接影响阿司匹林的血小板抑制作用，从而造成其抵抗[1]。

最近的研究结果提示，包括 *PEAR1*、*ITGB3*、*VAV3*、*GPVI*、*F2R* 和 *GP1BA* 等多个基因与血小板功能以及对阿司匹林的反应有关[2,3]。最新的 GWAS 研究也揭示了一系列与阿司匹林反应有关的基因，但在重复验证阶段，这些基因缺乏相应的临床数据。在这些基因当中，位于 *PEAR1* 基因内含子中一个 SNP：rs12041331，是目前来说与阿司匹林的反应相关性最高的一个位点。尽管有以上的数据，但是筛选出的以上任何位点，目前来说均缺乏相关的临床事件分析以及临床数据验证，这有待于更进一步的后续研究来证实。

2. **氯吡格雷**　氯吡格雷是药物前体，在体内需经 CYP450 酶系统（主要是 *CYP3A4*、

CYP2C19 编码的酶）的作用转化成活性代谢产物才能发挥抗血小板的作用。氯吡咯雷经口服吸收后进入人体，在小肠的吸收受到 *MDR1* 基因编码的质子泵 P- 糖蛋白调控，吸收后在 CYP450M 酶家族的作用下，在体内通过氧化、水解两步连锁反应，大部分（约 85%）被转化为一种硫醇衍生物，此为活动代谢产物，其选择性的与血小板表面二磷酸腺苷（adenosine diphosphate，ADP）受体 P2Y12 不可逆地结合（对 P2Y11、P2Y13 等其他受体无作用），减少 ADP 结合位点，阻断 ADP 对腺苷环化酶的抑制作用，促进环磷酸腺苷（cyclic adenosine monophosphate，cAMP）依赖的舒血管物质磷酸蛋白的磷酸化，从而抑制纤维蛋白原与血小板糖蛋白 GPⅡb/Ⅲa 受体结合及继发的 ADP 介导的糖蛋白 GPⅡb/Ⅲa 复合物的活化，进而抑制血小板的聚集[4]。因此，影响氯吡格雷吸收代谢的多个基因多态性、血小板激活途径相关的 P2Y12 受体、GPⅡb/Ⅲa 基因的多态性，可以直接影响氯吡格雷的血小板抑制作用从而造成其抵抗。

（1）*P2Y12* 基因的多态性：血小板表面 ADP 是引起血小板聚集的最重要的物质，其作用是通过与血小板表面的 ADP 受体（*P2Y1/P2Y12*）相结合，活化血小板，并出现瀑布式连锁反应，最终导致血栓形成。氯吡格雷的活性代谢产物可选择性地、不可逆地与血小板表面 ADP 受体 *P2Y12* 结合，减少 ADP 结合位点，进而抑制血小板的聚集。另外，氯吡格雷活性代谢产物可通过促进 *P2Y12* 活性结构的改变来抑制 *P2Y12* 的活性，从而起到抑制血小板聚集的作用。血小板激活途径相关的 *P2Y12* 受体的基因多态性可以直接影响氯吡格雷的血小板抑制作用，从而造成氯吡格雷抵抗的发生[4]。

（2）CYP450 系统基因的多态性：CYP450 酶系统为氯吡格雷代谢中的关键酶，相关基因主要为 *CYP2C19* 及 *CYP3A4*。CYP2C19 蛋白酶在氯吡格雷的代谢活化过程中起主要作用[5]。在亚洲人群中，最常见的基因型为 *CYP2C19*1*、*CYP2C19*2* 和 *CYP2C19*3*、*5、*6，其中 *2、*3 被证实为最主要的致病等位基因。*1/*1 被定义为快代谢型（extensive metabolism，EM）；*1/*3 或 *1/*2 被定义为中间代谢型（intermediate metabolism，IM）；*2/*3、*2/*2、*3/*3 被定义为慢代谢型（poor metabolism，PM）。亚洲人群中 *CYP2C19*2* 等位基因频率显著高于欧美人群，提示在亚洲人群中可能存在更多的氯吡格雷抵抗现象。来自于华中科技大学同济医院的一项大规模多中心的临床研究显示，*CYP2C19*2* 基因多态性确实影响氯吡格雷的代谢，但是对于杂合子突变携带者和纯合子突变携带者，通过增加氯吡格雷的剂量完全能够达到与快代谢型同样的血小板抑制率。同时，多年的临床事件随访结果提示，*CYP2C19*2* 基因多态性与长期的心血管事件亦无明显的相关性。这与欧美人群的结果存在一定的差距[6]。

除遗传学影响因素，氯吡格雷反应性还受临床、环境等众多因素综合影响。质子泵抑制剂、他汀类药物、钙离子通道阻滞剂、咖啡因（caffeine）和华法林（warfarin）通过药物间相互作用改变氯吡格雷的药效学。此外，血小板寿命、血小板对 ADP 敏感性和反应性增强、P2Y1 和 P2Y2 受体上调以及临床病理生理因素如糖尿病、高脂血症、高胆固醇血症以及体质量指数等都可能引起氯吡格雷反应性变异。目前已经确认的因素在氯吡格雷的药代学多样性变化中仅占 18%，在血小板反应多样变化中占 35%～65%。所以，很多影响抗血小板治疗的因素还尚未被确定。因此，需进一步研究上述因素如何综合地影响氯吡格雷反应性，有必要探索基因型检测和血小板功能监测联合应用指导氯吡格雷抗血小板个体化治疗的效果，从而优化临床氯吡格雷的治疗。

（3）氯吡格雷药物基因组学指导下的个体化抗血小板治疗研究进展：基于大量药物基因组学研究证据，2009年美国食品药品监督管理局建议对携带CYP2C19功能缺失型等位基因的高危人群调整氯吡格雷剂量或使用替代药物。为克服氯吡格雷抗血小板反应性变异的影响，临床多采用增加氯吡格雷剂量、联用西洛他唑（ciluostazot）或更换新型抗血小板药物等方法，其中增加氯吡格雷剂量较为常用。研究者们就此对药物基因组学指导氯吡格雷个体化抗血小板治疗进行了许多有益的探索。研究发现，给予患者高负荷剂量氯吡格雷后，CYP2C19*2携带者的血小板抑制度远远低于野生型基因携带者。高负荷剂量氯吡格雷可使CYP2C19*2杂合子的血小板抑制度增强，而对纯合子作用不明显。增加CYP2C19*2携带者的氯吡格雷维持剂量，可以克服CYP2C19*2杂合子患者的抗血小板反应性变异，而对于CYP2C19*2纯合子患者则需要采取其他措施，如三联抗血小板治疗或更换新型抗血小板药物。对于低治疗反应患者氯吡格雷负荷剂量和维持剂量，并不能克服CYP2C19*2携带者的HPR。在高维持剂量的氯吡格雷治疗下，CYP2C19功能缺失型基因携带者的血小板反应性仍高于非携带者，提示增加氯吡格雷剂量或许不能完全克服CYP2C19基因变异带来的影响。但是以上结果均来自于欧美人群，在东亚人群中，目前并未有相关数据报道。最近华中科技大学附属同济医院心内科汪道文教授课题组经过大规模的流行病学研究调查显示，在中国汉族人群中，对于CYP2C19*2杂合子或者纯合子患者，通过增加氯吡格雷的剂量同样能够是患者血小板聚集功能得到有效的抑制，这一点与欧美人群不同。同时，该课题组经过长时间的随访研究发现，遗传多态性对于服用氯吡格雷患者的心血管事件并无显著影响。提供了新的对于氯吡格雷在亚洲人群中的应用临床证据[6]。

当然，目前各临床研究结果并不一致，而且多局限于单中心、小样本研究。因此，尚需进一步深入研究以提供更有力的证据。除此之外，还有必要探索基因型检测和血小板功能监测联合应用指导氯吡格雷抗血小板个体化治疗的效果。

二、口服抗凝药

华法林是预防和治疗血栓栓塞性疾病的一线口服抗凝药物，由于华法林的抗凝治疗窗窄，个体用药差异大，剂量较难掌握，容易引起出血或栓塞，导致生命危险。华法林代谢、转运、维生素K作用靶点与循环再利用通路等相关基因多态性与华法林个体差异具有重要关系。体内未活化的凝血因子Ⅱ、Ⅶ、Ⅸ、Ⅹ和蛋白C、S、Z在必须经γ-谷氨酰基羧化酶进行γ-羧化后才具有活性，进而发生级联反应引起血液凝固。还原型维生素K是γ-谷氨酰羧化酶（γ-glutamyl carboxylase，GGCX）必需的辅助因子，因此体内还原型维生素K含量直接影响GGCX作用。维生素K环氧化物还原酶复合物亚单位1（vitamin K epoxide reductase complex subunit 1，VKORC1）将氧化型维生素K还原为还原型维生素K，华法林通过抑制VKORC1，抑制还原型维生素K生成，从而发挥抗凝作用。目前临床使用的华法林均为S-华法林和R-华法林的消旋体混合物，其中S-华法林是R-华法林抗凝强度的3～5倍，主要经CYP2C9代谢。

1. 华法林药物基因组学 近年来，随着遗传药理学的发展，人们发现编码华法林代谢和药效的酶或受体的基因存在遗传多态性，并且在很大程度上解释了华法林剂量的个体差异和种族差异。因此，患者不同的基因组信息是导致华法林剂量个体差异的重要原因。遗传药理学主要集中研究个体及群体药物不同反应的变异基因药物基因组学，利用已知的基因组学理论,研究遗传因素对药物作用的影响,或者以药物效应和安全性为主要目标,研究药代动力学和药效学差异的基因特征,以及基因变异所导致的不同个体对药物的不同反应,为个体化用药提供理论依据。因此,以遗传药理学为基础的药物剂量调整得到各方面的重视。目前,大概有 30 种基因被推断为在华法林的代谢、转运等方面具有影响,研究最多的是 *CYP2C9* 和 *VKORC1* 这两个基因多态性对华法林剂量的影响,其他与维生素 K 循环相关的酶的基因多态性以及可能影响华法林药动学和药效学的基因多态性也相继被研究,如GGCX、载脂蛋白 E((apolipoprotein E, ApoE)、多耐药相关蛋白、维生素 K 依赖性凝血因子(FⅡ、FⅦ、FⅪ、FⅩ)、微粒体环氧化物水解酶、孕烷 x 受体等。近来,细胞色素 P450 酶 4F2(*CYP4F2*)基因对华法林的影响也受到关注。

华法林在肝脏经 CYP450 代谢,其中 S- 华法林主要由 CYP2C9 代谢,*CYP2C9* 基因变异导致该酶的活性下降,因此,*CYP2C9* 基因多态性可影响华法林稳定剂量。*CYP2C9* 最常见的 SNP 为 *CYP2C9*2* 和 *CYP2C0*3*,突变后该酶活性分别比野生型下降20% 和 80%。因此携带 *CYP2C9* 突变基因的患者所需华法林剂量比野生型个体明显减少。*CYP2C9*2* 和 *CYP2C9*3* 等位基因频率在不同种族间不同。在高加索人中,*CYP2C9*2* 和 *CYP2C9*3* 等位基因频率分别为 8%～20% 和 6%～10%。亚洲人群最主要的 SNP 为 *3,中国人群中 *3分布频率约为 4%,但 *2 频率极低。不同种族间华法林剂量差异明显,亚裔黄种人平均稳定剂量约 3.0mg/d,高加索白种人约为 4.5mg/d,非裔黑种人约为 5.7mg/ d。亚洲黄种人群华法林稳定剂量低于高加索白种人。*CYP2C9* 对华法林剂量的影响在不同的研究中比重有差异。总体而言,*CYP2C9* 基因多态性可解释约 12%(范围 4%～20%)华法林剂量差异。*CYP2C9* 酶家族其他基因,如 *CYP2C18*、*CYP2C19* 也会影响华法林剂量[7, 8]。

VKORC1 可将体内的环氧型维生素 K 还原为氢醌型维生素 K,华法林抑制该酶而产生作用。人群中常见的基因型为 AA、AG、GG。*VKORC1 1639G/A* 多态性与华法林维持剂量的关系,GA 型患者所需每日剂量(4.55±1.75)mg 明显高于 AA 型患者每日剂量(2.94±1.15)mg,并利用 *VKORC1* 基因多态性可解释 16.5% 华法林维持剂量个体间差异。对中国汉族人群中服用华法林患者的 *VKORC1 1639G/A* 基因进行分析,提示 AA 型分布最多(81.3%),A等位基因频率(90.6%)高于 G 等位基因(9.4%),与中国台湾和新加坡华人无显著性差异,但与印度、英国、法国、美国人群等有显著性差异。

CYP4F2 是维生素 K 氧化酶,通过羟基化维生素 K 苯基侧链导致体内还原型维生素 K浓度下降。*CYP4F2* 基因突变后导致该酶活性下降,氧化还原型维生素 K 能力降低,使体内还原型维生素 K 浓度升高,因此 *CYP4F2* 突变型患者所需华法林剂量高于野生型。有研究显示,在中国心脏瓣膜患者中,*CYP4F2* 基因多态性可解释 4% 华法林剂量个体差异。最近的研究显示 *VKORC1* 基因可能受 miRNA 调控,从而可能影响华法林的剂量[9]。

除上述基因外,还有文献报道显示,华法林剂量可能与 POR、ORM1/ORM2、ABCB1、GGCX、EPHX1 等影响华法林代谢、结合或转运的其他基因的变异相关,但这些基因的遗传多态性对华法林剂量影响较小,或在不同研究中存在不一致的结论,仍需进一步的验证。

2. 华法林剂量预测模型 目前已发表的华法林剂量预测模型多为基于遗传因素(主要为 *VKORC1-1639G>A*、*CYP2C9*2/*3*、*CYP4F2*)和非遗传因素(包括身高、体重、年龄、吸烟、喝酒、合并用药、合并疾病等)构建的多元线性回归方程。高加索人群的 INR 比值目标值多为 2.0～3.0;中国和其他亚洲人群多采用低抗凝标准,INR 比值目标值为 1.5～3.0。国际华法林遗传药理学联盟（International Warfarin Pharmacogenetics Consortium，IWPC）根据 4 043 名来自不同种族和国家患者资料构建了迄今样本量最大的模型并将所有数据都上传于 www.pharmgkb.org。Gage 等人构建的剂量预测模型也来源于大样本多种族人群，纳入的非遗传因素是所有模型中最全面的，并且成立了一个免费预测剂量的网站 www.warfarindosing.org。这两个华法林剂量预测模型是目前所有模型中最权威的。

3. **华法林的个体化治疗** 华法林稳定剂量受多种因素影响，其中基因多态性是导致个体差异最主要的原因。目前国内外已发表了 30 多个华法林剂量预测模型，可解释约 50% 的个体剂量差异。少数前瞻性研究发现，基因导向的华法林给药方式与传统固定剂量的方案相比，可有效缩短达到稳定剂量的时间，减少门诊患者因服用华法林导致出血或栓塞而需住院的风险。华法林药物基因组学研究为临床更安全有效的用药提供了依据。目前针对中国人群构建的预测模型，样本量小、纳入的影响因素少，具有一定的局限性。为了建立更适合中国人群的华法林剂量预测模型，为华法林个体化治疗提供更高的保障，我们需要针对中国人群进行大样本、多基因、多因素的联合研究。

三、β 受体阻滞剂

β 受体阻滞剂是心血管疾病中应用非常广泛的药物，但是个体之间对 β 受体阻滞剂的有效性、副作用差异较大，在临床应用中存在无基因多态是影响药物反应的重要因素，基因多态的差异可能是东西方人对 β 受体阻滞剂反应差异的主要原因之一。目前，*CYP2D6 and ADRB1, ADRB2, and GRK5* 基因多态性对于 β 受体阻滞剂的影响已经越来越受到人们的重视。

1. **基因多态性影响 β 受体阻滞剂的代谢** *CYP2D* 是影响 β 受体阻滞剂 I 期药物代谢的主要酶。对 *CYP2D6* 基因的研究较多，而且已证实其基因变异可高度影响 *CYP2D6* 酶活性且具有重要临床意义。（*CYP2D6*3, *4*）或基因缺失（*CYP2D6 * 5*）者为弱代谢者。西方人群弱代谢者占 6%，显著高于东方人群（1%），强代谢者（*CYP2D6*1* 或 *CYP2D6*2*）同样显著高于东方人。东方人群中 50% 左右携带 *CYP2D6*10*（中间代谢型），而该变异在西方人中很低。目前，*CYP2D6* 基因变异对 β 受体阻滞剂药物反应影响的研究主要集中在卡维地洛、美托洛尔和比索洛尔等。大多数研究结果显示，虽然 *CYP2D6* 基因多态显著影响美托洛尔的药动学参数，但与其药物副作用及降血压效应没有相关性。少数研究发现，美托洛尔副作用发生较多的人群，其 *CYP2D6* 弱代谢者明显增多。*CYP2D6* 基因型对比索洛尔的药动学参数没有影响，对卡维地洛两种对映体的血药浓度的影响与美托洛尔相似。阿替洛尔为水溶性，在体内并不经过 CYP2D6 的代谢，因此不受 *CYP2D6* 基因型的影响[10,11]。

2. **基因多态性与 β 受体阻滞剂治疗反应** β 受体阻滞剂治疗反应取决于 β 肾上腺素能受体基因（*ADRB1*）和它的两个多态性位点 Ser49Gly（rs1801252）和 Arg389Gly（rs1801253）。大约 65% 的国人为 Ser49 和 Arg389 携带者，Arg389 纯合子个体应用 β 受体阻滞剂改善 LVEF 比 Gly 携带者效果好；*ADRB2* 的两个常见多态性位点为 Gly16Arg（rs104213）和 Gln27Glu（rs1042714），携带 Glu27 等位基因的个体应用 β 受体阻滞剂后，其 LVEF 值增加较 Gln 携带者效果显著。*ADRB2* 第三个多态性位点为 Thr163Le（rs1800888），此位点只占高加索人种的 1% 左右，但在亚洲人群中暂未发现有此多态性位点，其与 β 受体阻滞剂的使用效果及代谢关系有待于更进一步研究。

来自于华中科技大学同济医学院附属同济医院的一项多中心临床观察性研究，纳入了来自中国南方、北方的心衰患者总计 3 000 余例，经过长期的追踪随访首次证实了 β₁ 受体阻滞剂（美托洛尔和比索洛尔）能有效地改善心衰患者的预后，具体表现为将心源性死亡和心脏移植的联合终点事件风险降低 41%。为了进一步说明中国人群从 β 受体阻滞剂的获益是否受到基因多态性的影响，团队对纳入研究心衰患者的 β 受体阻滞剂作用信号通路的多个基因（*ADRB1*，*ADRB2*，*GRK2*，*GRK5*）进行了测序和高通量基因分型，通过基因型表型的关联分析发现：位于 β₂ 受体编码基因 *ADRB2* 基因 16 号氨基酸的多态性位点 Arg16Gly 影响了心衰患者的预后和 β 受体阻滞剂的疗效。研究数据表明：在不服用 β 受体阻滞剂的情况下，携带 Gly16 基因型的患者与该位点为 Arg16 纯合基因型的患者相比，预后明显更差，并呈现 Gly16 等位基因的剂量依赖效应，而 β 受体阻滞剂的应用在 Gly16 携带者中表现出更好的治疗效果，有效了逆转了 Gly16 基因型致心衰患者天然预后不良的高风险[12]。

另外，β 受体阻滞剂能够通过抑制肾上腺素受体以及减缓心率来中断这一过程的发生。但研究表明，这种药物对许多非洲裔美国人的效果并不明显。研究人员发现，在非洲裔美国人中，有 40% 患者的 *GRK5* 存在突变——Leu41，而只有 2%～3% 的欧洲人或中国人的后裔存在这种基因突变。研究显示服用 β 受体阻滞剂并携有 Leu41 变异的患者和没有变异的患者拥有相同的存活率。更令人惊奇的是，在没有服用 β 受体阻滞剂的患者中，具有 Leu41 变异的患者，其存活时间几乎是没有变异的患者的两倍。研究人员推测，这种变异可能模拟了 β 受体阻滞剂的作用，通过阻止 GRK5 对肾上腺素的反应能力来减慢患者的心率，进而改善临床预后[13]。目前关于针对心衰患者预后和／或 β 受体阻滞剂药物治疗疗效评估的遗传标志物的检测试剂盒已经研发完成，可以检测患者的 *ADRB1*-Arg389Gly（rs1801253）和／或 *GRK5*-Gln41Leu（rs17098707）多态性位点的基因分型，进而为临床对心衰患者预后和／或 β 受体阻滞剂疗效的预判提供指导。

四、硝酸酯类药物

硝酸酯类药物是临床上医治缺血性心肌病及充血性心力衰竭的一类重要药物。传统以为无机硝酸酯类药物经由体内代谢产生一氧化氮（nitric oxide，NO）及 NO 相似物，激活血管平滑肌或内皮细胞中的鸟苷酸环化酶（soluble guanylate cyclase，sGC），进而使第二信使环磷酸鸟苷浓度增长，引起动静脉舒张而施展药理学效应，NO 是此类药物的终究效应分子。硝酸酯类在人体主要经由乙醛脱氢酶 2（mitochrondrialaldehyde dehydrogenase-2，ALDH2）、谷胱甘肽转硫酶（glutathione-S-transferases，GST）、细胞色素 P450 体系和黄嘌呤氧化酶（xanthine oxidase，XOR）等生物转化酶代谢释放 NO。

降钙素基因相关肽（calcitonin gene related peptide，CGRP）是人类用分子生物学办法发明的第一个多肽，为辣椒素敏感性感觉神经的重要递质，普遍散布于中枢及外周血管组织，是迄今发明的最强的舒血管物质。植物试验证实，CGRP 介导硝酸甘油的舒血管效应。ALDH2 是硝酸甘油的重要生物转化酶，催化硝酸甘油转化为 1, 2- 二硝酸甘油和亚硝酸盐。抑制 ALDH2 活性或去除细胞的线粒体可明显下降硝酸甘油的生物转化，减弱硝酸甘油的舒张血管的作用。硝酸甘油耐受与 ALDH2 酶活性下降有关。编码 *ALDH2* 基因的第 12 号外显子上存在功效性 SNP，该 SNP 使第 504 位的谷氨酸被赖氨酸代替（*ALDH2*2* 多态），这一多态性招致 ALDH2 活性下降。

总之，药物基因组学为心血管医生个体化用药提供了一种技术手段，医生可根据基因多态性造成的药代动力学和药效动力学的差异调整个体化用药方案。当然作为临床医生还要考虑其他综合因素，这样才能使患者的药物治疗获益最大，不良反应最少。

（崔广林　汪道文）

参 考 文 献

[1] LEPANTALO A, MIKKELSSON J, RESENDIZ J C, et al. Polymorphisms of cox-1 and gpvi associate with the antiplatelet effect of aspirin in coronary artery disease patients[J]. Thromb Haemost, 2006, 95 (2): 253-259.

[2] HERRERA-GALEANO J E, BECKER D M, WILSON A F, et al. A novel variant in the platelet endothelial aggregation receptor-1 gene is associated with increased platelet aggregability[J]. Arterioscler Thromb Vasc Biol, 2008, 28 (8): 1484-1490.

[3] SMITH S M, JUDGE H M, PETERS G, et al. Par-1 genotype influences platelet aggregation and procoagulant responses in patients with coronary artery disease prior to and during clopidogrel therapy[J]. Platelets, 2005, 16 (6): 340-345.

[4] SAVI P, PEREILLO J M, UZABIAGA M F, et al. Identification and biological activity of the active metabolite of clopidogrel[J]. Thrombo Haemost, 2000, 84 (5): 891-896.

[5] GLADDING P, WEBSTER M, ZENG I, et al. The pharmacogenetics and pharmacodynamics of clopidogrel response: An analysis from the princ (plavix response in coronary intervention) trial[J]. JACC Cardiovasc Interv, 2008, 1 (6): 620-627.

[6] LI C, ZHANG L, WANG H, et al. Gene variants in responsiveness to clopidogrel have no impact on clinical outcomes in Chinese patients undergoing percutaneous coronary intervention - A multicenter study [J]. Int J Cardiol, 2017 (1), 240: 360-366.

[7] 邵渊, 丁红, 徐运, 等. 基因多态性与抗血小板药物个体化治疗研究 [J]. 中国卒中杂志, 2014, 9 (4): 309-316.

[8] LEE M T, CHEN C H, CHOU C H, et al.Genetic determinants of warfarin dosing in the Han-Chinese population[J]. Pharmacogenomics, 2009, 10 (12): 1905-1913.

[9] RAJEWSKY N. microRNA target predictions in animals[J]. Nat Genet, 2006, 38 Suppl: S8-S13.

[10] VOORA D, GINSBURG G S. Clinical application of cardiovascular pharmacogenetics[J]. J Am Coll Cardiol, 2012, 60: 9-20.

[11] VERSCHUREN J J, TROMPET S, WESSELS J A, et al. A systematic review on pharmacogenetics in cardiovascular disease: Is it ready for clinical application[J]?Eur Heart J, 2012, 33 (2): 165-175.

[12] HUANG J, LI C, SONG Y, ET AL. ADRB2 polymorphism Arg16Gly modifies the natural outcome of heart failure and dictates therapeutic response to β-blockers in patients with heart failure.Cell Discov, 2018, 23, 4: 57.

[13] LIGGETT S B, CRESCI S, KELLY R J, et al. A GRK5 polymorphism that inhibits beta-adrenergic receptor signaling is protective in heart failure[J]. Nat Med, 2008, 14 (5): 510-517.

第十九章

心 力 衰 竭

第一节　心力衰竭相关危险分层及预后评估标志物

为了对心力衰竭（简称心衰）患者更好地进行风险预测及预后评估，优化心衰管理与治疗，近年来对心衰相关风险及预后评估标志物的研究和挖掘已成为热点。心衰标志物可分为临床标志物与生物标志物两大类（表 19-1）。

表 19-1　心力衰竭风险分层及预后预测标志物汇总表

临床标志物	
人口统计学	老年、男性、黑种人、社会经济地位低等
症状	NYHA 分级恶化、心衰病程长、峰值耗氧量低、二氧化碳通气当量比高、潮式呼吸、6 分钟步行距离短、肌力弱、生活质量差等
体征	静息心率快、低血压、液体潴留表现如肺水肿、外周水肿、颈静脉充盈、肝大等、外周低灌注、恶病质等
并发症	心血管并发症：房颤、室性心律失常、血管未再通的冠心病、脑卒中 / 短暂性脑缺血发作既往史、外周动脉疾病等
	非心血管并发症：糖尿病、贫血、铁缺乏、慢性阻塞性肺病、肾衰竭、肝功能不全、睡眠呼吸暂停、认知障碍、抑郁等
其他	治疗依从性差等
生物标志物	
室壁牵张	BNP、NT-proBNP、ANP、MR-proANP、ADM、MR-proADM 等
心肌损伤	cTn、肌球蛋白轻链激酶 I（myosin light-chain kinase I）、心脏型脂肪酸结合蛋白（heart-type fatty-acid-binding protein）、肌酸激酶同工酶（CK-MB）、细胞可溶性凋亡相关因子（s-FAS）、热休克蛋白、可溶性肿瘤坏死因子相关凋亡诱导配体（sTRAIL）等
炎症	CRP、TNF-α、IL-1、IL-6、IL-10、IL-18、PTX-3、PCT、CA-125、IL-1 受体拮抗剂、YKL-40、骨保护素、丝氨酸蛋白酶 PR3、可溶性内皮糖蛋白、脂联素等
氧化应激	MPO、氧化型低密度脂蛋白（ox-LDL）、尿及血浆异前列腺烷（isoprostanes）、血浆丙二醛等
神经体液调节	ET-1、AVP、coceptin、尿促皮素 -1、去甲肾上腺素、肾素、血管紧张素Ⅱ、醛固酮、嗜铬粒蛋白 A 和 B 等
心肌纤维化	ST-2、GDF-15、Gal-3 等
细胞外基质重建	MMPs（MMP2，MMP3，MMP9）、TIMP1、IL-6、胶原产物、N- 末端Ⅲ型胶原肽、肌抑素等

心脏外累及系统	血红蛋白、RDW、胱抑素、β 微量蛋白、$β_2$- 微球蛋白、NGAL、NAG、KIM-1、肌酐、尿素氮、eGFR、尿白蛋白肌酐比、三碘甲状腺原氨酸
miRNA	miR-126、miR-508a-5p、miR-18a-5p、miR-642-3p 等
遗传基因	HCM: *MYH7*、*MYBPC3* 等
	DCM: *TTN*、*LMNA*、*DES* 等
	ARVC: 桥粒相关基因等

一、心衰危险分层相关临床标志物

心衰临床标志物是指与心衰发生风险、预后相关的临床因素。在生物标志物出现前，主要依靠该些传统的临床标志物对心衰患者进行风险预测和预后评估。

1. **年龄**　根据 2016 年欧洲心脏病学会（European Society of Cardiology，ESC）发布的急慢性心衰指南[1]，发达国家中心衰总体发生率为 1%～2%，而在 70 岁以上人群中心衰发生率升高至 10% 以上。美国心脏病学会基金会（American College of Cardiology Foundation，ACCF）及美国心脏协会（American Heart Association，AHA）2013 年发布的心衰指南亦指出[2]，心衰风险随年龄增大而升高，从 65～69 岁时的 2% 升至≥85 岁时的 8% 以上。

2. **性别与人种**　2016 ESC 指南指出[1]，在 55 岁人群中，男性罹患心衰的终身风险率为 33%，女性为 28%。2013 ACCF/AHA 指南指出[2]，黑种人的心衰发生风险及 5 年死亡率在所有人种中最高。在一项社区动脉粥样硬化风险研究中发现[2]，非西班牙裔黑种人中男性及女性的心衰患病率分别为 4.5% 及 3.8%，而白种人中只有 2.7% 及 1.8%。

二、心衰危险分层相关生物标志物

近年来，心衰被认为是一种全身多种病理生理机制共同参与的系统性疾病。根据不同的病理生理机制，心衰生物标志物可分为室壁牵张、心肌损伤、炎症、氧化应激、神经体液调节、心肌纤维化、细胞外基质重建等类型。

1. 室壁牵张标志物

（1）利钠肽：BNP 存在于心室隔膜颗粒中，其分泌有赖于心室的容积扩张和压力负荷增加。当心肌细胞受到牵拉刺激后，首先分泌 BNP 前体，随后在内切酶作用下裂解为有利钠、利尿、扩血管等生物活性的 BNP 和无生物活性的 NT-proBNP。BNP 及 NT-proBNP 是目前临床上应用最为广泛的心衰生物标志物，ESC[1]、ACCF/ACA[2] 及我国心衰指南[3] 均已将其作为心衰患者的常规检查（Ⅰ类推荐，A 级证据），用于因呼吸困难而疑为心衰患者的诊断和鉴别诊断[1]（血浆 BNP<35ng/L，NT-proBNP<125ng/L 时不支持慢性心衰诊断，血浆 BNP<100ng/L，NT-proBNP<300pg/L 时不支持急性心衰诊断。此外，BNP/NT-proBNP 有助于评估慢性心衰严重程度及预后[3]（Ⅰ类推荐，A 级证据）。心衰患者住院期间血浆 BNP/NT-proBNP 水平显著升高或居高不降，或降幅<30%，均预示再住院和死亡风险增加。当血浆 NT-proBNP>5 000ng/L 时提示心衰患者短期死亡风险较高；>1 000ng/L 提示远期死亡风险较高。我国指南[3] 还推荐使用 BNP/NT-proBNP 作为评价治疗效果的辅助方法（Ⅱa类推荐，B 级证据）。中等证据显示，利钠肽指导治疗可以降低<75 岁患者的病死率及中期（9～15 个

月）心衰住院风险。

心房钠尿肽（atrial natriuretic peptide，ANP）是第一个被发现的钠尿肽家族成员，由心房肌细胞受牵张产生，作用与 BNP 类似。ANP 水平增加同样与心衰相关，但其不稳定性限制了临床的广泛应用。心房钠尿肽前体中段肽（mid regional pro-ANP，MR-proANP）稳定性高，在急性心衰中与 BNP/NT-proBNP 的诊断价值相当（血浆 MR-proANP<120pmol/L 可除外急性心衰[1]），且在 BNP/NT-proBNP 测定不可靠的条件下（如肥胖或肾功能衰竭等）依然有效。PRIDE 研究[4]还证实，血浆 MR-proANP 预测慢性心衰患者死亡风险能力显著强于 BNP/NT-proBNP。

（2）肾上腺髓质素（adrenomedullin，ADM）：心室壁受到牵张或血流动力学发生变化时由心室分泌，通过利尿、利钠、扩血管等作用保护心脏。现有方法可测定 ADM 前体，即更稳定、更易检测的肾上腺髓质素前体中段肽（mid-regional pro-ADM，MR-proADM）。在急性心衰患者标志物（BACH）研究中发现[5]，血浆 MR-proADM 较 BNP/NT-proBNP 能更好地预测患者的 90 天死亡率。在澳大利亚 - 新西兰心衰研究中[5]，失代偿性慢性心衰患者的血 MR-proADM 值若高于平均水平，则死亡风险升高（RR=3.92，95%CI：1.76～8.7），心衰住院率亦增加（RR 2.4，95% CI：1.3～4.5）。

2. **心肌损伤标志物** 心肌肌钙蛋白（cardiac troponin，cTn）：心衰患者即使无冠心病或心肌缺血病史，血中亦可检测到 cTn 浓度异常，而重症心衰患者往往存在心肌细胞坏死、肌原纤维崩解，血中 cTn 水平可持续升高。目前最新应用的高敏感性检测方法可将 cTn（hs-cTn）检出率从 10% 提高至 92%，检测到绝大部分急慢性心衰患者体内的 hs-cTn 水平，从而预测心衰的发生风险、不良事件发生率及死亡率。急性心衰患者（包括急性心梗后心衰）中，血 cTn 增加预示着 90 天死亡率的升高[6]。缬沙坦心衰试验（Val-HeFT）[5]对 4 053 名无明显心肌缺血或梗死的慢性稳定性心衰患者进行血浆 cTnT 检测及为期 2 年的随访发现，血浆 cTnT 水平的升高与心衰死亡风险增加（HR=2.08，95%CI：1.72～2.52）及第一次心衰住院风险增加（HR=1.55，95%CI：1.25～1.93）均相关。此外，对血 cTn 开展连续监测将增加预后估计的效力，若血 cTn 水平随着治疗不断下降，则预后将得到改善。ACCF/AHA 指南[2]已将血 cTn 列为急性心衰（Ⅰ类推荐，A 级证据）和慢性心衰（Ⅱb 类推荐，B 级证据）的生物标志物之一，《中国心力衰竭诊断和治疗指南（2014）》[3]中也提到，应将血 cTn 用于心衰患者的进一步危险分层中（Ⅰ类推荐，A 级证据）。

3. **炎症标志物** 鉴于炎症反应在心衰中的重要作用，炎症介质 C 反应蛋白（C reactive protein，CRP）、降钙素原（procalcitonin，PCT）、肿瘤坏死因子 α（tumor necrosis factorα，TNF-α）、白介素（interleukin，IL）-6、正五聚蛋白 3（pentraxin 3，PTX3）等可预测心衰的发展及预后。其中 PCT 作为感染相关指标，其升高同时受心衰严重程度的影响。Wang 等[7]发现，急性心衰患者的血 PCT 水平无论是否伴随感染均高于对照人群。而 BACH 研究[6]则证实，血 PCT 水平与急性心衰患者 90 天全因死亡率有显著相关性，并可指导抗生素治疗。

4. **氧化应激标志物** 氧化应激增加可通过促使心肌细胞凋亡、坏死而直接削弱心肌功能，其代表性标志物为髓过氧化物酶（myeloperoxidase，MPO）。MPO 本身对心衰的诊断价值有限，其作用更多地在于对心衰风险及预后的预测。Tang 等在健康人群中的调查显示[8]，血浆 MPO 可预测 65～75 岁老年人在未来 7 年间的心衰发生风险，尤其是在没有传统心衰危险因素的人群中。Reichlin 等研究发现[8]，血浆 MPO 浓度>99pmol/L 的急性失代偿性心衰患者具有更高的 1 年死亡率。但目前关于 MPO 的研究结果仍有争议,尚未达成共识。

5. 神经体液调节标志物　内皮素 -1(endothelin-1,ET-1)是一种通过局部自分泌和旁分泌方式促进血管收缩及重塑的激素,主要由血管内皮细胞分泌。慢性心衰患者中血浆 ET-1 浓度的升高与不良预后之间有独立相关性。但因其半衰期短、体外不稳定、测量浓度范围低、蛋白结合等因素,ET-1 的预测作用仍有争议。作为 ET-1 的前体片段,C- 末端前内皮素 -1(C-terminal pro-endothelin 1,CT-proET-1)无活性,更稳定,现已有可靠的免疫测定法对其进行临床检测。在 GISSI-HF 研究中[9],Masson 等对 1 237 例慢性心衰患者进行血浆 CT-proET-1 测定发现,CT-proET-1 水平与预后相关,具有独立于 BNP 之外的预测价值。近期 Jankowska 等[9]对 491 例慢性心衰患者的研究也证实了这一结论,使得血浆 CT-proET-1 成为一个良好的慢性心衰预后标志物。

6. 心肌纤维化标志物

(1)可溶型生长刺激表达基因 2 蛋白(soluble growth stimulation expressed gene 2,sST2):是 IL-1 受体家族成员,心肌受到应力时产生,分为膜结合型(ST2L)和可溶型两种,其功能性配体为 IL-33。IL-33 与 ST2L 结合时可发挥抗心肌肥厚、抗纤维化及抗凋亡作用,而 sST2 则作为"诱饵受体",阻碍 IL-33 与 ST2L 的结合,减弱 IL-33/ST2L 信号通路的心血管保护作用。血清 sST2 浓度与左室体积增大、左室射血分数下降、右室功能减弱、肺动脉压力升高及血流动力学失代偿等相关,是心衰强有力的风险、预后预测因子。Framingham 心脏研究(FHS)(n=3 428,随访 11 年)发现,血清 sST2 升高与心衰发生风险呈独立相关性[5]。PRIDE 研究发现,血清 sST2≥0.20ng/ml 能很好地预测急性心衰患者 1 年死亡率(n=209,sST2 的 HR=4.6,优于 NT-proBNP 的 2.3),且 sST2 与 NT-proBNP 联用能鉴别出死亡风险最高的个体[6]。另一项慢性心衰研究(n>1 100)发现[5],血清 sST2 浓度越高,患者预后越差(HR=3.2),而无论在射血分数保留的心衰(heart failure with preserved ejection fraction,HFpEF)或是射血分数降低的心衰(heart failure with reduce ejection fraction,HFrEF)中,血清 sST2 均具有同等的预后预测价值。ACCF/AHA 指南已将血清 sST2 列为急性心衰(Ⅱb 类推荐,A 级证据)与慢性心衰(Ⅱb 类推荐,B 级证据)的风险及预后标志物之一[2],《中国心力衰竭诊断和治疗指南(2014)》也将血清 sST2 推荐为可应用于临床的心衰生物标志物(Ⅱb 类推荐,B 级证据)[3]。

(2)半乳凝素 -3(galectin-3,Gal-3):由活化的巨噬细胞分泌,通过促进慢性心衰患者的心肌纤维化、调节免疫反应,引起心室重构。FHS 研究发现,血清 Gal-3 可预测心衰的发生风险[5]。PRIDE 研究则首次报道了血清 Gal-3 作为心衰标志物的临床预后价值[6]:在 209 名急性心衰患者中,Gal-3 能比 NT-proBNP 更好地预测 60 天死亡率。另一项关于急性心衰的 COACH 研究发现,血清 Gal-3 与心衰 18 个月死亡率及心衰再住院率相关。而关于慢性心衰的 Deal-HF 研究同样显示,血清 Gal-3 水平是心衰死亡风险的显著预测因子[10]。此外,PRIDE 研究还发现[6],血清 Gal-3 与心脏舒张功能有关,因此其对 HFpEF 患者的预后具有更高的预测价值。与 sST2 一样,ACC/AHA 指南已将 Gal-3 列为急性心衰(Ⅱb 类推荐,A 级证据)与慢性心衰(Ⅱb 类推荐,B 级证据)的风险及预后标志物之一[2],同时《中国心力衰竭诊断和治疗指南(2014)》也将其列为一项新型心衰生物标志物(Ⅱb 类推荐,B 级证据)。

(3)生长分化因子 15(growth differentiation factor 15,GDF-15):是转化生长因子 β 细胞因子超家族成员之一,慢性心衰的各种病理生理过程,如心肌缺血、心肌受到应力、促炎细胞因子分泌及神经激素激活等,均能刺激心肌细胞表达 GDF-15,通过抗心肌细胞凋亡及抑制心肌肥厚,避免心室发生重构。此外 GDF-15 还具有抗炎作用。与 sST2 一样,在 FHS 研究中已证明,血 GDF-15 与心衰发生风险呈独立相关性[5]。进一步研究发现,GDF-15 是心衰死亡风险强有力的预测因子[9],可在 NYHA 心功能分级、左室射血分数和 NT-proBNP 之外提供额外的预后信息,但血 GDF-15 并不是心衰特异性指标,其升高还可见于急性冠脉综合征等其他心血管疾病、肿瘤、妊娠等。

7. 细胞外基质重建标志物　细胞外基质重建是心衰病理生理机制中的重要环节,主要通过胶原酶、基质金属蛋白酶(matrix metalloproteinases,MMPs)、组织金属蛋白酶抑制剂(tissue inhibitors of metalloproteinases,TIMPs)降解胶原蛋白及其他基质蛋白完成。参与基质分解的蛋白,如 MMP、TIMP 可用于评估心衰病情的严重程度。此外,血清 MMP-3 及MMP-9 浓度与心衰高死亡率相关,MMP-9 还可独立预测预后,而 MMP 与 TIMP 的相对比值则能提供更准确的预后信息。

8. 心脏外累及系统标志物　心衰不仅心肌受累,还可影响其他器官系统。其中与心衰关系最为密切,也最为重要的并发症为贫血及肾功能损害。

(1)贫血:尽管贫血本身就可作为心衰的预后指标,但特定的血液学参数可能更有评估价值。例如红细胞分布宽度(red blood cell distribution width,RDW),常用来鉴别贫血原因,但同时也能预测心衰患者的预后,而且比血色素等参数更具效力。

(2)肾功能损害:心衰与肾功能不全之间关系密切,肌酐、血尿素氮、肾小球滤过率、胱抑素 C、β- 微量蛋白等肾功能标志物均可作为心衰标志物。其中中性粒细胞明胶酶相关载脂蛋白(neutrophil gelatinase-associated lipocalin,NGAL)是一种由中性粒细胞和某些上皮细胞(如肾小管细胞)所表达的微量蛋白。肾脏在损伤早期时即可表达和释放大量的 NGAL至尿液和血浆中,使之成为早期且敏感的肾损伤生物标志物。同时 NGAL 也是一种新的心衰风险及预后标志物,已有多项研究[11]证实血 / 尿 NGAL 可预测急慢性心衰患者的死亡率,表现优于 BNP、肾小球滤过率及胱抑素,并且浓度稳定,不随利尿剂治疗而改变。

若将上述反映心衰不同病理生理过程的多种生物标志物与临床标志物联合使用,理论上能提高疾病评估的敏感性及准确性。例如在一项急性心衰患者的队列研究中发现,同时测定血清 hs-TnT、NT-proBNP 及 sST2 可以从低死亡风险(<5%)到高死亡风险(>50%)对患者准确地进行危险分层[6]。而事实上由此建立的心衰风险评分及预后模型(如慢性心衰中的西雅图心衰模型、急性心衰中的 ADHERE 分类与回归树模型等)已用于临床实践,在疾病风险预测及预后判断方面提供帮助,但预测精度的不足仍在一定程度上限制了其推广应用。

未来心衰标志物研究领域中所亟须解决的问题包括:研发有临床诊疗价值的新型生物标志物;从时间及空间上序贯综合利用临床与生物标志物,绘制出心衰诊疗相关的"指纹图谱";以生物标志物为靶点指导药物靶向治疗,开辟真正的心衰精准医疗新时代。

(杨晨蝶　金　玮)

参 考 文 献

[1] PONIKOWSKI P,VOORS A A,ANKER S D,et al. 2016 ESC Guidelines for the diagnosis and treatment of acute and chronic heart failure: The Task Force for the diagnosis and treatment of acute and chronic heart

failure of the European Society of Cardiology（ESC）. Developed with the special contribution of the Heart Failure Association（HFA）of the ESC[J]. Eur J Heart Fail, 2016, 18（8）: 891-975.

[2] YANCY C W, JESSUP M, BOZKURT B, et al. 2013 ACCF/AHA guideline for the management of heart failure: a report of the American College of Cardiology Foundation/American Heart Association Task Force on practice guidelines[J]. Circulation, 2013, 128（16）: e240-327.

[3] 中华医学会心血管病学分会. 中国心力衰竭诊断和治疗指南 2014[J]. 中华心血管病杂志, 2014, 42（2）: 3-10.

[4] JANUZZI J L, JR., CAMARGO C A, ANWARUDDIN S, et al. The N-terminal Pro-BNP investigation of dyspnea in the emergency department（PRIDE）study[J]. Am J Cardiol, 2005, 95（8）: 948-954.

[5] CHOW S L, MAISEL A S, ANAND I, et al. Role of Biomarkers for the Prevention, Assessment, and Management of Heart Failure: A Scientific Statement From the American Heart Association[J]. Circulation, 2017, 135（22）: e1054-e1091.

[6] DE BOER R A, DANIELS L B, MAISEL A S, et al. State of the Art: Newer biomarkers in heart failure[J]. Eur J Heart Fail, 2015, 17（6）: 559-569.

[7] WANG W, ZHANG X, GE N, et al. Procalcitonin testing for diagnosis and short-term prognosis in bacterial infection complicated by congestive heart failure: a multicenter analysis of 4, 698 cases[J]. Crit Care, 2014, 18（1）: R4.

[8] VAN KIMMENADE R R, JANUZZI J L, JR. Emerging biomarkers in heart failure[J]. Clin Chem, 2012, 58（1）: 127-138.

[9] AHMAD T, FIUZAT M, FELKER G M, et al. Novel biomarkers in chronic heart failure[J]. Nat Rev Cardiol, 2012, 9（6）: 347-359.

[10] LOK D J, VAN DER MEER P, DE LA PORTE P W, et al. Prognostic value of galectin-3, a novel marker of fibrosis, in patients with chronic heart failure: data from the DEAL-HF study[J]. Clin Res Cardiol, 2010, 99（5）: 323-328.

[11] VAN VELDHUISEN D J, RUILOPE L M, MAISEL A S, et al. Biomarkers of renal injury and function: diagnostic, prognostic and therapeutic implications in heart failure[J]. Eur Heart J, 2016, 37（33）: 2577-2585.

第二节　心力衰竭药物基因组学

　　心力衰竭是由于任何心脏结构或功能异常导致心室充盈或射血能力受损的一组复杂临床综合征，其发病率高且预后差，已成为 21 世纪心血管疾病治疗的重要领域。心力衰竭是遗传易感性和环境因素共同决定的复杂疾病，存在基因与基因、基因与环境间的相互作用，目前用于治疗改善预后的药物有 β 受体拮抗剂、血管紧张素转换酶抑制剂或血管紧张素Ⅱ受体阻滞剂、醛固酮受体拮抗剂；改善症状的药物有利尿剂、地高辛及伊伐布雷定等[1]，但是这些药物在治疗不同患者时存在着不容忽视的药效和不良反应差异。

　　随着药物基因组学的发展，人们认识到基因多态性是影响药物反应的重要因素。其中最受关注的是通过神经内分泌系统的候选基因研究发现肾上腺素和肾素 - 血管紧张素 - 醛固酮系统通路的功能基因变异对心力衰竭的进展和治疗的调节作用。

一、β受体阻滞剂

首先，对于β受体阻滞剂疗效个体差异的研究主要集中在β肾上腺受体基因多态性、G蛋白偶联受体激酶（G protein-coupled receptor kinases，*GRKs*）基因多态性和*CYP2D6*基因多态性，α肾上腺素受体基因多态性对β受体阻滞剂也起到一定的影响。

1. **β₁肾上腺素受体基因多态性**　β_1肾上腺素受体是心肌中主要的β肾上腺素受体亚型，它调节儿茶酚胺对心肌的变时、变力和变舒效应。许多候选基因研究表明，该受体基因多态性可影响心力衰竭的患病风险疾病进展。目前研究主要集中在 Gly389Arg 和 Ser49Gly 的多态性上：外显子3，第 165 位 G-C 多态性导致第 389 位氨基酸 Gly 被 Arg 所取代，此突变发生在胞内与 G 蛋白耦联区，受体与 G 蛋白耦联的功能或会受到影响；外显子1，第 145 位 A-G 多态性导致第 49 位氨基酸 Ser 被 Gly 所取代，此突变位点位于受体的胞外部分，受体与配体的结合能力可能因此受影响。Bruck 等研究纳入 201 位受试者，筛选出 10 位携带 Arg389 纯合子基因的男性及 8 位携带 Gly389 纯合子基因的男性，观察比索洛尔干预前后血浆肾素活性、心率、心肌收缩力等变化。结果显示 Arg389 与 Gly389 个体相比有更强的交感神经活性以及血浆肾素活性，对β受体阻滞剂更为敏感，受试者的心率、心肌收缩力降低更明显[2]。Magnusson 等研究观察 β_1 肾上腺素受体的 Ser49Gly 基因与扩心病β受体阻滞剂有效剂量的关系，结果证实 Gly49 基因型的慢性心衰患者采用低剂量的β受体阻滞剂治疗时，5 年死亡率更低，但这一差异在采用高剂量的β受体拮抗剂治疗时并不显著，提示临床上对 Gly49 基因型扩张型心肌病患者可减少β受体阻滞剂的给药量[3]。因此，β_1 肾上腺素受体基因多态性，尤其是 Gly389Arg 基因多态性，会使腺苷酸环化酶活性增强、心肌变力效应加强及对β受体阻滞剂敏感性增高，临床上对这类基因型的患者可考虑减少β受体阻滞剂的用药量。

2. **β₂肾上腺素受体基因多态性**　人类 β_2 肾上腺素受体基因有近 20 个单核苷酸多态性位点，其中有 3 种具有功能性意义：46A-G 导致受体蛋白第 16 位精氨酸转变为甘氨酸（Arg16Gly），79C-G 引起受体蛋白第 27 位谷氨酰胺变为谷氨酸（Gln27Glu），491C-T 使受体蛋白第 164 位苏氨酸变为异亮氨酸（Thr164Ile）。Liggett 等研究纳入 259 例心衰患者（NYHA 心功能分级Ⅱ-Ⅳ）及 212 例健康人群，观察 β_2 肾上腺素受体基因多态性与心力衰竭之间的关系，结果提示 β_2 肾上腺素受体基因多态性 Ile164/Thr164 与心力衰竭患者生存率有关，Ile164/Thr164 基因型心力衰竭患者的 1 年生存率远低于 Thr164/Thr164 基因型患者，而 β_2 肾上腺素受体基因多态性 Gly16/Arg16、Glu27/Gln27 与心力衰竭患者生存率之间无显著相关性[4]。Leineweber 等研究纳入 226 例终末期心衰患者（EF　35%），观察 β_2 肾上腺素受体单核苷酸多态性（SNPs）多态性与终末期心力衰竭患者发病率和死亡率的关系。结果表明，Arg16Arg 基因型患者在 45 个月内死亡/心脏移植概率较高（存活率 46%），比 Gly16Gly 基因型患者死亡/心脏移植率高（存活率 64%），提示 Arg16Gly 基因型患者可能对终末期心衰患者预后有重要影响[5]。还有研究证实β受体阻滞剂的疗效与 β_2 受体基因多态性之间无直接的关联[6]。因此，β_2 肾上腺素受体基因多态性与心衰发病率、存活率关系方面存在较大争议。在心衰患者中所做的大部分研究，没有发现 β_2 肾上腺素受体基因多态性与β受体阻滞剂的疗效存在直接的关联。

3. **G 蛋白偶联受体激酶基因多态性**　GRKs 属丝氨酸/酪氨酸蛋白激酶家族，能使活

化的 β₁-AR 发生磷酸化及脱敏化，从而终止后者介导的信号转导通路，降低受体对激动剂的敏感性，是一种内源性的保护响应。GRK2 和 GRK5 两种激酶在心肌组织中具有高水平表达。*GRK2* 中还未发现任何具有普遍意义的非同义突变，而在 *GRK5* 中已检测到 4 种氨基酸变异，其中 3 种突变都很少见，而 Gln41Leu 在非洲裔美国人中普遍存在。Liggett 等[7]分别从细胞水平、动物实验及临床研究三个方面系统阐述 *GRK5* 中 Gln41Leu 具有类似于普萘洛尔的心肌保护作用，此项研究结果可解释为什么 β 受体阻滞剂对于部分非洲裔美国人疗效甚微，因为该人群中的 40% 已天生拥有类似 β 受体阻滞剂的保护作用，但这并不意味着携带有 Leu41 这种保护型变异便等同于拥有 β 受体阻滞剂治疗的全部效果。

4. *CYP2D6* **基因多态性**　影响 β 受体阻滞剂的药物代谢酶主要是 CYP2D6。β 受体阻滞剂中的大部分脂溶性 β 受体阻滞剂如美托洛尔、普萘洛尔都是经细胞色素酶（CYP450）的亚型 CYP2D6 代谢清除的。目前，*CYP2D6* 已发现超过 80 种的基因突变。*CYP2D6* 基因多态性导致其编码的酶对美托洛尔的代谢作用丧失、下降或增强，间接影响美托洛尔的血药浓度以及不良反应发生风险。临床上依据不同基因型组合对美托洛尔的代谢情况分为弱代谢型、中间代谢型、超快代谢型。基因检测为弱代谢型和中间代谢型患者需减少美托洛尔的剂量，超快代谢型患者根据其疗效或不良反应可逐渐增加美托洛尔的剂量[8]。

5. **α2C 肾上腺素受体基因缺失多态性**　人体内共有 α₁、α₂ 和 β 三种肾上腺受体，α 受体的分子结构和 β 受体相似，内源性配基相同，信号传导物质同为 G 蛋白大家族，这就决定了它们之间必然发生交互作用，因此，尽管 β 受体阻滞剂主要作用于 β 受体，但 α 受体的基因多态性可能会影响 β 受体阻滞剂的疗效。其中 α2C 肾上腺受体为最受关注的候选基因。α2C 肾上腺素受体可以抑制交感神经突触前释放去甲肾上腺素，它的激活会引发负反馈机制阻断交感神经活动，这样儿茶酚胺的刺激就随之增强。α2C 肾上腺素受体基因缺失多态性可阻断这一机制。因此，联合 β₁ 肾上腺素受体 Arg389 基因多态性和 α2C 肾上腺素受体基因缺失多态性可能会进一步增加肾上腺素的作用而引起心脏毒性。有研究观察 β₁- 协同 α2C- 肾上腺素受体基因多态性与慢性充血性心力衰竭的风险的关系，结果证实 β₁ 肾上腺素受体基因多态性与 α2C 肾上腺素受体基因多态性的协同作用增加了黑种人心衰的风险，这两个位点的基因分型检测可能是鉴别心衰风险或进展的有效方法[9]。

二、血管紧张素转化酶抑制剂

ACE 是一种金属肽酶，可以将血管紧张素 I 水解为血管紧张素Ⅱ，为 ACEI 的主要作用靶点。目前人 ACE 基因最常见的突变为 16 内含子一段长 287bp 的 Alu 序列的插入（insertion，I）和缺失（deletion，D）多态性，包括纯合型（DD 型）、杂合子（ID 型）和插入纯合型（Ⅱ型）3 种基因型。ACE 基因多态性与血清 ACE 水平之间的关系为：DD 型>ID 型>Ⅱ型。目前被研究证实最多的是 DD 基因纯合子基因型与心力衰竭的相关性。Albuquerque 等[10]观察 ACE-DD、DI、Ⅱ三种基因多态性与心功能之间的关系，结果表明 ACE DI 基因型 EF 最高，LVDD 最低，而 DD 基因型 EF 最低，LVDD 最高，提示 ACE DI 基因心功能改善最好，而 DD 基因型心功能改善最差。Cuoco Ma 等研究观察 ACE-DD、DI、Ⅱ三种基因多态性与生存率之间的关系，结果显示与 ACE ID 及Ⅱ基因型患者相比，ACE DD 基因型患者心衰症状发作早，且生存率低[11]。因此，携带该纯合子基因型的患者不良事件风险增高。但使用相似剂量 ACEI 治疗时，DD 型患者对药物更为敏感，因而可从 ACEI 治疗中获得更大的远期效益[12]。但也有研究对以上结论提出了质疑[13]。因此，ACE 基因多态性与 ACEI 药效之间的关系还有待进一步的深入研究。

（马根山）

参 考 文 献

[1] 中华医学会心血管病学分会，中华心血管病杂志编辑委员会 . 中国心力衰竭诊断和治疗指南 2014 [J]. 中华心血管病杂志，2014，42（2）：98-122.

[2] BRUCK H，LEINEWEBER K，TEMME T，et al. The Arg389Gly beta1-adrenoceptor polymorphism and catecholamine effects on plasma-renin activity. J Am Coll Cardiol，2005，46（11）：2111-2115.

[3] MAGNUSSON Y，LEVIN M C，EGGERTSEN R，et al. Ser49Gly of beta1-adrenergic receptor is associated with effective beta-blocker dose in dilated cardiomyopathy[J]. Clin Pharmacol Ther，2005，78（3）：221-231.

[4] LIGGETT S B，WAGONER L E，CRAFT L L，et al. The Ile164 beta2-adrenergic receptor polymorphism adversely affects the outcome of congestive heart failure[J]. J Clin Invest，1998，102（8）：1534-1539.

[5] LEINEWEBER K，FREY U H，TENDERICH G，et al. The Arg16Gly-β（2）-adrenoceptor single nucleotide polymorphism：exercise capacity and survival in patients with end-stage heart failure[J]. Naunyn Schmiedeberg's Arch Pharmacol，2010，382（4）：357-365.

[6] DE GROOTE P，HELBECQUE N，LAMBLIN N，et al. Association between beta-1 and beta-2 adrenergic receptor gene polymorphisms and the response to beta-blockade in patients with stable congestive heart failure[J]. Pharmacogenetics Genomics，2005，15（3）：137-142.

[7] LIGGETT S B，CRESCI S，KELLY R J，et al. A GRK5 polymorphism that inhibits beta-adrenergic receptor signaling is protective in heart failure[J]. Nat Med，2008，14（5）：510-517.

[8] WOJTCZAK A，WOJTCZAK M，SKRĘTKOWICZ J. The relationship between plasma concentration of metoprolol and CYP2D6 genotype in patients with ischemic heart disease[J]. Pharmacol Rep，2014，66（3）：511-514.

[9] SMALL K M，WAGONER L E，LEVIN A M，et al. Synergistic polymorphisms of beta1- and alpha2C-adrenergic receptors and the risk of congestive heart failure[J]. N Engl J Med，2002，347（15）：1135-1142.

[10] ALBUQUERQUE F N，BRANDÃO A A，SILVA D A，et al. Angiotensin-converting enzyme genetic polymorphism：its impact on cardiac remodeling[J]. Arq Bras Cardiol，2014，102（1）：70-79.

[11] CUOCO M A，PEREIRA A C，DE FREITAS H F，et al. Angiotensin-converting enzyme gene deletion polymorphism modulation of onset of symptoms and survival rate of patients with heart failure[J]. Int J Cardiol，2005，99（1）：97-103.

[12] ALBUQUERQUE F N，BRANDÃO A A，SILVA D A，et al. Angiotensin-converting enzyme genetic polymorphism：its impact on cardiac remodeling[J]. Arq Bras Cardiol，2014，102（1）：70-79.

[13] Cicoira M，Zanolla L，Rossi A，et al. Failure of aldosterone suppression despite angiotensin-converting enzyme（ACE）inhibitor administration in chronic heart failure is associated with ACE DD genotype[J]. J Am Coll Cardiol，2001，37（7）：1808-1812.

第二十章
心 律 失 常

第一节　心律失常相关危险分层及预后评估标志物

心律失常的病因、诱因非常复杂，心律失常可以是唯一异常发现，也可以由离子通道水平的异常、心脏结构及功能异常导致。心律失常的临床表现差异大，既有无预后意义的良性或功能性室性期前收缩，也有心脏性猝死或危及生命的严重血流动力学障碍的恶性心律失常。

心血管疾病每年造成全球约 1 700 万人死亡，其中大约 25% 是心脏性猝死（sudden cardiac death，SCD）[1]。而我国国家十五科技攻关项目的一项研究结果表明，我国心脏性猝死的年发生率为 41.84/10 万，发生率约为一般人群的 0.04%，这一发生率低于欧美国家。但以中国 13 亿人口进一步推算，我国心脏性猝死每年总人数为 54.4 万人，仍位居全球各国之首。心脏性猝死绝大多数由快速性室性心律失常所致。

室性心律失常的风险既取决于心律失常本身的性质，也取决于基础病及严重程度。临床医生通过对室性心律失常进行危险分层，可以采取相应治疗措施，降低猝死风险。

一、继发于结构性心脏病的室性心律失常危险分层

结构性心脏病患者由于缺血、血流动力学不稳定、电解质紊乱等原因可出现室性心律失常，增加猝死风险。以下主要从基础心脏病的病因及严重程度来阐述心律失常的危险分层。

1. **急性冠脉综合征和陈旧性 Q 波心肌梗死**　急性冠脉综合征和陈旧性 Q 波心肌梗死是引起室性心动过速（室速）/ 心室颤动（室颤）的主要原因。急性心肌梗死（acute myocardial infarction，AMI）是发生猝死风险最高的疾病。此外，短暂的心肌缺血，尤其是应激及运动时心肌缺血也可诱发室性心律失常，增加猝死风险。近十年由于再灌注治疗及药物治疗的进步，AMI 住院期间发生的室性心律失常已明显减少[2]。AMI 相关室性心律失常出现的时间、性质、左室射血分数是猝死的强预测因素。

急性 ST 段抬高型心肌梗死（ST-elevation myocardial infarction，STEMI）早期常出现室性心律失常，但并非均需要干预。STEMI 急性期再灌注治疗后出现的不伴有血流动力学障碍的非持续性室性心动过速或加速性室性自主心律不增加猝死风险，无需特殊处理[3]。

AMI 症状出现 48 小时内室颤及室速发生率高达 6%。与无室颤 / 室速的患者相比，增加 5 倍住院期间及远期死亡风险，但未增加远期猝死的风险。是否需要安装埋藏式心脏自动复律除颤器（implantable cardioverter defibrillator，ICD）尚需要结合其他危险因素的评估[2]。预防和治疗心衰是预防猝死最重要的措施。

STEMI 48 小时后出现的危及生命的室性心律失常与左室收缩功能不全及不良预后相关。STEMI 48 小时后出现的无可逆因素所致的持续性室速 / 室颤是猝死高危因素。

AMI 或陈旧性 Q 波心肌梗死伴左室射血分数明显降低的患者具有猝死高风险，控制心衰是预防猝死的重要手段。AMI 出院 40 天后需再次评估左室射血分数及纽约心脏病分级。如果左室射血分数≤35%，且心功能为纽约心脏病分级Ⅱ～Ⅲ级；或左室射血分数≤30%，无论有否心功能不全症状，均是猝死高危因素。

2. 心肌病（包含获得性与遗传性心肌病）　几乎所有心肌病均与室性心律失常相关并增加猝死的风险。猝死风险高低依病因及疾病的严重程度而异[2]。

（1）扩张型心肌病：扩张型心肌病患者心血管死亡的主要原因为心衰和心脏性猝死，快速性室性心律失常是猝死的主要原因。目前有多种无创性指标可预测心脏性猝死。最近一项纳入 45 项研究、6 088 例患者的荟萃分析显示，心电图参数如 QRS 的碎裂波、T 波电交替对猝死的风险识别有一定预测价值，但其只能提供中等程度的预测水平。心脏核磁共振（cardiac magnetic resonance，CMR）检查中，心肌钆延迟强化对心脏性猝死的危险分层近年来受到重视，荟萃分析显示，非缺血性心肌病患者心肌钆延迟强化可增加全因死亡、心衰住院和心脏猝死风险[4]。钆延迟强化的预测价值是否优于其他指标，有待进一步确定。对于伴有室性期前收缩的扩张型心肌病患者，其有创电生理检查对猝死预测有一定帮助[5]。

（2）肥厚型心肌病：肥厚型心肌病增加猝死相关危险因素包括：年龄（年轻患者）、非持续性室速（频率 >120 次 /min，持续时间 <30s）、最大室壁厚度 >30mm、年龄 <40 岁的家族成员猝死史（有或无已知的肥厚型心肌病病史）或已经明确诊断为肥厚型心肌病的家族一级亲属猝死史（任何年龄）、不明原因的晕厥、左房增大、左室流出道梗阻[6]。

将上述危险因素进行量化，可以通过危险评分模型计算 5 年猝死风险。计算公式如下：

$$5 \text{ 年猝死危险} = 1 - 0.998^{\exp(\text{预测指数})}$$

预测指数 $=[0.159\,398\,58×$ 最大室壁厚度 $^2(mm^2)]-[0.002\,942\,71×$ 最大室壁厚度 $^2(mm^2)]+[0.025\,908\,2×$ 左房直径 $(mm)]+[0.004\,461\,31×$ 最大左室流出道压差 $(mmHg)]+[0.458\,308\,2×$ 心脏猝死家族史 $]+[0.826\,391\,95×$ 非持续室速 $]+[0.716\,503\,61×$ 不明原因晕厥 $]-[0.017\,999\,34×$ 临床评估时年龄（岁）]

二、心律失常及猝死危险相关预后评估标志物

目前，生物学标志物广泛应用于心力衰竭、冠心病等领域，在帮助临床医生及时准确诊断疾病的同时，也提供了相关疾病预后的信息。通过联合生物学标志物、影像学、临床症状体征等可以对患者进行较为精确的危险分层，进而采取针对性的个体化精准治疗。但是，影响心律失常发生发展的因素较多，遗传因素、基础疾病、环境因素等均对其产生影响。心律失常及猝死危险分层中尚无明确的标志物。现阶段对于心律失常表观遗传学改变的研究集中在遗传性心脏病中，通常为组织层面的研究，联合组织学和血清学的研究较少，而目前发现的可能相关的血清学标志物多来源于单中心小样本的回顾性或前瞻性研究。本章将简述一些可能预测心律失常发生的标志物。

1. 肌钙蛋白　肌钙蛋白在诊断急性心肌梗死方面的出色表现，促使许多研究探索它在其他疾病的诊断及预测价值。有研究发现高敏肌钙蛋白[7]与新发心房颤动（房颤）独立相关，但是在普通人群中预测房颤发生的能力有限。不过根据几个小型前瞻性研究的结果，

在有高风险的患者如隐源性缺血性卒中或心脏手术后的患者中,血清高敏肌钙蛋白水平增高可能预示其房颤发生率增高。此外,大型前瞻性临床研究发现,血清高敏肌钙蛋白水平越高,房颤抗凝患者的卒中或血栓栓塞发生率越高,但是高敏肌钙蛋白在预测房颤复发方面的应用尚不清楚。除了对房颤有一定的预测价值以外,在合并有心衰[8]、终末期肾病[9]、心梗等其他疾病的情况下,如果血浆肌钙蛋白水平升高,患者发生猝死或者心脏停搏的风险增大。一项针对急性冠脉综合征胸痛 6 小时以内人群的研究发现,肌钙蛋白对 6 小时内严重不良心脏事件(包括恶性心律失常)的预测能力如下:hs-cTnI≥19ng/L(诊断敏感性 80%,特异性 88%),hs-cTnT≥32ng/L(诊断敏感性 68%;特异性 92%)。

2. **可溶性 ST2** ST2[10]是白介素 -1 受体家族的成员,表达于受到机械牵张的心肌细胞表面,调节负性重塑,通过结合 IL-33 来参与免疫及免疫应答,抑制 IL-33 的阳性效果。可溶性 ST2 目前被发现与细胞凋亡、心肌纤维化有关,也参与了心衰进展,增加了死亡风险。血浆中可溶性 ST2 水平和心脏性猝死的风险相关,而血清可溶性 ST2 水平的增高也伴随着室性心律失常或死亡风险的增高,但是基线可溶性 ST2 水平与室性心律失常风险并无关联。

3. **Galectin-3** Galectin-3(Gal-3)[11]是一种新型的促纤维化蛋白分子。Gal-3 表达可诱导成纤维细胞增生和Ⅰ型纤维胶原蛋白的产生。Gal-3 可以作为一种纤维化标志物,反映心脏致心律失常基质的负荷。血清 Gal-3 是房颤发生的预测因素,而且在左室功能保留的房颤患者中,与左心房容量指数显著相关[12]。此外,研究发现有室速或者室颤的心衰患者血清 Gal-3 明显升高,一项小型前瞻性队列研究发现血清 Gal-3 可以预测心衰患者室速或室颤的风险。

4. **血清基质金属蛋白酶(matrix metalloproteinase,MMP)** 相较于正常人群而言,血清 MMP-7、MMP-8、MMP-9 在心肺复苏 48 小时内的人群中升高,而金属蛋白酶组织抑制剂 -1(tissue inhibitor of metalloproteinase-1,TIMP-1)下降,MMP-9/TIMP-1 升高[13]。这一现象能否用于预测心脏停搏还需要更多的研究来证实。

5. **MiR-208 家族** MiR-208 家族[14]包含了分别由 α-MHC/Myh6,β-MHC/Myh7 和 Myh7b 基因编码的 miR-208a、miR-208b、miR-499。这些基因在调控肌球蛋白数量、肌纤维特性和肌肉功能方面起重要作用。心肌梗死患者体内血浆 miR-208a 显著上调,而其中发生室速或者室颤患者的 miR-208a 却是下调的。这可能与 miR-208a 作为基因转录后调节因子参与心脏电学重构有关。因此,随着研究的深入,该家族或许可以作为一项生物标志物来预测心梗后人群室速或者室颤的风险,成为治疗心律失常的靶点。

除上述标志物外,部分小样本研究报道尿酸[15]、Catestatin(CST)[16]、copeptin[17]、Osteopontin(OPN)[11]升高也与室性心律失常的发生有关。

表观遗传学方面,丝裂原活化激酶激酶 7(mitogen-activated kinase kinase-7,MKK7)[18]缺失会使心脏容易发生心律失常。其机制可能是 MKK7 缺失的肥大心脏,其组蛋白去乙酰化酶 2(HDAC2)磷酸化受阻、与 KLF4 相关的细丝蛋白 A(FLNA)在细胞核积聚,阻碍 Kchip2、Kcnd2、Kcnh2、Kcna5 和 Kcnj11 的转录调控。这一通路参与抑制心脏钾通道表达,增加了心律失常的易感性。另外,参与了心脏电活动的 Nav1.5 通道[19]经过转录后修饰(例如磷酸化、精氨酸甲基化、N 末端乙酰化、泛素化),功能发生改变,可能会增加心律失常和猝死的风险。

综上所述,准确评估具体患者的心律失常及心脏性猝死的风险仍然面临极大挑战。一方面，导致心脏性猝死心律失常发生的电学和解剖学基质并不是静止不变的，而是处于动态变化中。例如，心功能或肾功能的改变，缺血事件的发生、药物或电解质紊乱所致的离子通道改变等，均可导致心脏性猝死风险的变化，因此根据某一固定时间点心脏性猝死的风险来评估长期心脏性猝死的风险是不恰当或不真实的。另一方面，现阶段由于研究方法、角度、思维限制，高危心律失常的科学研究少，针对高危心律失常的识别多基于临床医师的经验，能有明确预测高危心律失常价值的生物学标志物尚未发现。因此，仍需要综合临床表现、影像学、实验室检查等多方面评估，提高对心脏性猝死高危人群的早期识别能力，进而个体化精准治疗和预防，降低心律失常导致的猝死发生率。

（任佳梦　杨艳敏）

参 考 文 献

[1] MENDIS S，PUSKA P，NORRVING B，et al. Global atlas on cardiovascular disease prevention and control[M]. Geneva World Health Organization 2011.

[2] PRIORI S G，BLOMSTROM-LUNDQVIST C，MAZZANTI A，et al. 2015 ESC Guidelines for the management of patients with ventricular arrhythmias and the prevention of sudden cardiac death：The Task Force for the Management of Patients with Ventricular Arrhythmias and the Prevention of Sudden Cardiac Death of the European Society of Cardiology（ESC）Endorsed by：Association for European Paediatric and Congenital Cardiology（AEPC）[J]. Europace，2015，17（11）：1601-1687.

[3] O'GARA P T，KUSHNER F G，ASCHEIM D D，et al. 2013 ACCF/AHA guideline for the management of ST-elevation myocardial infarction：executive summary：a report of the American College of Cardiology Foundation/American Heart Association Task Force on Practice Guidelines[J]. Circulation，2013，127（4）：529-555.

[4] KURUVILLA S，ADENAW N，KATWAL A B，et al. Late gadolinium enhancement on cardiac magnetic resonance predicts adverse cardiovascular outcomes in nonischemic cardiomyopathy：a systematic review and meta-analysis[J]. Circ Cardiovasc Imaging，2014，7（2）：250-258.

[5] GOLDBERGER J J，SUBACIUS H，PATEL T，et al. Sudden cardiac death risk stratification in patients with nonischemic dilated cardiomyopathy[J]. J Am Coll Cardiol，2014，63（18）：1879-1889.

[6] ELLIOTT P M，ANASTASAKIS A，BORGER M A，et al. 2014 ESC Guidelines on diagnosis and management of hypertrophic cardiomyopathy：the Task Force for the Diagnosis and Management of Hypertrophic Cardiomyopathy of the European Society of Cardiology（ESC）[J]. Eur Heart J，2014，35（39）：2733-2779.

[7] MCCARTHY C P，YOUSUF O，ALONSO A，et al. High-Sensitivity Troponin as a Biomarker in Heart Rhythm Disease[J]. Am J Cardiol，2017，119（9）：1407-1413.

[8] HUSSEIN A A，GOTTDIENER J S，BARTZ T M，et al. Cardiomyocyte Injury Assessed by a Highly Sensitive Troponin Assay and Sudden Cardiac Death in the Community[J]. J J Am Coll Cardiol，2013，62（22）：2112-2120.

[9] WANG A Y，LAM C W，CHAN I H，et al. Sudden cardiac death in end-stage renal disease patients：a 5-year prospective analysis[J]. Hypertension，2010，56（2）：210-216.

[10] SKALI H，GERWIEN R，MEYER T E，et al. Soluble ST2 and Risk of Arrhythmias，Heart Failure，or Death

in Patients with Mildly Symptomatic Heart Failure：Results from MADIT-CRT[J]. J Cardiovasc Transl Res，2016，9（5-6）：421-428.

[11] FRANCIA P，ADDUCI C，SEMPRINI L，et al. Osteopontin and galectin-3 predict the risk of ventricular tachycardia and fibrillation in heart failure patients with implantable defibrillators[J]. J Cardiovasc Electrophysiol，2014，25（6）：609-616.

[12] GURSES K M，YALCIN M U，KOCYIGIT D，et al. Effects of persistent atrial fibrillation on serum galectin-3 levels[J]. Am J Cardiol，2015，115（5）：647-651.

[13] HASTBACKA J，TIAINEN M，HYNNINEN M，et al. Serum matrix metalloproteinases in patients resuscitated from cardiac arrest. The association with therapeutic hypothermia[J]. Resuscitation，2012，83（2）：197-201.

[14] HUANG Y，LI J. MicroRNA208 family in cardiovascular diseases：therapeutic implication and potential biomarker[J]. J Physiol Biochem，2015，71（3）：479-486.

[15] YAMADA S，SUZUKI H，KAMIOKA M，et al. Uric acid increases the incidence of ventricular arrhythmia in patients with left ventricular hypertrophy[J]. Fukushima J Med Sci，2012，58（2）：101-106.

[16] PEI Z，MA D，JI L，et al. Usefulness of catestatin to predict malignant arrhythmia in patients with acute myocardial infarction[J]. Peptides，2014，55：131-135.

[17] SAHIN I，GUNGOR B，OZKAYNAK B，et al. Higher copeptin levels are associated with worse outcome in patients with hypertrophic cardiomyopathy[J]. Clin Cardiol，2017，40（1）：32-37.

[18] CHOWDHURY S K，LIU W，ZI M，et al. Stress-Activated Kinase Mitogen-Activated Kinase Kinase-7 Governs Epigenetics of Cardiac Repolarization for Arrhythmia Prevention[J]. Circulation，2017，135（7）：683-699.

[19] MARIONNEAU C，ABRIEL H. Regulation of the cardiac Na+ channel NaV1.5 by post-translational modifications[J]. J Mol Cell Cardiol，2015，82：36-47.

第二节　抗心律失常药物基因组学及靶向用药

目前，基因多态性与药物有效性和安全性的研究获得了突破性进展，并基于药物基因组学成功研发出了一些靶向药物，用以指导临床合理用药。抗心律失常药物的治疗窗一般比较窄，治疗剂量和中毒剂量非常接近，个体差异容易引起药物不良反应。随着心脏离子通道基因的研究深入，基于药物基因组学的抗心律失常靶向用药逐渐引起重视。近来，药物基因组学已用于评估抗心律失常药物的有效性和安全性，以期指导个体化选择药物和剂量，以最大限度地提高药物疗效并减少毒副作用，给心血管病患者带来了个体化治疗的获益。

药物的有效性和安全性是新药开发和临床用药的核心问题。药物基因组学旨在研究基因变异如何影响药物的有效性和安全性，将遗传学信息整合至临床实践，以指导新药研发和临床合理用药[1]。药物作用的差异包括不同的遗传背景导致的药效动力学或药代动力学的差异。药物相关生物遗传标记的个体差异，尤其是明显影响药物代谢酶、药物转运体及作用靶点的多态性，会引起个体内血药浓度的变化及药物反应异常，导致药物的不敏感及不良反应出现。

药效动力学差异是指等量药物转运到分子靶点而出现不同的药物疗效，反映了药物靶分子的功能存在差异，或者药物与分子靶点间的相互作用存在病理生理性差异。药效学主要研究药物作用靶点如酶、受体、离子通道、脂蛋白和细胞效应器等基因变异对药物作用的影响。药效学相关基因变异可以通过改变药物靶分子结合位点的构象，从而影响药物的作用效能。

药代动力学差异指将药物转运或介导到分子靶点或从该靶点清除的差异，这一过程的关键分子包括药物代谢酶和药物转运体。药代学相关基因变异可以导致代谢酶的功能下降，从而降低机体代谢药物的能力，进而增加达到活性位点的药物数量及延长其半衰期。其中与抗心律失常药物代谢相关的Ⅰ级代谢酶主要是细胞色素 P450 酶，包括 CYP2D6、CYP2C9 和 CYP3A4 等；Ⅱ级代谢酶对抗心律失常药物代谢的影响较小；Ⅲ级代谢酶主要是跨膜转运体，尤其是 ABC 家族对药物代谢的作用。

一、心脏离子通道基因

心脏离子通道负责调控心肌细胞膜上钠、钾、钙等离子流交换和流动，离子通道基因变异会影响通道蛋白的表达水平和功能，同时也影响心肌细胞对药物作用的反应，导致动作电位时程（action potential duration，APD）延长或缩短而引起心律失常[2]。KCNH2 编码 I_{Kr} 通道（hERG 钾通道），其分子结构中侧链芳香族氨基酸面向孔道，为药物提供高亲和力的结合位点，是多数抗心律失常药物作用及筛选的重要靶点[3]。由于 I_{Kr} 通道不存在大多数钾通道限制药物进入所需的脯氨酸残基，因此能被许多不同种类的药物阻滞。I_{Kr} 阻滞导致 3 相复极延迟，激活内向除极电流可导致早期后除极而引起期外收缩，甚至诱发恶性心律失常。普罗帕酮是 hERG 钾通道阻滞剂，hERG 钾通道核孔膜外侧变异 G628C 和 S631C 能够降低普罗帕酮与 hERG 钾通道之间的结合能力。

SCN5A 基因编码的钠通道功能异常可引起钠电流增强，破坏 AP 2 相平衡，延长 APD。最常见的单核苷酸多态性（single nucleotide polymorphism，SNP）有 A29A 和 H558R。非同义突变 H558R 的 AA 基因型携带者 QRS 波群持续时间比 G 等位基因携带者更长。在 AP 复极相出现的晚钠电流因为幅度较小，对 APD 和 QT 间期影响不大。当心肌细胞钾电流受抑制或净外向电流变小以及其他原因引起的复极储备能力降低时，生理性的晚钠电流即可导致 APD 和 QT 间期明显延长，导致心律失常的发生。当钾离子通道被索他洛尔阻滞后，晚钠电流导致的 APD 延长在心率降低时更明显，提示晚钠电流在心脏复极储备降低时致心律失常作用更明显[4]。

二、肾上腺素 β 受体基因

肾上腺素受体是介导儿茶酚胺作用的一类 G 蛋白偶联组织受体，分为肾上腺素 α 受体和 β 受体。β_1 和 β_3 主要分布于心肌细胞，β_1 受体激动后可对心肌产生正性作用，导致心肌兴奋如收缩加剧、心率增快等一系列反应；β_2 受体主要分布在平滑肌，如血管平滑肌、支气管平滑肌等，激动后可引起平滑肌舒张；β_3 受体激动后通过抑制性 G 蛋白或一氧化氮介导而产生负性肌力作用，可能参与心衰的病理生理过程。

β_1 受体基因（ADRB1）主要有两个功能多态性，Ser49Gly 和 Arg389Gly 可影响配体介导的腺苷酸环化酶活性及受体下调，影响心肌细胞反应性。这两个 SNP 呈 Hardy-Weinberg 平衡分布，等位基因频率在不同种族间存在差异。*ADRB1* 的多态性明显影响美托洛尔的药物疗效，在 Arg389 纯合子者中对静息和运动心率的降低作用更为明显。服用阿替洛尔后，Arg389 纯合子者较 Gly389 纯合子静息收缩压和平均动脉压明显降低。β_2 受体基因 *ADRB2* 包含较多的基因多态性，研究表明，Arg16Gly 和 Gln27Glu 基因型与受体阻滞剂减少死亡率相关，但这一结果仍存在争议。某些 β 受体阻滞剂，如卡维地洛疗效不受 β 受体基因多态性的影响[5]。

三、影响抗心律失常药物药代动力学的基因

1. 细胞色素 P450 家族　抗心律失常药物主要通过细胞色素 P450 的代谢酶 CYP2D6、CYP3A4 和 CYP1A2 代谢（表 20-1），代谢效应与表达水平相关。CYP2D6 基因具有 100 多个等位基因，呈高度多态性。*CYP2D6* 基因型会影响 β 受体阻滞剂美托洛尔和普萘洛尔的药动学[6]。美托洛尔主要经 O- 去甲基化和 α- 羟化两条途径代谢，其中 α- 羟化由 CYP2D6 介导生成 α- 羟化美托洛尔，这一代谢过程受 *CYP2D6* 基因多态性的影响。例如，与具有两条 *1 活性等位基因的受试者相比，仅有一条 *1 活性等位基因和无活性等位基因的受试者美托洛尔血药浓度升高，口服清除率明显降低。奎尼丁和普罗帕酮可抑制 CYP2D6 活性。CYP2D6 慢代谢者或合并服用 CYP2D6 酶抑制剂将会增加美托洛尔血药浓度和降低其心脏选择性，造成无症状性心动过缓。对于 CYP2D6 慢代谢者，建议小幅度增加美托洛尔的剂量，规定不超过标准剂量的 25%。

Ic 类钠通道阻滞剂普罗帕酮在肝脏经苯环羟基化生成活性代谢产物 5- 羟基普罗帕酮，这一过程由 CYP2D6 催化[7]。口服普罗帕酮后，*CYP2D6*10/*10* 者的清除率仅为 *1/*1* 者的一半。与正常代谢者相比，给予标准剂量的普罗帕酮即可使慢代谢者血药浓度升高。此外，普罗帕酮还通过 CYP3A4 和 CYP1A2 酶代谢。*CYP1A2* 基因型在不同种族间差异较大，欧美人的主要基因型为 *1F 和 *1D，而亚洲人的主要基因型为 *1F 和 *1C。抑制 CYP2D6、CYP3A4 和 CYP1A2 酶活性的药物也可能影响普罗帕酮代谢，进而导致心律失常发生。虽然 FDA 推荐对所有患者给予相同的普罗帕酮方案，但警告由于增加心律失常等不良事件风险，应避免同时使用普罗帕酮和上述三种代谢酶抑制剂。对于 CYP2D6 慢代谢者，可考虑将普罗帕酮的初始剂量降低 70%，并监测心电图和血药浓度以调整剂量或选择替代药物，而对于中代谢尚无足够数据来计算建议初始剂量[8]。

CYP2C9 基因的等位基因主要有三种，野生型 *1、突变型 *2（Arg144Cys）和 *3（Ile359Leu）。*CYP2C9*3* 纯合子个体的药物清除率显著低于 *CYP2C9*1* 纯合子个体，但 *CYP2C9*2* 对 CYP2C9 酶活性的影响相对小[9]。钙通道阻滞剂维拉帕米是 CYP2C9 的底物，携带 *CYP2C9*3* 型的个体所需维拉帕米的剂量小于携带 *2 型的个体。临床上约 50% 的药物经由 CYP3A4 代谢，*CYP3A4*4*（Ile118Val）是中国人最主要的基因型，而 *CYP3A4*1B* 是位于 5' 启动子区的多态性，在非裔美国人中比例高达 54.6%。这两个多态性可造成 CYP3A4 酶活性降低。胺碘酮主要经 CYP3A4 酶代谢，因此要注意个体遗传背景差异，从而减少药物不良反应。维拉帕米和地尔硫草是 CYP3A4 酶抑制剂，二者对 *CYP3A4*1A*（野生型）及 *CYP3A4*3*（Met445Thr）、*CYP3A4*4*（Ile118Val）和 *CYP3A4*18*（Leu293Pro）等具有不同程度的抑制作用。因此，联合用药时应注意药物之间的相互作用。

表 20-1 经细胞色素 P450 代谢的常用抗心律失常药物

代谢酶名称	底物	抑制剂
CYP1A2	普萘洛尔 美西律	美西律
CYP2D6	安博律定 氟卡胺 美西律 利多卡因 普罗帕酮 贝普地尔 普萘洛尔 美托洛尔 卡维地洛	胺碘酮 奎尼丁 普罗帕酮
CYP3A4	胺碘酮 奎尼丁 丙吡胺 利多卡因 贝普地尔 地尔硫䓬 维拉帕米	胺碘酮 地尔硫䓬

2. **ABC 跨膜转运体家族基因** ABC 跨膜转运体家族中多药耐药蛋白 P-gp 主要影响药物的吸收、分布、排泄。*MDR1* 基因为 P-gp 蛋白的编码基因，C3435T 能显著影响十二指肠 P-gp 的表达，且与地高辛在胃肠道的吸收密切相关。*TT* 基因型的个体，口服地高辛后往往有较高的生物利用度；按照单倍体型分组后，TGC-CGC 个体内地高辛明显低于 TTT-TTT 个体。伊布利特是 MDR1 的底物，非同义变异 G2677T 对伊布利特阻滞钾离子通道具有抵抗作用，而 C3435T 可以通过减少蛋白质的表达而减轻这一作用，这也证实了跨膜转运体的多态性具有调节 hERG 钾通道阻滞剂的作用[10]。此外，*MDR1* 基因多态性与个体耐药性相关，1236T 等位基因纯合子个体的耐药性高于 CT/CC 基因型个体。而相较于 CC 基因型个体，3435TT/CT 基因型个体的耐药性显著高于前者。

OCT1 是肝脏的主要转运蛋白，药物底物包括奎尼丁、普鲁卡因胺等，其基因多态性可能影响药物的生物利用度。OCT1 可以加剧奎尼丁对 hERG 钾通道阻滞作用，基因多态性导致的 OTC1 活性差异可能是尖端扭转型室速（torsade de pointes，TdP）的潜在危险因素。Arg961Cys 多态性使 OCT1 的活性消失，而 Cys88Arg 和 Gly401Ser 可明显降低 OCT1 活性。

四、与抗心律失常药物诱导的 QT 间期延长相关的基因

药物诱导的 QT 间期延长引发 TdP 的机制为多种因素引起的复极储备能力降低。许多长 QT 综合征（long QT syndrome，LQTS）致病基因及调控通路的遗传变异导致复极储备能力下降，因此正常浓度的药物能显著增加药物的作用效果。CredibleMeds 网站列出了延长 QT 间期和 / 或具有引起 Tdp 风险的药物清单，目前临床上有 187 种延长 QT 间期和 / 或诱发 TdP 的药物，219 种药物应避免在先天性 LQTS 患者中使用。这些药物均可阻断 hERG 钾通道，其中就包括 I 类和 III 类抗心律失常药物，如奎尼丁、普鲁卡因胺、伊布利特、多非利

特、索他洛尔、胺碘酮和维拉帕米等[11]。

在离散度增加的情况下，QT 间期延长具有明显促心律失常作用，是 TdP 发生的先决条件，但通常并不足以诱发 TdP。动物模型研究发现，某些阻断 I_{Kr} 药物如多非利特、索他洛尔、雷诺嗪等，还可增加晚钠电流或具有其他抗心律失常效应，从而抵消对 hERG 钾通道的阻断作用。长期使用胺碘酮虽可明显延长 QT 间期，但因其同时阻断 I_{Kr}、I_{Ks} 和晚钠电流，可均匀地延长三层心肌细胞不应期和 APD，但不增加跨室壁复极离散度，很少导致 TdP[12]。维拉帕米是较强的 I_{Kr} 阻滞剂，但其同时是 L 型钙通道阻滞剂，具有减少钙离子内流的作用，使 APD 延长程度下降，故亦较少引起 TdP。

一些 LQTS 致病基因的变异可能通过增加药物结合而增加钾通道阻断程度。目前已发现药物诱导 LQTS 的 SNP 包括：*KCNE2* 基因的 T8A 和 Q9E，*KCNH2* 基因的 K897T 和 R1047L，*SCN5A* 基因的 S1103Y 和 *KCNE1* 基因的 D85N 和 G38S 变异等。药物代谢在延长 QT 间期方面起关键作用，药物使用剂量过大、个体因基因变异或肝肾功能障碍导致药物代谢减慢等原因均可引起药物血药浓度升高，增加 QT 间期延长和 TdP 风险[13]。除奎尼丁外，所有延长 QT 间期的药物引起 TdP 的风险均随剂量和血药浓度的增高而增加，如大剂量用药、肝肾功能障碍影响药物排泄、药物间相互作用等均可导致血药浓度增高，从而易于出现 TdP。另外，静脉给药和快速给药时血药浓度较高，也是引起药物诱导 QT 间期延长的危险因素之一。

遗传性心律失常的发生与基因突变相关，是个体化治疗的最佳人群。随着分子遗传学和药物基因组学的研究，基于基因突变的个体化治疗越来越引起临床医生的关注，尤其是疾病导致心脏性猝死发生率极高，在许多经济尚不发达的国家，药物治疗仍是首选。目前，国际上已经为遗传性原发性心律失常临床诊断和治疗制定了专家共识，但是尚缺乏临床大数据的支撑，基因个体化治疗暂无法合理地写入临床治疗指南。

（徐臻荣　洪葵）

参 考 文 献

[1] 温家根，周宏灏，张伟 . 药物基因组学在药物研发中的转化与应用 [J]. 中国药理学通报，2013，29（4）：445-449.

[2] EL-SHERIF N，BOUTJDIR M. Role of pharmacotherapy in cardiac ion channelopathies[J]. Pharmacol Ther，2015，155：132-142.

[3] GILLIS A M. Guidelines for Potassium Channel Blocker Use[J]. Card Electrophysiol Clin，2016，8：495-501.

[4] WU L，MA J，LI H，et al. Late sodium current contributes to the reverse rate-dependent effect of IKr inhibition on ventricular repolarization[J]. Circulation，2011，123（16）：1713-1720.

[5] SHAHABI P，DUBE M P. Cardiovascular pharmacogenomics：state of current knowledge and implementation in practice[J]. Int J Cardiol，2015，184：772-795.

[6] 李翠兰，胡大一 . 抗心律失常药物基因组学与女性心血管健康 [J]. 心血管病学进展，2012，33（5）：569-573.

[7] KUMAR K，ZIMETBAUM P J.Antiarrhythmic drugs 2013：state of the art[J]. Curr Cardiol Rep，2013，15（10）：410.

[8] AONUMA K，SHIGA T，ATARASHI H，et al.Guidelines for Therapeutic Drug Monitoring of Cardiovascular Drugs Clinical Use of Blood Drug Concentration Monitoring（JCS 2015）- Digest Version[J].

Circ J, 2017, 81（4）: 581-612.

[9] TORP-PEDERSEN C, PEDERSEN OD, KØBER L. Antiarrhythmic drugs safety first[J]. J Am Coll Cardiol, 2010, 55（15）: 1577-1579.

[10] RODEN, D M, KANNANKERI P J, DARBAR D. Arrhythmia pharmacogenomics: methodological considerations[J]. Curr Pharm Des, 2009, 15（32）: 3734-3741.

[11] SCHWARTZ P J, WOOSLEY R L. Predicting the Unpredictable: Drug-Induced QT Prolongation and Torsades de Pointes[J]. J Am Coll Cardiol, 2016, 67（13）: 1639-1650.

[12] YANG T, CHUN Y W, STROUD D M, et al. Screening for acute IKr block is insufficient to detect torsades de pointes liability: role of late sodium current[J]. Circulation, 2014, 130（3）: 224-234.

[13] BARSHESHET A, GOLDENBERG I, O-UCHI J, et al. Mutations in cytoplasmic loops of the KCNQ1 channel and the risk of life-threatening events: implications for mutation-specific response to beta-blocker therapy in type 1 long-QT syndrome[J]. Circulation, 2012, 125: 1988-1996.

第二十一章

血脂代谢异常

——— 第一节　血脂代谢异常相关危险分层及预后评估标志物 ———

除了家族性遗传因素之外，近期研究发现一些非遗传的标志物与血脂代谢异常密切相关，部分可能成为危险分层的依据或者预后评估的标志物，部分与血脂代谢异常的分型有关。根据这些标志物性质的不同，分为传统标志物（包括性别和年龄）、蛋白标志物（氧化低密度脂蛋白胆固醇和氧化高密度脂蛋白胆固醇）和表观遗传标志物（DNA 甲基化和microRNA）。

一、血脂代谢异常的传统标志物

1. **性别**　由于雌激素具有抗动脉粥样硬化的作用，绝经前的女性很少罹患冠心病。但是，冠心病引起的死亡率在女性中要高于男性[1]，脂质代谢异常是其中一个重要的原因。脂质代谢存在性别差异，血浆低密度脂蛋白胆固醇（low density lipoprotein cholesterol，LDL-C）水平在青春期男性和女性中大致相同，但是女性的 LDL-C 颗粒更大，而极低密度脂蛋白胆固醇（very low density lipoprotein cholesterol，VLDL-C）颗粒更小[2]。中年女性的总胆固醇（total cholesterol，TC）、LDL-C 及非高密度脂蛋白（high density lipoprotein cholesterol，HDL-C）水平均较男性更低，这些差异可能与绝经前女性具有更低的冠心病风险有关[2]。载脂蛋白 B 和甘油三酯（triglyceride，TG）被发现在绝经后女性中升高，脂蛋白 a 的水平在绝经后女性中也有轻度升高[2]。此外，年轻女性的餐后血浆 TG 水平较男性降低，但这种优势在绝经后消失，提示性别对血脂成分的影响与性激素对血脂代谢的不同作用密不可分[2]。

性激素对血脂代谢的影响包括以下方面：①男性在 30 岁以后睾酮的含量逐渐下降，研究发现这种睾酮的下降可以导致血浆 HDL-C 水平的下降，以及 TC、LDL-C、TG 水平的升高。睾酮可以通过影响清道夫受体 -BI 的转录以及 LDL-C 受体的表达对血脂代谢进行调控[3]。②在服用口服避孕药的女性，性激素水平受到药物影响，进而干扰血脂代谢。研究发现，口服避孕药中的雌激素可以升高 HDL-C 及 TG 水平，同时降低 LDL-C 的水平，而其中的孕激素具有相反的作用，但是口服避孕药整体对血脂代谢的影响并未明确[2]。

2. **年龄**　与性别一样，年龄不仅是冠心病的危险因素，也能够显著影响血脂代谢。Framingham 研究证实，在 20～60 岁的成人中，血浆 LDL-C 的水平随着年龄的增长逐渐升高[4]，男性的血浆 LDL-C 水平在 50～60 岁时达到平台期，而女性在 60～70 岁时达到平台期[4]；血浆 HDL-C 水平在男性青春期及成年早期下降，但在老年时轻度回升或者不变，而血浆 HDL-C 水平在女性一生中除了停经后轻度下降之外，保持不变[4]；血浆 TG 水平随着男性年龄增长而逐渐升高，并在 40～50 岁达到峰值，在女性中随着年龄增长而逐渐升高[4]。

年龄影响血脂代谢的机制包括以下方面：①随着年龄增长，肝窦状隙内皮细胞出现伪毛细血管化表现[4]，这种结构的改变会影响肝脏对脂蛋白的摄取以及对乳糜微粒的降解；②随着年龄增长，餐后脂血症的发生率也逐渐增加[4]，主要表现为餐后 TG 水平下降缓慢以及胃排空缓慢；③随着年龄增长，血浆游离脂肪酸水平升高，而游离脂肪酸水平升高会导致胰岛素抵抗[4]，胰岛素抵抗会进一步导致脂肪细胞无法储存 TG，进而影响血脂代谢；④年龄增长会导致生长激素的分泌减少，并且外界刺激所引起的分泌减弱，生长激素的绝对和相对缺乏会导致血脂代谢的异常包括 LDL 的清除减慢等[4]。

二、血脂代谢异常的蛋白标志物

1. **氧化 LDL-C**　在动脉粥样硬化的发展过程中，LDL-C 被巨噬细胞所分泌的髓过氧化物酶（myeloperoxidase，MPO）或者血管壁内的 12/15- 脂氧化酶氧化，产生氧化的 LDL-C，氧化 LDL-C 具有以下病理学作用[5]：①对单核和巨噬细胞有趋化活性，促进炎症反应；②促进生长因子分泌，促进血管平滑肌细胞增殖、迁移；③促进基质金属蛋白酶分泌，从而降低动脉粥样化斑块的稳定性；④引起细胞凋亡，促进坏死核心形成；⑤通过减少内皮细胞来源的一氧化氮及增加环前列腺素生成，促进血小板聚集。

在临床研究中，氧化 LDL-C 被证实能够预测主要不良心血管事件（major adverse cardiac events，MACE）。Bruneck 研究是一项大型前瞻性横断面研究，对健康人群进行 5 年、10 年及 15 年随访，结果均提示氧化 LDL-C 升高的患者较氧化 LDL-C 正常者更容易发生 MACE 事件[6-8]。另外，在冠心病患者、急性冠脉综合征患者以及诸如终末期肾脏病、糖尿病等冠心病高危患者中，氧化 LDL-C 也被证实与 MACE 发生率及心血管死亡呈正相关[5]。以上基础及临床研究结果说明氧化 LDL-C 与冠状动脉粥样硬化特别是急性冠脉综合征的病理过程密切相关，是冠心病患者的重要预后评估标志物。

2. **氧化 HDL-C**　HDL-C 是公认的冠心病保护因素[9]，但是，近期的大规模临床实验（AIM-HIGH 研究及 Torcetrapib 研究）却发现，依靠药物提高人体循环 HDL-C 水平并不能减少冠心病患者的主要不良心血管事件[10,11]。近期在 Science 杂志上发表的一篇文章发现，部分编码 SR-BI 的基因突变患者血液中 HDL-C 的水平显著升高，但却更容易罹患冠心病[12]。这些结果提示，HDL-C 的功能较数量更加重要。经过结构修饰的 HDL-C，其胆固醇逆转运功能显著降低，可能具有致动脉粥样硬化作用[13]。氧化 HDL-C 在冠心病患者外周血的含量明显高于健康对照者，氧化 HDL-C 在动脉粥样硬化斑块中的含量又显著高于外周血[14]，进一步提示氧化 HDL-C 在冠状动脉粥样硬化的病理过程中可能发挥重要作用。

氧化 HDL-C 对血管内皮细胞及平滑肌细胞的增殖、迁移等功能，以及动脉粥样硬化也具有直接的调节作用：①正常 HDL-C 较对照组显著促进内皮细胞增殖、迁移，而氧化 HDL-C 促进内皮细胞增殖、迁移的能力显著减弱。动物实验发现，颈动脉电损伤后，正常 HDL-C 较对照组显著促进内皮修复，而氧化 HDL-C 促进内皮修复的作用明显减弱，与对照组无显著差异[15]。②我们的研究也发现，正常 HDL-C 可显著促进平滑肌细胞增殖和迁移，而氧化 HDL-C 促进平滑肌细胞增殖的能力显著减弱，并且抑制平滑肌细胞迁移。我们通过小鼠颈动脉狭窄的动物模型模拟自身动脉粥样硬化过程，发现氧化 HDL-C 注射组较正常 HDL-C 注射组及对照组斑块负荷明显增加，同时 SMA 阳性的细胞数明显减少，反应斑块不稳定性的指数也明显升高，提示斑块稳定性下降[16]。因此，氧化的 HDL-C 可能抑制内皮修复，并抑制平滑肌增殖及迁移，导致动脉粥样硬化斑块稳定性下降。

三、血脂代谢异常的表观遗传学标志物

表观遗传学，是指基于非基因序列改变所致基因表达水平变化，主要包括：① DNA 上胞嘧啶 - 鸟嘌呤二核苷酸（CpG）的甲基化修饰（简称 DNA 甲基化）；② DNA 上组蛋白乙酰化修饰（简称组蛋白乙酰化）；③ microRNA（简称 miRNA）。

1. **DNA 甲基化**　外界刺激引起的 DNA 甲基化修饰可能调控某些基因的表达从而导致某些疾病，包括总体的 DNA 甲基化及特定基因的 DNA 甲基化两种调控方式。总体以及特定基因的 DNA 甲基化均被证实可以导致脂质代谢异常以及心血管疾病[17]。基因启动子 CpG 岛的甲基化修饰可以使基因表达下调，而基因编码区的甲基化修饰却可上调该基因的表达。

研究发现，总体的 DNA 甲基化修饰与血脂代谢异常具有密切关系[18]：①与血液 TG 水平呈正相关；②与血液 TC 水平呈正相关；③与血液 LDL-C 及 HDL-C 水平的相关性存在矛盾。

大量与血脂代谢密切相关基因的甲基化修饰被发现与血脂代谢异常相关：①血液 TG 水平与血细胞中 *NPC1*、*IGF2* 及 *FIAM* 基因的甲基化呈正相关，与 *MCP-1*、*MMP9-CpG2*（*MMP9* 基因的第二个 *CpG* 位置）、*LIPC-CpG2*、*GCK-CpG2* 及 *GCK-CpG4* 等基因的甲基化呈负相关[17]；②血液 TC 水平与血细胞中 *FIAM*、*ABCG1*、*PLA2G7*、*NPC1*、*MTHFR*、*APOE-CpG7*、*COL14A1-CpG2*、*LEP* 及 *ADIPOQ* 基因的甲基化呈正相关，与 *DPP4*，*APOE-CpG1*、2、10、12、13，*ABCG1-CpGC3* 及 *TCF7L2-CpG27* 基因的甲基化呈负相关[17]；③血液 LDL-C 水平与血细胞中 *ABCA1*、*TNF-α*、*LEP*、*ADIPOQ*、*MTHFR*、*FIAM*、*MMP9-CpG1*、*APOE-CpG9* 及 *GCK-CpG3* 基因的甲基化呈正相关，与 *ADRB3*、*NPC1*、*MMP9-CpG1*、*APOE-CpG9* 及 *GCK-CpG3* 基因的甲基化呈负相关[17]；④血液 HDL-C 水平与血细胞中 LPL、*DPP4* 基因的甲基化呈正相关，与 *FIAM*、*ABCA1*、*NPC1*、*MTHFR*、*LEP* 及 *ADIPOQ* 基因的甲基化呈负相关[17]。

综上所述，总体的 DNA 甲基化修饰并不能够作为血脂代谢异常特异性的标志物；相反，特定基因的 DNA 甲基化与血脂代谢异常的相关性更加密切。其中发现 *FIAM*、*PLA2G7*、*NPC1*、*MTHFR*、*DPP4*、*IGF2*、*BCL11A*、*LEP*、*ADIPOQ*、*APOA5* 和 *ABCG1* 基因的甲基化修饰与血脂代谢异常密切相关[17]，经过进一步验证后可能成为血脂代谢异常的表观遗传标志物。

2. **miRNA**　miRNA 是一类内生的、长度约为 20～24 个核苷酸的小 RNA，主要通过结合于特定基因的启动子区域，从而调控特定基因的表达。近期研究发现 miRNA 与血脂代谢异常具有一定的相关性。一项在南亚男性中进行的 miRNA 芯片研究发现[19]，HDL-C 降低并且 TG 升高的人群与健康人群相比有 3 个 miRNA（miR-214、miR-885-5p、miR-205）水平显著升高，有 15 个 miRNA（miR-374a、miR-100、miR-7、miR-18a、miR-125b、miR-148a、miR-17、miR-21、miR-221、miR-93、miR-143、miR-106b、miR-96、miR-20a）水平显著降低。由于样本量较小（共 44 例），在这些 miRNA 中，miR-21 是唯一经过 PCR 验证并具有统计学差异的 miRNA。另一项在新加坡人群中进行的 miRNA 芯片研究发现[20]，8 个 miRNA（miR-103、miR-17、miR-183、miR-197、miR-23a、miR-509-5p、miR-584、miR-652）与高胆固醇血症具有相关性。以上两项研究中，miR-17 都与血脂代谢的调控相关，但由于入选人群

的不同,相关的趋势也不一致。

　　细胞及动物实验的结果与人群中的研究有一定差异。两种人类 miR-33 的转录亚型位于负责胆固醇调控的关键基因 SREBF 基因的非编码区,并且巨噬细胞中 miR-33 的表达水平受到外界胆固醇浓度的调节[21]。通过转基因给予小鼠过表达 miR-33 会导致 HDL-C 水平的显著下降[21]。另一种 miRNA,miR-122 在小鼠肝脏的所有 miRNA 中占 70%,miR-122 能够调控小鼠干细胞中众多血脂代谢相关基因的表达。通过转基因抑制小鼠 miR-122 的表达引起了小鼠血浆 TC 及 TG 水平的显著下降,以及 LDL-R 表达水平的显著下降[21]。在现有的人群研究中虽未观察到上述两种 miRNA 水平的改变,后续研究值得进一步明确上述两种 miRNA 与人类血脂代谢异常的关系。

　　以上标志物可能为血脂代谢异常的危险分层及预后评估提供精准的诊断和治疗靶点,为血脂代谢异常的患者提供更高效、更精准的治疗。

（周博达　高　炜）

参 考 文 献

[1] NICHOLS M, TOWNSEND N, SCARBOROUGH P, et al. Cardiovascular disease in Europe 2014: epidemiological update[J]. Eur Heart J, 2014, 35(42): 2950-2959.

[2] CIFKOVA R, KRAJCOVIECHOVA A. Dyslipidemia and cardiovascular disease in women[J]. Curr Cardiol Rep, 2015, 17(7): 609.

[3] FLORENTIN M, LIBEROPOULOS E N, WIERZBICKI A S, et al. Multiple actions of high-density lipoprotein[J]. Curr Opin Cardiol, 2008, 23(4): 370-378.

[4] LIU H H, LI J J. Aging and dyslipidemia: a review of potential mechanisms[J]. Ageing Res Rev, 2015, 19: 43-52.

[5] MAIOLINO G, ROSSITTO G, CAIELLI P, et al. The role of oxidized low-density lipoproteins in atherosclerosis: the myths and the facts[J]. Mediators Inflamm, 2013, 2013(3): 714653.

[6] TSIMIKAS S, KIECHL S, WILLEIT J, et al. Oxidized phospholipids predict the presence and progression of carotid and femoral atherosclerosis and symptomatic cardiovascular disease: five-year prospective results from the Bruneck study[J]. J Am Coll Cardiol, 2006, 47(11): 2219-2228.

[7] KIECHL S, WILLEIT J, MAYR M, et al. Oxidized phospholipids, lipoprotein(a), lipoprotein- associated phospholipase A2 activity, and 10-year cardiovascular outcomes: prospective results from the Bruneck study[J]. Arterioscler Thromb Vasc Biol, 2007, 27(8): 1788-1795.

[8] TSIMIKAS S, WILLEIT P, WILLEIT J, et al. Oxidation-specific biomarkers, prospective 15-year cardiovascular and stroke outcomes, and net reclassification of cardiovascular events[J]. J Am Coll Cardiol, 2012, 60(21): 2218-2229.

[9] National Cholesterol Education Program(NCEP) Expert Panel on Detection, Evaluation, and Treatment of High Blood Cholesterol in Adults(Adult Treatment Panel Ⅲ). Third report of the national cholesterol education program(NCEP) expert panel on detection, evaluation, and treatment of high blood cholesterol in adults(Adult treatment panel Ⅲ) final report[J]. Circulation, 2002, 106(25): 3143-3421.

[10] BODEN W E, PROBSTFIELD J L, ANDERSON T, et al. Niacin in patients with low HDL cholesterol levels receiving intensive statin therapy[J]. N Engl J Med, 2011, 365(24): 2255-2267.

[11] NISSEN S E, TARDIF J C, NICHOLLS S J, et al. Effect of torcetrapib on the progression of coronary atherosclerosis[J]. N Engl J Med, 2007, 356(13): 1304-1316.

[12] ZANONI P, KHETARPAL S A, LARACH D B, et al. Rare variant in scavenger receptor BI raises HDL cholesterol and increases risk of coronary heart disease[J]. Science, 2016, 351(6278): 1166-1171.

[13] SHAO B, PENNATHUR S, PAGANI I, et al. Modifying apolipoprotein A-I by malondialdehyde, but not by an array of other reactive carbonyls, blocks cholesterol efflux by the ABCA1 pathway[J]. J Biol Chem, 2010, 285(24): 18473-18484.

[14] HUANG Y, DIDONATO J A, LEVISON B S, et al. An abundant dysfunctional apolipoprotein A1 in human atheroma[J]. Nat Med, 2014, 20(2): 193-203.

[15] PAN B, YU B, REN H, et al. High-density lipoprotein nitration and chlorination catalyzed by myeloperoxidase impair its effect of promoting endothelial repair[J]. Free Radic Biol Med, 2013, 60: 272-281.

[16] ZHOU B, ZU L, CHEN Y, et al. Myeloperoxidase-oxidized high density lipoprotein impairs atherosclerotic plaque stability by inhibiting smooth muscle cell migration[J]. Lipids Health Dis, 2017, 16(1): 3.

[17] BRAUN K V, VOORTMAN T, DHANA K, et al. The role of DNA methylation in dyslipidaemia: A systematic review[J]. Prog Lipid Res, 2016, 64: 178-191.

[18] PEARCE M S, MCCONNELL J C, POTTER C, et al. Global LINE-1 DNA methylation is associated with blood glycaemic and lipid profiles[J]. Int J Epidemiol, 2012, 41(1): 210-217.

[19] FLOWERS E, SINGH K, MOLINA C, et al. MicroRNA associated with atherogenic dyslipidemia in South Asian men[J]. Int J Cardiol, 2013, 168(5): 4884-4885.

[20] KAROLINA D S, TAVINTHARAN S, ARMUGAM A, et al. Circulating miRNA profiles in patients with metabolic syndrome[J]. J Clin Endocrinol Metab, 2012, 97(12): E2271-2276.

[21] FLOWERS E, FROELICHER E S, AOUIZERAT B E. MicroRNA regulation of lipid metabolism[J]. Metabolism, 2013, 62(1): 12-20.

第二节　血脂代谢异常药物基因组学与靶向用药

一、概述

动脉粥样硬化性心血管疾病（atherosclerotic cardiovascular disease，ASCVD）是全球的头号死因，其病理基础是动脉粥样硬化，而血脂异常在动脉粥样硬化的发生发展过程中起重要作用。血脂异常（dyslipidemia）是指血浆中脂质量和质的异常，通常指血浆中胆固醇（TC）、甘油三酯（TG）升高和/或高密度脂蛋白胆固醇（HDL-C）降低。低密度脂蛋白胆固醇（LDL-C）是公认的ASCVD的独立危险因素，众多临床研究均显示他汀在降低LDL-C水平的同时，可显著降低心血管事件。胆固醇吸收抑制剂依折麦布与他汀联合能进一步降低LDL-C，靶向药物PCSK9抑制剂显著降低LDL-C，进一步降低心血管事件。然而，即使LDL-C达标，同时控制危险因素，心血管事件的发生率仍然很高，我们称之为心血管剩余风险。心血管剩余风险主要和TG升高、HDL-C降低有关。西方国家人群的血脂代谢异常以高总胆固醇血症为主要特点，而我国人群以高甘油三酯、低高密度脂蛋白血症为特征，针对不同人群使用不同类型和剂量的降脂药物能更好地实现血脂管理。另外在人群中同一降脂药物的疗效和不良反应亦存在个体差异,提示存在影响药物作用和代谢的基因多态性,主要表现为药物代谢酶、药物转运蛋白以及药物作用靶位的多态性。随着越来越多的功能性基因和新型药物作用靶点的发现,有望通过对药物安全性的遗传体质评估,减少药物毒副作用及耐药现象发生,实现个性化用药的目标。本章就不同降脂药物的基因多态性及作用靶点进行介绍。

二、降胆固醇治疗的药物基因组学

众多研究表明,除 HDL-C 之外的胆固醇具有致动脉粥样硬化作用,降胆固醇治疗是防治心血管疾病的重要手段。他汀类药物是目前指南推荐的一线降胆固醇药物,但该药同时存在一些不足需引起重视,如部分患者尤其是亚裔人群应用他汀药物后出现转氨酶、肌酶升高甚至横纹肌溶解,导致他汀不耐受,不得不减少他汀剂量甚至停药换药;另有患者单用他汀难以使胆固醇达标,降低心血管风险作用有限。依折麦布是选择性胆固醇吸收抑制剂,其与他汀类药物联用,能同时降低内外源性胆固醇,进一步减少心血管风险。2015 年美国食品药品监督管理局(FDA)批准上市的前蛋白转化酶枯草溶菌素 9(PCSK 9)抑制剂 alirocumab 和依洛尤单抗作为靶向降胆固醇药物,降脂疗效好,不良反应少,具有良好的应用前景。

1. 他汀类 通过抑制胆固醇合成限速酶羟甲基戊二酰辅酶 A(hydroxy-methyl-glutaryl coenzymeA,HMG-CoA)还原酶而减少内源性胆固醇合成,是目前降胆固醇治疗的首选药物。但是他汀类药物可能导致转氨酶、肌酶升高,并可能增加糖尿病风险。他汀的治疗效果也存在个体差异,导致差异的关键因素是他汀类药物在肝脏代谢和转运的遗传特性不同,即基因多态性。目前研究较多的基因包括可溶性载体阴离子转运体(*SLCO1B1*)基因、ATP 结合盒基因亚家族 B1(*ABCB1*)、ATP 结合盒基因亚家族 G2(*ABCG2*)、HMG-CoA 还原酶(*HMGCR*)基因、细胞色素 P450(*CYP*)基因、载脂蛋白 E(*apoE*)基因等,这些基因变异均与他汀类药物的疗效和不良反应相关。

(1)*SLCO1B1* 基因:*SLCO1B1* 基因编码的 *OATP1B1* 介导他汀进入肝细胞,从而发挥降脂作用。研究显示,服用辛伐他汀的患者,*SLCO1B1* 中的 SNP rs4149056 与其肌病显著相关。SNP rs4363657 亦与他汀引起的肌病相关,其中关联性最强的是 521T>C[1]。521T>C 能降低 *OATP1B1* 的活性,降低疗效,同时因肝脏摄取他汀减少,循环他药物浓度升高,可导致肌病风险增加。因此通过检测 *SLCO1B1* 基因型能提高他汀疗效,减少他汀不良反应,指导个体化用药。

(2)*ABCB1* 和 *ABCG2*:*ABCB1* 是多耐药基因,其编码的多耐药蛋白 P- 糖蛋白可将底物(如他汀)从细胞膜内转运至细胞膜外。*ABCB1* 基因的 SNP 中 C1236T、G2677T/A、C3435T 均能影响 P- 糖蛋白的底物,影响药物疗效。ABCG2 编码的乳腺癌耐药蛋白(*BCRP*)是一种转运蛋白,*BCRP* 已发现多种 SNP,其中 421C>A 能显著降低 *BCRP* 的表达,进而影响 BCRP 的转运功能,对服用阿托伐他汀和瑞舒伐他汀的患者的疗效和不良反应均有影响[2]。

(3)*HMGCR* 基因:HMG-CoA 还原酶是他汀类药物作用靶点,有研究显示,他汀类药物引起新发 2 型糖尿病风险的部分机制可能与 HMGCR 的单核苷酸多态性相关。

(4)*CYP* 基因:细胞色素 P450 是肝脏中重要的代谢酶,由 *CYP* 编码,其中 *CYP3A4* 参与阿托伐他汀、辛伐他汀、洛伐他汀代谢,*CYP3A4* 基因 SNP rs35599367,C>T 能降低 *CYP3A4*

表达,使较小的他汀剂量即可实现有效降脂[3],同时若不调整他汀剂量可能增加他汀相关的肌病风险。

（5）*APOE* 基因:*ApoE* 作为配体与 LDL 受体(LDL-R)结合,在 apoE 常见的 3 个等位基因 ε2、ε3、ε4 中,他汀类药物对 ε2 基因携带者能更多地减少总胆固醇和 LDL-C 的水平,从而降低心血管风险。而 ε3/ε3 较 ε4 基因携带者的降胆固醇作用更强,因此目前认为 ε4 等位基因与药物疗效负相关。

2. **依折麦布**　依折麦布是选择性胆固醇吸收抑制剂,可减少外源性胆固醇向肝脏转运,促进肝细胞对胆固醇的摄取和清除,最终降低循环中胆固醇水平。肠黏膜吸收胆固醇的过程非常复杂,位于小肠黏膜刷状缘的一种特殊转运蛋白尼曼 - 匹克 C1 型类似蛋白 1 (Niemann-Pick C1 like 1,NPC1L1)起到至关重要的作用。已有研究表明,基因多态性位点可使 NPC1L1 蛋白表达增加,进而使胆固醇吸收增多,并升高 TC 和 LDL-C 水平。这种位点的改变在华人较欧美人群更常见[4]。因此胆固醇吸收抑制剂对于华人血脂异常患者可能具有重要价值。

3. **前蛋白转化酶枯草溶菌素 9(PCSK 9)抑制剂**　PCSK 9 抑制剂依洛尤单抗和 alirocumab 于 2015 年由 FDA 批准上市,是新型靶向降胆固醇药物。PCSK9 基因与常染色体显性高胆固醇血症相关,PCSK9 介导肝细胞表面的 LDL-R 被肝细胞内的溶酶体降解,导致肝细胞表面 LDL-R 下降,进而升高循环中的 LDL-C 水平。PCSK9 抑制剂通过抑制肝细胞表面 LDL-R 的降解,促进肝脏对 LDL-C 的清除。他汀类药物在抑制胆固醇合成的同时,可升高血浆 PCSK9 水平,且与治疗时间和剂量有关,因此,对于他汀疗效不佳者可联合 PCSK9 抑制剂治疗。

三、降甘油三酯治疗的药物基因组学

根据国际最新血脂管理指南,甘油三酯也是冠心病的重要危险因素,因为它与具有致动脉粥样硬化作用的残余胆固醇脂蛋白相关。所谓残余胆固醇脂蛋白,就是指富含甘油三酯,同时含有胆固醇的脂蛋白颗粒。临床研究发现,非空腹甘油三酯升高与心梗、缺血性心肌病甚至死亡风险的增加密切相关,甘油三酯富集的残余胆固醇脂蛋白每升高 1mmol/L,缺血性心肌病的发病风险增加 2.8 倍[5]。最近的研究发现,通过基因技术降低非空腹甘油三酯水平能够显著降低全因死亡率[6]。目前临床上用于降低甘油三酯的药物主要有贝特类和烟酸类药物,这些药物可以单独或联合他汀类药物,以更好将低密度脂蛋白水平控制在靶目标以下,或降低残余胆固醇脂蛋白水平。研究发现常见或罕见的基因变异都可能影响这类药物的疗效或副作用。

1. **贝特类**　贝特类降脂药包括非诺贝特、苯扎贝特、吉非罗齐等,是一组过氧化物酶增殖体激活受体 α(peroxisome proliferator-activated receptor α,PPARα)的激动剂,它能够升高 HDL 水平,清除富集甘油三酯的脂蛋白并增强脂蛋白脂酶(lipoprteinlipase,LPL)介导的脂解作用,显著降低体内甘油三酯水平。研究证实,一系列位于贝特类药物下游信号通路的基因变异与贝特类药物的降脂疗效紧密相关。GOLDN 研究发现,编码 PPARα 下游靶点 APOA1 基因附近的 SNP rs964184 与体内 HDL 及甘油三酯水平对贝特类药物的反应相关[7]。此外,同样是 PPARα 下游靶点的 APOA5 基因中的 SNP rs3135506 也与体内甘油三酯水平对贝特类药物的反应相关[8]。此外,罕见变异也在药物反应中起着重要的作用。例如

APOA5 基因启动子的一个罕见变异导致贝特类药物降低甘油三酯的作用显著增强,而 *LPL* 基因中的罕见突变则导致贝特类药物降低甘油三酯的作用显著降低[9]。

2. 烟酸类　烟酸类药物属于 B 族维生素,主要作用机制包括增强 LPL 的活性,促进 TG 的分解代谢,降低 VLDL 浓度减少其向 LDL 的转化,从而降低总胆固醇和 LDL-C。烟酸类药物的一个常见的副反应为面色潮红,可能与烟酸药物作用于 G 蛋白偶联受体(G protein-coupled receptor,GPCR)相关。Michos 等通过观察 294 例健康人发现,GPCR 下游调控基因 *DGKB* 中的 2 个 SNP 与烟酸类药物潮红副反应相关[10]。

四、血脂代谢异常的靶向用药

随着遗传学技术的发展,特别是全基因组关联分析和下一代高通量测序技术的出现,越来越多与血脂代谢相关的罕见和常见基因变异被发现。新的流行病学及统计学方法如孟德尔随机化分析,不仅进一步阐明了基因变异在调控血脂代谢中的作用,而且直接揭示这些基因变异与心血管终点事件之间的关联。这些发现为降脂药物的研发提供了新的基因及蛋白靶点,包括 *PCSK9*、*CETP* 抑制剂、*MTP* 抑制剂等及基因治疗。*PCSK9* 已在前文中作了详细的介绍,下面主要选择其他新型靶向药物中的代表作具体介绍。

1. CETP 抑制剂　胆固醇酯转移蛋白(cholesteryl ester transfer protein,CETP)把胆固醇酯从 HDL 颗粒转运到有促动脉粥样硬化作用的 LDL 和 VLDL,从而促进胆固醇酯沉积,因此被认为具有致动脉粥样硬化作用。因此,CETP 抑制剂一度被认为可能成为新型的预防和治疗心血管疾病的药物,但临床研究结果颇具争议。最早开发的小分子 CETP 抑制剂托彻普在显著升高 HDL 水平的同时增加心血管风险和死亡率,其原因可能是药物本身副作用所致,如血压升高等,因此辉瑞公司被迫终止三期临床试验[11]。达塞曲匹升高 HDL 水平虽不如托彻普显著,但安全性较好,人们对其寄予希望。2017 年大规模随机对照研究提示安塞曲匹虽然达到了主要终点,但仅降低 9% 的心血管事件风险,获益较小,且药物易在脂肪组织蓄积,长期严重不良反应不确定,默沙东公司宣布放弃安塞曲匹的上市申请。因此,CETP 抑制剂由于心血管获益不明确,未能在临床实践中常规应用。

2. MTP 抑制剂　无 β 脂蛋白血症(abetalipoproteinemia,ABL)是一种罕见的常染色体隐性遗传病,由微粒体甘油三酯转运蛋白(microsomal triglyceride transfer protein,MTP)基因突变所致。这些患者体内 LDL 及 VLDL 水平极低,因此完全不会出现动脉粥样硬化。研究证实,部分抑制 MTP 可能在降低 LDL 的同时避免全身副作用,从而起到心血管保护的作用。基于此,部分抑制 MTP 的药物洛美他派应运而生。然而临床研究发现,尽管洛美他派获得良好的降脂效果,但在不少受试患者中都出现了转氨酶升高和脂肪肝等副作用。目前,鉴于药物费用昂贵、肝毒性等限制,洛美他派仅限用于治疗纯合家族性高胆固醇血症。

3. *APOB* 基因治疗　另一种导致无 β 脂蛋白血症的情况是家族性低 β 脂蛋白血症,由编码 LDL 重要组成部分 apoB 的 *APOB* 基因纯合突变所致。同样,这些患者表现出极低的血脂水平和心血管风险。因此,*APOB* 也被认为是血脂干预的重要靶点。米泊美生钠(mipomersen)是一种反义核苷酸,通过 RNA 干扰技术来促进 APOBmRNA 的降解,使 apoB 蛋白水平表达下降,最终有效降低 LDL 水平。最近一项包含 8 个 RCT 研究的荟萃分析表明,米泊美生钠能够显著降低 LDL、TC 及 TG 水平,分别可达 32%、24% 和 36%,疗效卓越[12]。

目前该药仍未大规模用于临床实践，仅在美国被批准用于治疗纯合家族性高胆固醇血症，但它证实除单克隆抗体以外，反义基因技术也可以作为针对具体信号通路或分子靶向治疗高脂血症的一种手段。

循证医学研究对于降脂治疗的心血管保护作用已给予了充分的支持。他汀治疗是目前使用最广泛的降脂药物，大部分人群能耐受并最大化地从中获益，但仍有为数不少的患者他汀治疗无效甚至因严重不良反应而停药。药物基因组学的迅猛发展不仅很好地解释导致这种个体化差异的原因，而且已转化应用于临床实践。随着遗传学技术的突飞猛进，人类遗传性疾病的致病基因不断被揭示，也为血脂干预孕育了更多的新的靶点。单克隆抗体和基因治疗技术日趋成熟，并被大型临床研究证实安全有效，PCSK9等靶向药物已被最新欧美血脂及冠心病指南推荐应用于临床实践。相信在不久的未来，基因检测指导下的个体化用药策略必将广泛应用于血脂异常的干预。

（项美香）

参 考 文 献

[1] GIORGI M A, CAROLI C, ARAZI H C, et al. Pharmacogenomics and adverse drug reactions: the case of statins[J]. Expert Opin Pharmacother, 2011, 12（10）: 1499-1509.

[2] KESKITALO J E, ZOLK O, FROMM M F, et al. ABCG2 polymorphism markedly affects the pharmacokinetics of atorvastatin and rosuvastatin[J]. Clin Pharmacol Ther, 2009, 86（2）: 197-203.

[3] WANG D, GUO Y, WRIGHTON S A, et al. Intronic polymorphism in CYP3A4 affects hepatic expression and response to statin drugs[J]. Pharmacogenomics J, 2011, 11（4）: 274-286.

[4] CHEN C W, HWANG J J, TSAI C T, et al. The g.-762T>C polymorphism of the NPC1L1 gene is common in Chinese and contributes to a higher promoter activity and higher serum cholesterol levels[J]. J Hum Genet, 2009, 54（5）: 242-247.

[5] VARBO A, BENN M, TYBJAERG-HANSEN A, et al. Remnant cholesterol as a causal risk factor for ischemic heart disease. J Am Coll Cardiol, 2013, 61（4）: 427-436.

[6] THOMSEN M, VARBO A, TYBJAERG-HANSEN A, et al. Low nonfasting triglycerides and reduced all-cause mortality: a mendelian randomization study[J]. Clin Chem, 2014, 60（5）: 737-746.

[7] ASLIBEKYAN S, GOODARZI M O, FRAZIER-WOOD A C, et al. Variants identified in a GWAS meta-analysis for blood lipids are associated with the lipid response to fenofibrate[J]. PloS one, 2012, 7（10）: e48663.

[8] LAI C Q, ARNETT D K, CORELLA D, et al. Fenofibrate effect on triglyceride and postprandial response of apolipoprotein A5 variants: the GOLDN study[J]. Arterioscler Thromb Vasc Biol, 2007, 27（6）: 1417-1425.

[9] GAO F, BALLANTYNE C, MA L, et al. Rare LPL gene variants attenuate triglyceride reduction and HDL cholesterol increase in response to fenofibric acid therapy in individuals with mixed dyslipidemia[J]. Atherosclerosis, 2014, 234（2）: 249-253.

[10] MICHOS E D, SIBLEY C T, BAER J T, et al. Niacin and statin combination therapy for atherosclerosis regression and prevention of cardiovascular disease events: reconciling the AIM-HIGH（Atherothrombosis Intervention in Metabolic Syndrome With Low HDL/High Triglycerides: Impact on Global Health

Outcomes）trial with previous surrogate endpoint trials[J]. J Am Coll Cardiol，2012，59（23）：2058-2064.

[11] BARTER P J，CAULFIELD M，ERIKSSON M，et al. Effects of torcetrapib in patients at high risk for coronary events[J]. N Engl J Med，2007，357（21）：2109-2122.

[12] PANTA R，DAHAL K，KUNWAR S. Efficacy and safety of mipomersen in treatment of dyslipidemia：a meta-analysis of randomized controlled trials[J]. J Clin Lipidol，2015，9（2）：217-225.

第二十二章

主动脉疾病

主动脉疾病作为一类危及生命的心血管急重症，目前依据疾病临床、病理特征分为急性主动脉综合征（acute aortic syndrome，AAS）、主动脉瘤、主动脉先天性和遗传性疾病、主动脉粥样硬化狭窄性病变、大动脉炎及主动脉肿瘤。然而 AAS 因其起病急、死亡率高，易被漏诊和误诊等特点备受关注，AAS 包括主动脉夹层（aortic dissection，AD）、主动脉壁内血肿（intramural hemorrhage and hematoma，IMH）、主动脉穿透性溃疡（penetrating atherosclerotic ulcer，PAU）、医源性或创伤性主动脉夹层以及主动脉瘤破裂[1]。目前以临床特征及影像学为基础的传统诊治存在诊治延迟的弊端。近年来，以个体化医疗为基础、基因组、蛋白组技术以及生物信息与大数据等交叉应用而发展起来的"精准医学"新型医学概念与医疗模式，在分子学水平为疾病提供更加精细的分类及诊断，从而对患者进行个性化精准治疗，以期达到治疗效果最大化和副作用最小化。本章节从主动脉疾病的诊断、预后相关生物标志物及个体化治疗两方面进行简述。

—— 第一节　主动脉疾病相关危险分层及预后评估标志物 ——

主动脉疾病作为多种因素综合作用导致的复杂病变，认识危险因素对于疾病的预防及治疗具有重要作用。目前，以外在致病因素为主的传统危险因素已明确，包括性别、年龄、高血压、结缔组织性疾病、感染、妊娠、先天性血管畸形、医源性损伤、外伤、可卡因食用过量等，而基于分子水平和遗传基因水平的内在致病因素为主动脉疾病的诊断、预后及预防的早期诊断及个体化治疗提供基础。目前传统影像学诊断仍作为确诊和评估主动脉疾病的最主要手段，包括经胸超声心动图（transthoracic echocardiography，TTE）、食道超声心动图（transoesophageal echocardiography，TOE）、主动增强 CT（CTA）、核磁共振（MRI）及主动脉造影术等。各种影像学评估手段特点[1]见表 22-1。

表 22-1　常用影像学方法在主动脉疾病评估中的特点

优势/劣势	TTE	TOE	CTA	MRI	主动脉造影
操作性	+++	++	+++	++	+
诊断可靠性	+	+++	+++	+++	++
床旁/介入治疗适用	++	++	−		++
连续检测	++	+	++	+++	−
主动脉壁评估	+	+++	+++	+++	−−−
花费	−	−			−−
辐射	0	0	−−−		−−
肾毒性	0	0	−−		−−

注："+"优势；"−"劣势

然而由于影像学诊断的延迟性，从微观水平诊断和评估主动脉疾病尤为迫切。目前血清蛋白学已证实以下生物标志物与主动疾病发生存在相关性，如 D- 二聚体、C 反应蛋白（CRP）、白细胞介素 -6（IL-6）、基质金属蛋白酶（MMP）、转化生长因子（TGF）、调钙蛋白及弹性蛋白[2, 3, 4]。

　　D- 二聚体作为目前临床上最常应用于主动脉疾病尤其是对急性主动脉夹层（acute aortic dissection，AAD）诊断的检验指标，敏感度高达 95.7%，特异度为 61.3%（诊断参考值 500ng/ml）。因此，目前临床将血浆 D- 二聚体作为一个有效排除 AD 的诊断工具。相对于 D- 二聚体，CRP 在主动脉疾病的诊断中，灵敏度升高但是特异性相对降低，主要原因在于 CRP 水平反映血管壁炎症反应和受损程度及夹层假腔内血栓形成情况，CRP 对 AAD 预后具有重要的预测价值。IL-6 入院时测定值对于 AAD 患者远期预后具有重要预测价值，尤其死亡预测价值较高，也能够较为准确的筛选 AAD 高危患者。同样还需正确理解常规检验在主动脉疾病的诊断及病情评估中的意义。结果见表 22-2。

表 22-2　主动脉疾病实验室检查[1]

检查项目	目的
红细胞计数	失血、出血、贫血
白细胞计数	感染、炎症
C 反应蛋白	炎症反应
降钙素原	鉴别诊断炎症与败血症
肌酸激酶	再灌注损伤、横纹肌溶解
肌钙蛋白 T 或 I	心肌缺血、心肌梗死
D- 二聚体	主动脉夹层、肺栓塞、肺部血栓
肌酐	肾功能衰竭
天冬氨酸转氨酶 / 丙氨酸转氨酶	肝缺血、肝脏疾病
乳酸	小肠缺血、代谢紊乱
葡萄糖	糖尿病
血气分析	代谢紊乱、氧浓度

　　基于基因组学、现代生物技术和计算机技术服务支持，基因诊断在主动脉疾病方面的优势日渐凸显。选择性应用基因技术对于特定人群的排查已成为主动脉疾病诊断方向，而目前已知主动脉疾病的致病基因有十几个，最常见的有 *FBN1*、*TGFBR1/2*、*MYH11*、*ACTA2* 等[5]。致病基因类型不同，可能导致患者发病年龄及病情严重程度不同。通过分析患者基因型可对疾病进行分层分型，为临床干预提供线索。需强调的是既往观点确定的部分遗传性主动脉疾病致病基因，同样参与非遗传性主动脉疾病的发生、发展。如 *FBN-1 rs2118181* 基因多态性与中国汉族人群散发性 AAS 存在相关性：C 等位基因是 AAS 的保护因素，TT 基因型的个体是 AAS，尤其是 IMH 的易感人群，因此，*rs2118181* 基因多态性可能与 IMH 的早期进展有关[5]。

　　基因多态性作为主动脉疾病筛查、诊断和评估的基础方式，多种基因的多态性已被证实出来与主动脉疾病的发生发展有关。如 MMPs 家族多种蛋白在腹主动脉瘤（abdominal aortic aneurysm，AAA）、AD 病理过程中具有重要作用，其中 *MMP2*、*MMP3*、*MMP9*、*MMP-13* 等多个基因的多态性位点与主动脉疾病的发生有关[4, 6, 7]：*MMP-2 rs243865-T* 及与 *rs243866*

组成的 AT 单体型可能是 AAA 的遗传危险因素，*MMP-2 rs243865* 位于基因的启动子区域，无论隐性、显性及加性模型均能增加 AAA 发生风险，虽尚不能确定其为易感基因；MMP-3 作为能够分解血管壁的粘连蛋白、胶原蛋白和软骨蛋白聚糖，造成血管壁薄弱的物质，其 MMP-3 5A 多态性位点可能为 AAA 的危险因素，携带该位点的人群患 AAA 的风险较高；MMP-9 作为目前主动脉疾病发生最重要的物质，其启动子区域中的 -1562C /T 多态性位点可能与 *MMP-9* 基因 mRNA 转录水平有关，这种调节导致 *MMP-9* 的产生或降解，进而影响细胞外基质，而 *MMP-9* 位于剪切位点基因 *rs117577G>A* 作为一个重要的调节转录区域，可能在转录水平通过上调升主动脉 MMP9 蛋白的表达，增强升主动脉管壁细胞外基质的降解，影响到 AD 的累及范围，从而影响 AD 的治疗、预后，因此认为 *rs117577G>A* 可能是升主动脉夹层的遗传易感因素；*MMP-13* 启动子区 -77A/G 基因多态性的 GG 基因型与主动脉疾病发生有关，并且为 AAA 患者的独立危险因素。

此外，解聚蛋白样金属蛋白酶 -9（*ADAMTS-9*），定位于人类染色体 21q21-q22，可能成为早期筛查和诊断 AAD 的一种生物标志物[8,9]。其诊断 AAD 的最佳临界值为 156.7ng/ml，敏感度和特异度分别为 0.942 和 0.628。*MYH11* 基因编码平滑肌细胞特殊的肌球蛋白重链，是平滑肌细胞收缩单元的重要组成部分，其 *rs1050111C>T* 可能是 AD 发病的遗传易感因素[8]。ACE 是调控肾素 - 血管紧张素通路的限速酶，其催化血管紧张素 I（Ang I）去掉其 C 端 2 个氨基酸，生成有活性的 Ang II，ACE I/D 多态性位点亦证实与 AAA 的存在关联，但其异质性较大。野生型 *ALDH2* 基因是中国汉族人群发生 AD 的危险因素[10]。上述基因位点需进一步反复验证，为临床诊断提供新的方向。

非编码 RNA（non-coding RNA，ncRNA）作为 AD 的治疗靶点及临床诊断生物标志物的热点，已经发现几种 ncRNA 调节血管病变，如 miRNA，lncRNA，CirRNA[10,11]。

目前研究显示，miRNAs 广泛存在于机体各组织器官中，作为一种重要的转录后水平调控因子，miRNAs 广泛参与调控各种疾病的发病过程，可以广泛稳定的存在于外周血浆或血清中，并能通过实时荧光定量 PCR 的方法检测出来，其表达水平也随着疾病的病理生理变化而发生改变。血管炎症促进主动脉疾病的形成和发展，miRNA 参与血管炎症的调节并在 AD 发展中发挥重要作用，现已得到证实。研究证实 miRNA 包括 *miR24*、*miR-126*、*miR-155*、*miR-223* 通过血管炎症反应促进 AD 形成[11]，如 *miR24* 下调与动脉瘤大小呈负相关，而 CH13L 是 *miR24* 的主要靶效应物，调节巨噬细胞中的细胞因子合成以及活性促进主动脉平滑肌细胞迁移和细胞因子产生、刺激黏附分子在血管内皮细胞中表达，因此，CH13L 和 *miR24* 可以作为人 AAA 进展的新型血浆生物标志物；*miR-126*、*miR-155*、*miR-223* 调节血管炎症并参与血管重塑和 AAA 的形成。同样，miRNA 也被发现是血管平滑肌细胞分化、收缩、迁移、增殖、钙化和凋亡等功能的关键调节剂。*miRNA-21* 作为第一个被证明参与血管平滑肌细胞表型调节的 miRNA，在平滑肌细胞和内皮细胞高表达，并靶向调节 *PTEN*、*PDCD4*、*SPRY1* 和 *Blc2* 等靶基因，因此在 AD 中通过调节 *miRNA-21* 表达可防止 AD 的形成。此外，*miRNA-21* 发现在 AAA 动物模型发展中逐渐下调，亦可作为 AAA 治疗潜在的治疗靶标。miRNA 参与细胞外基质的重构，尤其 TGF-β_1 调节 *miRNA-29*、*miRNA-15* 的表达，进而导致 AD 形成。此外，LNA 抗 *miRNA-29b* 治疗限制了动脉瘤的发展、主动脉壁凋亡和细胞外基质的降解。在人血浆中观察到 *miRNA-195* 与 AAA 和主动脉直径负相关，可作为胸主动脉夹层（thoracic aortic dissection，TAD）诊治潜在的生物指标。需要强调的是，*miR-15a*

和 *miR-23a* 对 AAD 的诊断具有一定的临床应用价值，使更多的 AAD 患者得以从迅速明确诊断后及时有效的治疗中获益[2]。

LncRNA 参与主动脉疾病发生，通过 *ABCA1*（三磷腺苷结合盒转运子 A1）基因 *R219K* 多态性调节，国内研究已证实 *ABCA* 基因 *R219K* 多态性与 AAA 发生存在一定相关性[2,11]。这种调控可能通过与 LncRNA*ANRIL* 的相互作用，在主动脉血管平滑肌凋亡与增殖的平衡中发挥重要调控作用。同样，CirRNA 可能通过调节亲本基因或作为 miRNA 海绵分子作用参与 AD 的发生发展[11]。

第二节　主动脉疾病的个体化治疗和靶向用药

主动脉疾病的治疗方法，包括传统药物治疗、主动脉腔内修复治疗（EVAR）及外科手术治疗。传统药物治疗的原则是降低血压、减轻心脏收缩力、减少血流对主动脉的压力，而主动脉疾病往往合并冠心病、高血压病和糖尿病等疾病，因此治疗需同时兼顾并发疾病，嘱患者应戒烟，注意休息，严格控制血压，疾病急性期收缩压应控制在 110～120mmHg，慢性期血压应控制在 140/90mmHg 以下[1,2]。药物治疗首选 β 受体阻滞剂，尽早使用血管紧张素转换酶抑制剂或血管紧张素受体拮抗剂，从而减轻主动脉扩张的速度，减少并发症的发生。推荐多学科评估患者个体情况以确定是否适宜接受主动脉腔内修复术（endovascular aortic repair，EVAR）治疗，评估内容包括解剖、病理、疗效以及并发症等因素。对于外科手术应需外科专科团队评估后进行。

上述 EVAR 和外科手术方案存在术后死亡率高和维持时间短的缺点。主动脉疾病发展到一定程度，行个体化靶向用药治疗控制疾病进展，进而降低破裂风险，将为该类患者提供另一种治疗途径。

既往研究证实，AAA 患者的炎症细胞通过促炎因子（MCP-1、IL-6、IL-1β 和 TNF-α）加重局部炎症反应，而研究发现 AMD3100 能够抑制炎症因子上调，进而抑制 AAA 的进展，因此 AMD3100 能够抑制 AAA 的形成和进展[9]。*miR-27a-3p* 为一种具有转录后调节活性的内源性小分子 RNA，由于 miRNA 能通过识别特定的目标 mRNA 调节多个基因的表达，在表达水平上通过其相应的调控导致基因的上调或下调，通过抑制内皮细胞的凋亡，减少中膜层弹力纤维与胶原纤维的降解，从而影响主动脉血管重构，进而在 AD 发生发展过程中具有保护作用[9,10]。

此外，在影像学、材料学及计算机模拟学等交叉学科有效结合的基础上形成的"3D 打印"同样适用于主动脉疾病的患者精准治疗，尤其针对复杂主动脉疾病。临床医生利用患者等比的 3D 打印模型，可以在术前更加精确的对主动脉进行细化分型，增加细化分型的准确率，降低术中手术方案的变更率[12,13]；同样也可以在术前直观的指导人工大动脉覆膜支架的型号选择，模拟支架放置后的形态变化和顺应性变化，直观感触支架对弓部侧壁的弹性应力，还可以在术前对支架的释放位置进行反复模拟，避免术中进行过度调整，达到精确定位，减少医生和患者术中因调整支架位置而在射线下的曝光时间，提高诊断率、降低误诊率。该项技术目前在国内外部分大中心已应用于临床并取得不错效果，相信在不久的将来，随着材料学、计算机模拟学快速发展，"3D 打印"治疗主动脉疾病将得以普及。

（杜占奎　王效增）

参 考 文 献

[1] ERBEL R，ABOYANS V，BOILEAU C，et al. 2014 ESC guidelines on the diagnosis and treatment of aortic diseases[J]. Eur Heart J，2014，35（41）：2873-2926.

[2] 易定华，段维勋 . 中国主动脉夹层诊疗现状与展望 [J]. 中国循环杂志，2013，28（1）：1-2.

[3] MIRNEZAMI R，NICHOLSON J，DARZI A. Preparing for precision medicine[J]. N Engl J Med，2012，366（6）：489-491.

[4] MURPHY G，NAGASE H. Progress in matrix metalloproteinases research[J]. Mol Aspects Med，2008，29（5）：290-308.

[5] SARACINI C，BOLLI P，STICCHI E，et al. Polymorphisms of genes involved in extracellular matrix remodeling and abdominal aortic aneurysm[J]. J Vasc Surg，2012，55（1）：171-179.

[6] CAMBIEN F，POIRIER O，LECEREF F，et al. Deletion polymorphism in the gene for angiotensin-converting enzyme is a potent risk factor for myocardial infarction[J]. Nature，1992，359（6396）：641-644.

[7] PANNU H，TRAN-FADULU V，PAPKE C L，et al. MYH11 mutations result in a distinct vascular pathology driven by insulin－like growth factor 1 and angiotensin II[J]. Hum Mol Genet，2007，16（20）：2453-2462.

[8] CIFANI N，PROIETTA M，TRITAPEPE L，et al. Stanford-A acute aortic dissection，inflammation，and metalloproteinases：A review[J]. Ann Med，2015，47（6）：441-446.

[9] HABASHI J P，DOYLE J J，HOLM T M，et al. Angiotensin II type 2 receptor signaling attenuates aortic aneurysm in mice though ERK antagonism[J]. Science，2011，332（6027）：361-365.

[10] VAVURANAKIS M，KARIORI M，VRACHATIS D，et al. MicroRNAs in aortic disease[J]. Curr Top Med Chem，2013；13（13）：1559-1572.

[11] IYER V，ROWBOTHAM S，BIROS E，et al. A systematic review investigating the association of microRNAs with human abdominal aortic aneurysms[J]. Atherosclerosis，2017，261：78-89.

[12] MOSADEGH B，XIONG G，DUNHAM S，et al. Current progress in 3D printing for cardiovascular tissue engineering[J]. Biomed Mater Eng，2015，10（3）：34-36.

[13] LOGGHE G，TRACHET B，ASLANIDOU L，et al. Propagation-based phase-contrast synchrotron imaging of aortic dissection in mice：from individual elastic lamella to 3D analysis[J]. Sci Rep，2018，8（1）：2223.

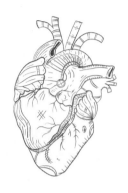

第四篇
心血管疾病精准医学研究
相关学科

第二十三章
心血管疾病与精准分子影像学

1895 年德国科学家伦琴发现 X 线后，诞生了以解剖结构和形态学为基础的医学影像学，其中最具代表性的是 X 线成像、计算机断层成像（computed tomography，CT）和磁共振成像（magnetic resonance imaging，MRI）。随后，又发展了在解剖结构变化之前就能观察到器官血流灌注及代谢变化的功能影像学。最具有代表意义的功能影像学方法是单光子发射计算机断层扫描（single-photon emission computed tomography，SPECT）和正电子发射断层成像（positron emission tomography，PET）。最近十年，影像学领域的重要进步体现在分子影像学（molecular imaging，MI）的出现，它整合了解剖结构与功能、代谢影像、酶和受体及基因表达成像，并结合了分子生物学、化学、纳米技术、数据处理、图像处理等多学科的技术。分子影像学是把遗传基因信息、生物化学与新的成像探针综合输入到人体内，使用其标记的研究"靶子"放大，由精密的成像技术来检测，再通过一系列成像技术，达到显示活体组织分子和细胞水平生物学过程的目的，从而对疾病进行亚临床期的诊断和治疗。分子影像的本质是将先进的影像技术与生物化学、分子生物学等技术紧密结合，完成分子水平成像，因此与其他医学影像手段相比，具有特异性高、灵敏度高和图像分辨率高等特点。分子影像学的三个关键因素是：①高特异性分子探针；②信号放大技术；③能灵敏地获得高分辨率图像的探测系统。目前最常用的分子影像学技术包括以 SPECT-CT 和 PET-CT 为代表的核医学成像、MRI 成像、光学成像和超声成像。另外，较常用的还有 MRS、光学成像以及红外线光学体层摄影。

分子影像技术由于其独特的优势，在心血管疾病及干细胞研究中具有巨大的潜力。近年来，分子影像学在心血管疾病动物实验与临床前期的研究中取得了较大的突破，对临床个体化医疗产生了重要的影响[1-2]。多层螺旋 CT、高场磁共振以及 PET-CT 和 PET-MRI 设备的相继问世，为心血管影像学的精准诊断与治疗带来了更加广泛的临床应用前景。

第一节 动脉粥样硬化

动脉粥样硬化是发生在血管壁的一种慢性炎症性疾病，是以脂质、炎性细胞和纤维结缔组织沉积在动脉壁为特征的系统性疾病。常规管腔成像方法在诊断易损斑块方面具有一定的局限性。分子影像学技术不仅能显示斑块内的成分，还能评价斑块的易损性，可用于预测急性心血管事件，因此已成为指导临床治疗以及监测疗效的重要方法。

巨噬细胞聚集是导致斑块破裂的关键因素。PET 作为一种分子成像技术，能够通过特异性分子标志物使巨噬细胞显影，从而实现对斑块内炎症活动性的评价。^{18}F-FDG 是目前应用最广泛的斑块炎症分子成像示踪剂，可用于评估巨噬细胞的活性[3-4]。^{68}Ga-DOTATATE

对Ⅱ型生长抑素受体具有特异性亲和力，在活化的巨噬细胞和受损的内皮细胞中过度表达[5]。转运蛋白大量存在于线粒体外膜和表面活化的巨噬细胞中，^{11}C-PK11195 对转运蛋白具有强亲和力，亦能用于易损斑块的成像[6]。

超顺磁性氧化铁（USPIO）可作为 MRI 的增强对比剂。有研究表明，USPIO 在稳定斑块内的聚集量仅为 7%，而在不稳定斑块内的聚集量高达 78%。随访研究也证实，给予他汀类药物连续治疗后，斑块对 USPIO 的摄取量明显降低[7]。急性心血管事件发生之前，管腔内的血栓形成会持续数日至数周。EP-2104R 是能与纤维蛋白特异性结合的多肽类钆剂，Ⅱ期临床试验结果显示，MRI 应用该对比剂探测管腔内血栓的敏感性为 84%[8]。利用 ^{64}Cu 标记的与纤维蛋白结合的纳米颗粒作为 MRI 的增强对比剂，能够实现对人体动脉粥样硬化斑块内出血的特异性成像[9]，这对于急性冠脉综合征早期预警具有重要意义。

还有研究证实，^{99m}Tc 标记的 c-myc 反义寡核苷酸（antisense oligonucleotides，ASONs）可用于诊断早期动脉粥样硬化病变[10]。同时，PET-MR 还能够提供更多动脉粥样硬化斑块成分方面的重要信息[11]。分子影像学与常规影像学方法相比在识别不稳定斑块方面有更大的优势。

第二节　缺血性心肌病

核素心肌灌注显像是公认的无创性评估心肌缺血的可靠方法。心肌对灌注显像剂的摄取与心肌的血流灌注成正比，因此只有存活心肌才能摄取心肌灌注显像剂。^{99m}Tc 核素心肌断层显像已经在临床上广泛用于心肌梗死后患者存活心肌的评价。药物负荷的核素心肌显像与运动试验的核素心肌显像，可有效提高冠心病诊断的敏感性和特异性，诊断准确性在 90% 左右[12]。缺血心肌在负荷显像上呈放射性减低或缺损，静息显像上与正常心肌无差异；梗死心肌则无论是在负荷还是在静息显像上均呈放射性缺损。

在冠状动脉血运重建术前探查梗死心肌以外的存活心肌，对于冠心病治疗决策的制订具有重要意义。心肌细胞对 ^{18}F-FDG 的摄取与葡萄糖转运以及磷酸化水平有关，摄取减低提示存在梗死心肌，反之则提示心肌存活。目前，^{18}F-FDG 代谢性与血流灌注显像联合应用被认为是评估心肌存活最可靠的方法[13]。

心肌重构在缺血性心肌病的病理生理过程中发挥着重要作用。心肌梗死初期的重构包括炎性细胞浸润、蛋白水解酶分泌并分解细胞外基质。有研究报道，通过 MRI 荧光纳米颗粒 CLIO-Cy5.5 标记梗死区浸润的巨噬细胞，可以实现梗死后心肌重构的 MR 成像[14]。

第三节　肥厚型心肌病

MRI 除了能准确显示肥厚型心肌病的心脏结构与功能改变外，还可以通过钆对比剂延迟强化（late gadolinium enhancement，LGE）来识别心肌纤维化。LGE 上心肌纤维化多表现为肥厚心肌内局灶性或斑片状强化，以室间隔与右室游离壁交界处局灶性强化最为典型。大量研究表明，肥厚型心肌病心肌纤维化的出现与心脏性猝死等风险呈正相关[15]。此外，近年来新出现的通过测量 T1 值、增强后 T1 值和血细胞比容等来计算细胞外容积（extracellular volume，ECV）的 T1 mapping 技术，可在分子层面对纤维化进行量化评估，尤其评估心肌细胞的弥散性纤维化，具有广阔的应用前景[16]。

第四节 先天性心脏病

MRI 广泛应用于先天性心脏病的形态与功能诊断，是除超声心动图外最重要的无创性影像学检查方法。MRI "黑血"序列显示心脏的解剖结构最佳；"亮血"序列显示心脏的功能情况，有利于对复杂先天性心脏病的血流动力学状况进行评估。Chelu 等[17]发现最新的 4D 血流技术可用于 ASD 患者心房间分流的量化分析。Rose 等[18]采用 4D 血流技术研究二瓣化或三瓣主动脉瓣患者的跨瓣血流动力学和局部主动脉直径大小的变化情况。Driessen 等[19]发现心脏 4D 血流 MRI 能准确定量二尖瓣和三尖瓣的反流，说明 4D 血流 MRI 有望成为评估先天性瓣膜疾病更为有效的方法。

分子影像学为心血管疾病的诊断和治疗提供了无创、实时的检测方法。尽管当前的分子影像学研究大多尚处于临床前阶段，但通过各交叉领域研究者的共同努力，相信在不久的将来，心血管精准医学诊疗模式中分子影像学将发挥不可替代的重要作用。

（杨 旗）

参 考 文 献

[1] DI C M, GEVA T, DAVIDOFF R. The Future of Cardiovascular Imaging[J]. Circulation, 2016, 133(25): 2640-2661.

[2] LANCELLOTTI P, PLONSKA-GOSCINIAK E, GARBI M, et al. Cardiovascular imaging practice in Europe: a report from the European Association of Cardiovascular Imaging[J]. Eur Hean J Cardiovasc Imaging, 2015, 16(7): 697-702.

[3] OGAWA M, ISHINO S, MUKAI T, et al. 18F-FDG Accumulation in Atherosclerotic Plaques: Immunohistochemical and PET Imaging Study[J]. Journal of Nuclear Medicine, 2004, 45(7): 1245-1250.

[4] FOLCO E J, SHEIKINE Y, ROEHA V Z, et al. Hypoxia but not inflammation augments glucose uptake in human macrophages: Implications for imaging atheroselerosis with 18 fluorine. 1abeled 2-deoxy-D-glucose positron emission tomography[J]. J Am Coil Cardiol, 2011, 58(6): 603-614.

[5] WAN M Y S, ENDOZO R, MICHOPOULOU S, et al. PET/CT Imaging of unstable carotid plaque with 68Ga-labeled somatostatin receptor ligand[J]. J Nucl Med, 2017, 58(5): 774-780.

[6] GAEMPERLI O, SHALHOUB J, OWEN D R, et al. Imaging intraplaque inflammation in carotid atherosclerosis with 11C-PK11195 positron emission tomography/computed tomography[J]. Eur Heart J, 2012, 33(15), 1902-1910.

[7] TANG T Y, HOWARTH S P, MILLER S R, et al. The ATHEROMA(Atorvastatin Therapy: Effects on Reduction of Macrophage Activity)Study.Evaluation using ultrasmall superparamagnetic iron oxide-enhanced magnetic resonance imaging in carotid disease[J]. J Am Coll Cardiol, 2009, 53(22): 2039-2050.

[8] VYMAZAL J, SPUENTRUP E, CARDENAS-MOTINA G, et al. Thrombus imaging with fibrin-specific gadolinium-based MR contrast agent EP-2104R: results of a phase II clinical study of feasibility[J]. Invest Radiol, 2009, 44(11): 697-704.

[9] PAN D, CARUTHERS SD, SENPAN A, et al. Synthesis of NanoQ, a copper-based contrast agent for high-

resolution magnetic resonance imaging characterization of human thrombus[J]. J Am Chem Soc，2011，133 （24）：9168-9171.

[10] QIN G，ZHANG Y，CAO W，et al. Molecular imaging of atherosclerotic plaque with technetium-99m-labelled antisense oligonucleotides[J]. Eur J Nucl Med Mol Imaging，2005，32（1）：6-14.

[11] AFAQ A，SYED R，BOMANJI J. PET/MRI：a new technology in the field of molecular imaging[J]. Br Med Bull，2013，108（1）：159-171.

[12] ZHAO R P，HAO Z R，SONG Z J. Diagnostic value of flash dual-source CT coronary artery imaging combined with dual-energy myocardial perfusion imaging for coronary heart disease[J]. Exp Ther Med. 2014，7（4）：865-868.

[13] KOBYLECKA M，BUDNIK M，KOCHANOWSKI J，et al. Takotsubo cardiomyopathy：FDG myocardial uptake pattern in fasting patients. Comparison of PET/CT，SPECT，and ECHO results[J]. J Nucl Cardiol，2018，25（4）：1260-1270.

[14] SOSNOVIK D E，NAHRENDOFF M，PANIZZI P，et al. Molecular MRI detects low levels of cardiomyocyte apoptosis in a transgenic model of chronic heart failure[J]. Circ Cardiovasc Imaging，2009，2：468-475.

[15] XU H Y，CHEN J，YANG Z G，et al. Early marker of regional left ventricular deformation in patients with hypertrophic cardiomyopathy evaluated by MRI tissue tracking：The effects of myocardial hypertrophy and fibrosis[J]. J Magn Reson Imaging. 2017，46（5）：1368-1376.

[16] WU L M，AN D L，YAO Q Y，et al. Hypertrophic cardiomyopathy and left ventricular hypertrophy in hypertensive heart disease with mildly reduced or preserved ejection fraction：insight from altered mechanics and native T1 mapping[J]. Clin Radiol，2017，72（10）：835-843.

[17] CHELU R G，VAN DEN BOSCH A E，van Kranenburg M，et al. Qualitative grading of aortic regurgitation：a pilot study comparing CMR 4D flow and echocardiography[J]. Int J Cardiovasc Imaging，2016，32（2）：301-307.

[18] ROSE M，RAHMAN O，SCHNELL S，et al. 4D flow MRI demonstrates changes in cardiovascular haemodynamics in complex congenital heart disease[J]. Eur Heart J Cardiovasc Imaging，2017，18（1）：114.

[19] DRIESSEN M M P，SCHINGS M A，SIESWERDA G T，et al. Tricuspid flow and regurgitation in congenital heart disease and pulmonary hypertension：comparison of 4D flow cardiovascular magnetic resonance and echocardiography[J]. J Cardiovasc Magn Reson，2018，20（1）：5.

第二十四章
脑血管病的精准诊疗

脑血管病与心血管病的关系密不可分，因为全身血管相通，由此心脑相连。临床资料显示，约 60% 的脑血管病由心血管病引起，而 50% 以上的脑血管病患者同时患有心血管病。因此，心脑疾病不能单一诊治，全面评估及治疗是关键。下文将对脑血管病的精准医学进展进行阐述。

精准医学是综合个体基因、环境和生活方式等差异而进行疾病预防和治疗的新型医疗模式，应用分子诊断、影像及分析软件等主要工具对疾病实行精确化分析[1]。其核心在于医疗服务定制化，使医疗决策、实践和产品适合于每一位不同患者。在这种个体化模式下，临床医生基于患者遗传学、分子生物学以及细胞分析的数据，使用诊断性检查为患者选择合适和理想化的治疗措施。

伴随神经显微病理、分子影像、神经生物、神经免疫、基因及蛋白质组学领域的快速进展，精准医学时代已经到来。例如神经放射及介入技术的发展为脑血管病提供了新的诊治手段；基因和蛋白分子水平的研究促进了神经药理的发展和药物研发，为个体化药物治疗奠定基础；干细胞技术为神经系统疾病的治疗提供了崭新希望；针对神经网络及功能重建的研究，以及智能康复器械的开发，使卒中患者有望得到精确的神经康复。

脑血管病的医疗现状以经验医学和循证医学为主导，临床诊治流程趋于模式化，临床实践中的治疗结果和预后往往存在不确定性，不同患者之间存在巨大差异。因此，精准医学的发展为脑血病的诊治提供了新的契机，使得脑血管病精准防控、精准诊断与精准治疗成为可能。

第一节 脑血管病分类分型

一、脑血管病临床分类

《中国脑血管疾病分类 2015 版》主要根据脑血管病的病因和发病机制、病变血管、病变部位及临床表现等因素将脑血管病归为 13 类，每大类下面包括相关疾病，再根据疾病的病因、发病机制或病变部位分成不同亚型。该版分类包括了几乎所有相对常见的脑血管疾病，是系统全面了解脑血管病的重要参考[2]。

二、卒中分类及各类脑卒中亚型

脑卒中属急性脑血管病，多分为缺血性脑卒中和出血性脑卒中，前者为脑梗死所致，后者包括脑出血和蛛网膜下腔出血所引起的神经功能障碍。缺血性或出血性脑卒中又可根据病因和发病机制、临床表现或病变部位进一步分为不同亚型。根据病因和发病机制，脑梗死可分为 5 型（TOAST），脑出血可分为 6 型（SMASH-U），蛛网膜下腔出血可分为 5 型。根据临床表现和血管病变部位，脑梗死可应用 OCSP 分型。根据出血部位，脑出血有 ICD-10、中国脑血管病分类等分型标准。

第二节　脑血管病标志物

一、组学标志物：蛋白质组学

组学包括现象组学、代谢组学、蛋白质组学、转录学、染色体组学等。在脑血管病中，有关蛋白质组学的研究最为活跃。蛋白质组学可大规模研究蛋白质的表达水平、翻译后的修饰、蛋白与蛋白的相互作用。它能够动态、整体和定量地考察疾病发生、发展过程中蛋白质种类和数量的改变，对极其复杂的蛋白质功能和细胞因子变化进行研究。脑血管病的病理过程涉及不同类型的神经细胞、血脑屏障以及血液循环障碍，临床表型多种多样。蛋白组学为多基因相互作用、临床表型多样化的疾病如脑血管病提供了良好的研究手段，帮助人们更好的认识神经血管损伤的复杂体系，熟悉相关的生物学通路，掌握动脉粥样硬化和脑卒中的病理生理过程。目前已应用蛋白质组学技术对脑卒中进行多层面研究，找到一些对高危个体卒中风险预测、不同卒中的分型、超早期脑梗死及脑梗死临床预后相关的生物学标志物，为脑血管病的防治、个体化治疗、新药研发提供了良好的研究手段[3]。

在脑血管病研究中，蛋白质组学标志物与患者疾病发生、发展及预后密切相关。临床应用的案例有氯吡格雷用于伴有急性非致残性脑血管事件高危人群的疗效研究（CHANCE），研究结果提供了重要的循证医学证据，改写了 2014 年美国卒中二级预防指南。另一项脑血管病药物反应及预后预测蛋白标志物研究结果提示，糖化人血白蛋白升高的患者联合抗血小板药物治疗效果不佳[4]。此外，研究人员对接受 tPA 溶栓后的个体蛋白组分变化趋势进行分析，发现 MMP-9 持续数天才恢复，证实 MMP-9 参与急性脑梗死后出血转化及水肿的形成[5]。

二、非组学标志物：多模态影像

多模态磁共振成像包括磁共振血管造影（magnetic resonance angiography，MRA）、灌注加权成像（perfusion-weighted imaging，PWI）、MRI 弥散加权成像（diffusion-weighted imaging，DWI）、弥散张量成像（diffusion tensor imaging，DTI）、磁共振波谱分析（magnetic resonance spectroscopy，MRS）和血氧水平依赖功能磁共振成像（blood oxygenation level dependent-functional magnetic resonance imaging，BOLD-fMRI）是目前最常用的诊断缺血性脑血管病的影像学方法。由于 MRA、DWI 等在缺血性脑血管病中已应用广泛，且因篇幅原因，本文不再赘述。以下着重介绍 PWI、DWI-PWI 匹配 / 不匹配模型、DTI 以及 BOLD-fMRI 这几种分子影像手段[6]。

1. PWI　PWI 主要包括两种：一种是使用可自由扩散运动的水质子作为内源性示踪剂，无需体外对比剂的成像方法，称动脉自旋标记技术（arterial spin labeling，ASL）；另外一种是通过体外团注非扩散顺磁性对比剂的首过成像方法，亦称动态磁敏感对比增强磁共振成像（dynamic susceptibility contrast-enhanced MR imaging，DSC-MRI）。通过上述指标可以分析脑梗死区的血液供给具体情况，发现血流发生再灌注者其临床功能恢复较好，而异常低灌注面积扩大者其预后不良或神经功能恢复较差。PWI 通过观测相对脑血流量（relative cerebral blood flow，rCBF）、相对脑血容量（relative cerebral blood volume，rCBV）、平均通过时间（mean transit time，MTT）、达峰时间（time to peak，TTP）等指标，可提供最早、最直接的脑组织血流灌注信息，对于早期缺血发现较 DWI 更敏感。从脑梗死发病至 48 小时内，DWI 和 PWI 联合应用的效果明显优于常规 MRI。

2. **DWI-PWI 匹配/不匹配模型**　PWI 联合 DWI 是目前常用的判断"缺血半暗带"可挽救脑组织的影像学方法，在急性缺血性脑梗死发病至 24 小时内可表现出 4 种不同灌注弥散模式。

3. **DTI**　DTI 是在 DWI 技术上的延伸，可活体检测组织内水分子的随机运动并提供关于细胞完整性及病理变化的信息。与常规 MRI 序列相比，DTI 的最大优势在于可以清楚显示脑白质的纤维结构情况，通过纤维示踪图及彩色张量图显现脑白质纤维的走行方向，当颅内发生其他病变时也可显示脑白质纤维与病变的走行关系。

4. **BOLD-fMRI**　BOLD-fMRI 是一种在脱氧血红蛋白磁敏感效应的基础上研发的磁共振成像技术，原理是根据大脑皮层微血管的血氧水平等变化时，同时也会引起局部磁场均匀性变化，从而导致核磁共振信号强度发生变化，无需注射体外对比剂。通过 BOLD-fMRI 技术了解急性缺血性脑梗死后大脑重塑机制，有利于精确选择个体化康复治疗。

第三节　脑血管病的个体化诊断和评估

一、经典诊断标准

以急性缺血性脑血管为例，经典诊断标准的制定，基于循证医学大规模临床研究结果。根据《中国急性缺血性脑卒中诊治指南 2014》，诊断标准如下：病史采集和体格检查：尽快进行病史采集和体格检查。2018 年最新发布的《中国急性缺血性脑卒中诊治指南 2018》[7] 依然明确指出急性缺血性脑血管病评估及诊断重要性。诊断流程如下：第一步是否为卒中？注意起病形式（急性突发）、发病时间，排除脑外伤、中毒、癫痫后状态、瘤卒中、高血压病、血糖异常、脑炎及躯体重要脏器功能严重障碍等引起的脑部病变。进行必要的实验室检查。第二步是否为缺血性卒中？除非特殊原因不能检查，所有疑为卒中者都应尽快进行脑影像学（CT/MRI）检查，排除出血性卒中、确立缺血性卒中的诊断。第三步卒中严重程度？采用神经功能评价量表评估神经功能缺损程度。第四步是否进行溶栓治疗？发病时间是否在 3 小时、4.5 小时或 6 小时内，有无溶栓适应证。第五步结合病史、实验室及影像资料进行病因分型。

二、个体化评估

脑血管病的病因、发生机制、病变性质、病理类型、临床表现等复杂多样，因此在临床工作中结合患者全身状况实施个体化治疗，特别是在超急性、急性脑卒中阶段采取积极、合理的治疗措施尤为重要。各种影像学方法在急性脑卒中的诊治中发挥关键作用，对评估患者具有指导意义[8]。全脑的影像学检查基于多种原理,具备多种成像手段,可以全面、直观反映脑血管、静脉窦、脑组织灌注、脑组织损伤、脑代谢、脑功能情况,结合不同影像手段可以帮助临床判断受损脑组织的病理生理状态。例如 CT 平扫能够除外出血,并通过一系列轻微的密度、形态改变提示急性脑卒中的发生,结合 CT 血管成像、灌注成像能够快速有效反映血管狭窄闭塞及脑组织灌注减低的范围。MR 弥散加权成像(DWI)可以敏感显示脑缺血组织的大小及部位,早期诊断脑梗死的敏感性 88%~100%,特异性 95%~100%。同时结合多模态影像技术,为急性脑卒中患者选择静脉溶栓、血管内治疗或者联合方案。对于急性期患者实行基因筛查,从而合理选择抗血小板和抗凝药物,例如我国学者证实携带 *CYP2C19* 功能缺失等位基因降低了急性缺血性轻型卒中或短暂性脑缺血发作(TIA)患者使用氯吡格雷治疗的临床效果[9]。因此,通过多层面影像手段对脑血管病患者进行个体化评估从而实现靶向用药尤为重要。

第四节　脑血管病的精准防控和管理

一、建设大数据平台实现精准防控

在我国,急性缺血性脑梗死的防控现状严峻,建立大数据平台实行精准防控是精准治疗的基础。大数据指的是所涉及的资料量规模巨大到无法通过目前主流统计软件工具在合理的时间内达到采集、管理、处理、统计并整理成为帮助决策的信息。可见,其核心不在数据数量多,而是多维全新的数据采集及处理方式。例如通过 CAMERA 系统我们可清楚了解 2007~2013 年北京市卒中事件发生率、病死率变化趋势。未来,CAMERA 将是一个大数据平台,形成"北京模式"的脑血管病监测数据库。

此外,我国脑血管病临床资源丰富,随着医疗信息化进程的快速推进,以及近年来不断涌现的智能可穿戴设备、云计算、互联网技术的日益普及,将极大推动大数据的广泛应用。大数据平台的建立,有望实现患者各级医院就诊记录信息共享,从而可进行多维、多元数据的合成分析,以利真正实现患者分层的个性化医疗管理。同时,大数据平台也为流行病学研究和政府决策提供了科学依据。

二、联合多模态影像技术实现精准诊断

近年来,多模态 MRI 逐渐广泛应用于临床缺血性脑血管病诊断中。例如利用一体化 TOF PET/MR 对脑疾病脑血流量进行定量研究,实现对于脑血流量的无创精确测量,揭示了脑血管病导致的脑血流量异常改变情况,阐明疾病发展过程中脑血流量的动态变化模式,建立早期诊断、预后判断及疗效评价的脑血流量化指标,为指导临床早期诊断及时进行合理有效的干预治疗提供客观依据,有助于降低患者致残率或致死率,提高患者生活质量[10]。

三、研究基因和蛋白组学实现精准评估

随着基因技术的不断突破,传统的健康观念将逐渐被颠覆。大数据技术应用于基因检测领域,将使得人类的保健和治疗方式发生根本性的变化,人们从被动预防走向了主动预知健康,从传统的根据说明书服药转变为根据基因型服药,从经验治疗变为精细化治疗。

基因蛋白组学研究的快速发展给脑血管病防控带来了新契机。从基因修饰、转录、蛋白表达、蛋白功能代谢等多方面精准地认识病因、探索病理生理机制、寻找最佳时间及最佳干预治疗方法。

四、深化卒中中心建设实现精准管理

脑血管病的精准医学需要多学科的紧密合作，尤其卒中中心的建立最为重要。一个高效完备的卒中中心包括神经内科血管评估、血管外科介入操作、神经外科手术、神经重症监护室及康复一体化治疗等，如此才能保障精准治疗有效实施。根据国外先进经验，区域化管理的卒中中心能最大限度辐射周边地区，形成规范化诊治流程，优化医疗资源配置，使得区域内每个卒中患者都得到及时诊断和最佳治疗。其次，卒中治疗的组织化管理包括严格把控院前急救系统、院内超急性期的快速诊治、急性期的卒中单元、二级预防、健康宣教等每一个环节。总而言之，高效完备的卒中中心可显著改善患者的预后，是卒中治疗标准化和规范化的基础。

在精准医学的大背景下，脑血管病的防控及诊疗将开启新的篇章。其中不乏来自各个环节的崭新挑战，有关脑血管病传统诊疗模式中的疑惑有望解开，值得期待。

（张海岳　吉训明）

参 考 文 献

[1] 武剑，冯新红. 神经系统疾病中的整合式精准医疗 [J]. 中华医学杂志，2015，95（31），2515-2517.

[2] 刘鸣，刘峻峰，吴波. 脑血管病分类分型进展与解读 [J]. 中华神经科杂志，2017，50（3），163-167.

[3] 赵日光，赵琨. 蛋白质组学技术在脑血管病研究中的应用进展 [J]. 医学理论与实践，2015，28（12）：1576-1577.

[4] 王拥军. 精准医学时期的脑血管病研究 [J]. 中华医学信息导报，2015，30（12）：12-12.

[5] NING M M, SARRACINO D A, BUONANNO F S, et al. Proteomic Prote- ase Substrate Profiling of tPA Treatment in Acute Ischemic Stroke Patients : A Step Toward Individualizing Thrombolytic Therapy at the Bedside[J]. Transl Stroke Res, 2010, 1（4）: 268-275.

[6] 陈荣辉，雷益，林帆. 多模态 MRI 诊断缺血性脑血管病的研究进展 [J]. 海南医学，2017，28（5）：795-797.

[7] 中华医学会神经病学分会，中华医学会神经病学分会脑血管病学组. 中国急性缺血性脑卒中诊治指南2018[J]. 中华神经科杂志，2018，51（9）：666-682.

[8] 中华医学会神经病学分会，中华医学会神经病学分会脑血管病学组. 中国脑血管病影像应用指南 [J]. 中华神经科杂志，2016，49（3）：164-181.

[9] WANG Y, WANG Y, ZHAO X, et al. Clopidogrel with Aspirin in Acute Minor Stroke or Transient Ischemic Attack[J]. N Engl J Med, 2013, 369: 11-19.

[10] 卢洁，刘振宇，李亚明. 一体化 TOF PET/MR 影像技术实现精准定量脑血流量 [J]. 中华核医学与分子影像杂志，2016，36（6）：547-548.

第二十五章
肿瘤心脏病学

肿瘤心脏病学或心脏肿瘤学是一门新兴的交叉学科,研究的主要范畴是恶性肿瘤治疗相关的心血管疾病的诊断、预防和治疗[1]。随着医学研究和医学设备的不断革新,肿瘤诊断和治疗的方式有了很大的进步,恶性肿瘤患者的生存率也有了一定的提高。但是,多药物、多类型的治疗也使肿瘤患者发生心血管不良事件的概率不断升高,因此对治疗恶性肿瘤过程中出现的心血管疾病的诊断和防治是非常必要的[2,3]。

第一节　肿瘤治疗相关心血管疾病的机制、临床表现和诊断

引起心脏毒性的常见药物主要有两大类:一类是化疗药物,包括干扰核酸生物合成的药物、影响核酸转录的药物、影响 DNA 结构和功能的药物、抑制蛋白质合成与功能的药物;另一类是分子靶向药物[4,5]。与药物治疗相关的心脏毒性分成两种类型:Ⅰ型是不可逆性损伤,主要由蒽环类药物引起,与药物剂量有关,能够造成心肌坏死和大面积不可逆损伤;Ⅱ型是可逆的损伤,主要由分子靶向药物造成,与药物剂量无关,也不会导致细胞坏死。而放疗引起的心脏损伤大多是由于心脏位于放疗区域附近引起的。美国心脏协会(American Heart Association,AHA)制定的判断心脏毒性的诊断标准是:①出现弥散性心肌功能降低或室间隔运动明显降低,左心室射血分数降低;②充血性心衰相关症状;③第三心音奔马律、心动过速等充血性心衰相关体征;④左心室射血分数较基线降低至少 5% 且绝对值<55%,伴有充血性心衰症状或体征,或左心室射血分数降低至少 10% 且绝对值<55%,无症状或体征。以上四项满足一项即可诊断心脏毒性。

一、化疗药物引起的心血管疾病

1. 干扰核酸转录的药物　蒽环类药物(多柔比星、阿柔比星等)是干扰核酸转录的药物,目前广泛用于治疗乳腺癌、淋巴瘤、肉瘤和白血病,是引起心脏毒性较为常见的一类药物。蒽环类药物的心脏毒性与自由基的产生密不可分,自由基可引起细胞核、细胞器及细胞膜过氧化,细胞完整性受损,使心肌细胞坏死或凋亡。最近的研究还发现拓扑异构酶Ⅱβ是蒽环类药物心脏毒性作用的主要靶点。蒽环类药物引起的心脏毒性可以分为急性、慢性和迟发性三类:①急性心脏毒性:不太常见,可在用药过程中或给药后几小时内出现,临床表现为心律失常(室上性心动过速、室性心律失常、心内传导阻滞),也偶有急性左心衰竭和心包炎,心电图改变主要包括 ST-T 的改变、QT 间期延长等,症状多在停药后消失;②慢性心脏毒性:一般在化疗后数月至一年内出现,临床较为常见,主要临床表现是左心室功能障碍,严重者可致心力衰竭,且死亡率较高;③迟发性心脏毒性:多在化疗结束后若干年出现,

主要临床表现是左室功能障碍和充血性心力衰竭等[4,6,7]。

2. 影响 DNA 结构和功能的药物

（1）烷化剂：如环磷酰胺，主要用于膀胱癌、肺癌、肉瘤和慢性粒细胞性白血病的治疗。引起心脏毒性的可能机制包括其代谢产物直接损伤血管内皮，引起毛细血管微血栓的形成和内皮通透性升高，使含有高浓度药物的血液外渗，导致心肌细胞损伤。同时血浆蛋白和红细胞漏至心肌间质，引起纤维蛋白沉积和局灶性出血，大量含丰富蛋白质液体渗入心包腔造成心包积液，造成难治性充血性心功能不全。临床表现包括心律失常、传导紊乱、急性充血性心衰和心包炎等，患者的心电图往往显示 QRS 波幅降低、ST 段抬高及 T 波倒置[4,6]。

（2）铂类药物：如顺铂，也经常引起心脏问题，临床表现为胸痛、心律失常（室上性心动过速，心动过缓），心电图可表现为 ST-T 改变，左束支传导阻滞，同时还可以引起急性心肌缺血、脑缺血、高血压等。顺铂的迟发性心脏毒性有左室肥大、缺血性心肌病、心肌梗死等[6,7]。

3. 抑制蛋白质合成与功能的药物　紫杉类药物如紫杉醇、多烯紫杉醇等目前广泛应用于乳腺癌、卵巢癌以及其他恶性肿瘤治疗，其心脏毒性较少见，症状也较为轻微。紫杉类药物引起的心脏毒性和其可导致大量的组胺释放有关。主要临床表现有心律失常、心肌炎、心肌病等[4,7]。

4. 干扰核酸生物合成的药物　临床上常用的抗代谢类药物有氟尿嘧啶、阿糖胞苷等，目前广泛应用于胃肠道恶性肿瘤和乳腺癌的治疗。氟尿嘧啶导致心脏毒性的具体机制是损伤内皮细胞功能、干扰平滑肌细胞信号转导，触发异常的血管活性反应，最终导致冠脉痉挛及心肌缺血。临床表现主要为胸痛、室上性或室性心律失常、心绞痛、心肌梗死等。心电图主要表现为 ST-T 改变（ST 段抬高或下移、T 波倒置）[6,7]。

二、分子靶向药物

1. 曲妥珠单抗　是人源化单克隆抗体，目前主要应用于治疗 Her-2 阳性的乳腺癌和晚期胃癌患者。曲妥珠单抗引起心脏毒性的可能机制是通过与心肌细胞上 Her-2 蛋白相结合从而阻滞 Her-2 信号通路，Her-2 信号缺乏激活了线粒体凋亡途径及 Caspase 途径，从而导致心肌细胞凋亡。曲妥珠单抗引起的心脏毒性发生率较低，而且损伤大多是可逆的，主要临床表现为无症状性左室射血分数下降和慢性心力衰竭[5,6]。

2. 贝伐珠单抗　通过抑制血管内皮生长因子而起到抗肿瘤作用，目前可用于多种恶性肿瘤的治疗。其引起心血管不良事件的主要机制是造成血管内皮损伤、血管收缩及重构、炎症反应及血小板活化等，从而增加了心力衰竭、冠心病、高血压及血栓栓塞性疾病的发生风险[5,7]。

3. 酪氨酸激酶抑制剂（舒尼替尼、索拉菲尼等）　其诱导的心脏毒性反应可能与以下机制相关：抑制血管生长因子、抑制血小板源性生长因子受体信号通路、抑制 c-Kit 信号通路、改变 AMPK 活性导致能量代谢受损和线粒体功能障碍。这类药物心脏毒性的主要临床表现为高血压、左室射血分数下降和充血性心力衰竭[5,8]。

三、放射治疗引起的心血管疾病

1. 放射性心包炎　与心脏的其他结构相比，心包更容易受到放疗的损伤。心包放射性损伤可以分为急性心包炎、心包渗出和缩窄性心包炎。急性放射性心包炎较为罕见，临床症状出现早，常在放疗后数周出现，大多数可自行缓解；心包渗出多发生于放疗后 4 个月至数年，常无明显临床症状，并且可以自愈；缩窄性心包炎往往由急性心包损伤发展而来，常常在放疗后 5～10 年发病，患者可以出现广泛的心包粘连[9]。

2. 放射性心肌病 放射性心肌病较为少见，主要原因是心肌细胞很少发生分裂增殖，所以受到放疗的影响比较小。接受过高剂量放疗的患者易发生限制性心肌损伤，接受放疗和化疗联合治疗的患者易发生舒张性心功能不全。心肌受到放射损伤后多数没有临床症状，往往是通过心脏超声检查偶然发现的。最常见的心脏超声表现是局部室壁运动异常、左室收缩力低下、心脏舒张功能受限，较为严重者可表现为充血性心功能不全。

3. 放射性冠心病 放射性冠心病是最常见的致死性心脏并发症。由于放射性冠心病与普通冠心病的发病机制和临床表现都很接近，所以很难进行鉴别。但可以确定的是在接受放疗后，冠心病的发病率显著升高。常见的放射性冠心病的临床表现包括胸痛、面色苍白、出汗、呼吸困难、低血压以及心律失常等，少数患者会发生猝死。

4. 放射性瓣膜损伤 放射性瓣膜损伤的发生常常与放疗的剂量和照射时间相关，往往发生在放疗的中后期，表现为瓣膜增厚和关闭不全。

5. 放射性心脏传导系统损伤 放射性心脏传导系统损伤多发生在放疗初期，与患者年龄、既往疾病、心脏受照射的剂量、体积以及药物协同作用有关。大约一半患者没有临床表现，仅仅出现心电图异常；有症状的患者可以表现为窦性心动过速、房室传导阻滞、束支传导阻滞等。

第二节 肿瘤治疗相关心血管疾病的评估和检查

目前，心脏的检查和评估方法有很多。以往有创性和风险性较高的检查方式（例如心肌活检）在临床上的应用越来越少，而一些简单易行、准确率较高的检查手段越来越受到大家的青睐。

一、心电图

心电图是一项临床常规检查项目。2016 年欧洲心脏学会指南推荐所有进行肿瘤治疗的患者在治疗前、治疗中都应行心电图检查，同时需要测量 QT 间期，计算心率矫正的 QT 间期，特别是使用可引起 QT 间期延长的抗肿瘤药物治疗的患者。对治疗期间 QT 间期大于 500 毫秒、QT 间期延长超过 60 毫秒或新发心律失常患者，应考虑中止或调整抗肿瘤方案。但是心电图对抗肿瘤药物心脏毒性诊断敏感性低、特异性差，24 小时动态心电图对心律失常等诊断的准确率更高，可酌情选用[8]。

二、心脏超声

心脏超声是最常见的监测心功能的影像学技术，安全性高，重复性好，可以连续评估心脏功能。心脏超声可以通过测量左心室射血分数值（left ventricular ejection fractions，LVEF）及整体纵向应变（global systolic longitudinal strain，GLS）评价心脏状态[10]。

1. 左心室射血分数 LVEF 是评估心脏功能的一个重要指标。但在心肌受损的初期，往往不会出现心脏结构和功能异常，只有严重受损或其整体功能明显降低时 LVEF 才会出现明显异常改变，才能够被心脏超声监测出来，LVEF 对早期发现心脏毒性来说仍是一个相对不敏感指标。但值得注意的是，有研究发现化疗引起的心脏损伤，舒张功能障碍可能出现在 LVEF 下降之前。然而，目前并没有舒张期的参数可以明确预测心脏损伤的情况。舒张功能障碍的筛查对发现早期心脏损伤的作用，目前仍在研究中。

2. **整体纵向应变**　GLS 可以准确预测 LVEF 的降低，检测亚临床心功能不全的患者。2016 年欧洲心脏学会推荐 GLS 较基线水平下降超过 15%，即可判定早期亚临床左室功能不全。

三、心脏磁共振

磁共振是一种无创、安全性高的检查。心脏磁共振成像可以检测心脏 LVEF 值和心肌纤维化。由于心脏核磁共振可发现心肌细胞的早期损伤，目前多用于监测和评估化疗过程中心肌的活性[8, 10]。

四、放射性核素血管造影

放射性核素血管造影目前已经广泛应用于临床实践。多门控血池显像的高重复性和低变异性使其很适合进行连续性检测，测量 LVEF 的准确性和重复性也较好。但考虑到其存在放射性且获取心脏结构及血流动力学的信息有限，不推荐将其作为一线检测工具[8]。

五、心肌肌钙蛋白

肌钙蛋白（troponin, Tn）是横纹肌收缩的调节蛋白，其中存在于心肌中的亚型 TnT 和 TnI 具有心肌特异性。TnI 是最早被确定的可以发现心脏损伤的血液生物标志物。TnI 在心脏损伤后 2～3 小时内就可升高。接受抗肿瘤治疗的患者在 LVEF 下降之前 TnI 就可升高。化疗后 TnI 的峰值与 LVEF 降低的幅度密切相关，TnI 可用来预测发生左室功能不全的严重程度[10]。

第三节　肿瘤治疗相关心血管疾病的预防和治疗

一、高危人群的筛查和干预

对于有高危因素的肿瘤患者，要进行治疗前的风险筛查和评估。目前发现的高危因素包括高龄、电解质紊乱、心血管病史、接受过放疗或化疗、心脏毒性药物治疗史等。有些危险因素应该在治疗前和治疗过程中进行纠正和监测。如高血压、糖尿病、血脂异常或电解质紊乱，可以在抗肿瘤治疗前进行治疗，并在接受治疗过程中密切监测；对于接受蒽环类或曲妥珠单抗治疗的患者，在治疗前行心脏超声基线检查，治疗中定期复查心脏超声，治疗后要定期随访[4, 11]。

二、用药方式的调整

化疗引起心脏毒性的概率和严重程度，与很多因素有关，例如药物类型、单周期药物剂量、累积药物剂量、药物配伍、用药途径等等。

1. **降低药物累积剂量**　减少心脏毒性最直接的方法是降低化疗药物的累积剂量。但是，降低剂量会影响治疗肿瘤的效果，所以要根据患者的具体情况来决定是否降低剂量。

2. 调整用药途径和方案 我们可以通过调整用药途径和用药方案，来降低药物的心脏毒性，同时又不影响抗肿瘤的治疗效果。例如，如果采用连续 96 小时的静脉泵入的用药方式，可以降低蒽环类药物心脏毒性而不会影响抗肿瘤效果；如果将多柔比星的 3 周给药方案更改为每周给药，可在保证药物疗效的情况下减少药物心脏毒性。另外，一些新型药物的使用可以有效降低心脏毒性，如使用脂质体多柔比星可在相同的疗效情况下有效降低心脏毒性作用[4]。

三、药物治疗

1. 右丙亚胺：右丙亚胺是一种真核 DNA 拓扑异构酶Ⅱ的抑制剂，可以有效地预防蒽环类药物所致的心脏毒性，其代谢产物及一些中间产物能与铁离子螯合，从而减少由铁离子催化的自由基产生，起到预防心脏毒性的作用。目前被国际上多种指南推荐用于蒽环类药物引起的心脏毒性的预防和治疗。

2. β受体阻滞剂：β受体阻滞剂能够降低心衰患者的死亡率，卡维地洛是具有抗氧化作用的非选择性 β受体阻滞剂，在心功能不全患者的治疗中是至关重要的，在阿霉素治疗过程中也可以作为一种有效的心脏保护剂。

肿瘤心脏病学是随着人们对肿瘤治疗认识的不断进步而出现的新学科，旨在预防和减少肿瘤治疗过程中所产生的心血管不良事件。肿瘤心脏病学的发展需要肿瘤科、心内科、影像科等相关科室的临床医生的共同参与，通过各个专业的医生和患者共同配合，有效地提高肿瘤治疗的安全性，降低心血管不良事件的发生[4, 11]。

（季加孚）

参 考 文 献

[1] 张海涛. 肿瘤心脏病学 [M]. 北京：北京大学医学出版社. 2017.

[2] 张七一. 癌症与心脏 [M]. 北京：人民卫生出版社. 2010.

[3] YEH E T, CHANG H M. Oncocardiology-Past, Present, and Future: A Review[J]. JAMA cardiology.,
2016；1（9）：1066-1072.

[4] 韩尽斌，吴宁，花永强，等. 肿瘤化疗药物心脏毒性的预防策略 [J]. 中国癌症杂志，2018（1）：75-80.

[5] 王阿曼，方凤奇，夏云龙，等. 肿瘤靶向治疗的心血管毒性研究进展 [J]. 现代肿瘤医学，2018（2）：291-
296.

[6] 钟江鸣，刘振华. 抗肿瘤药物所致心脏毒性的研究进展 [J]. 创伤与急诊电子杂志，2017（2）：82-86.

[7] 赵岚，杨烽华，张少衡. 肿瘤心脏病学及抗肿瘤药物的心脏毒性 [J]. 生理科学进展，2017（3）：197-202.

[8] 关旭敏，刘基巍，刘莹，等. 肿瘤治疗相关心脏损伤检测 [J]. 中国实用内科杂志，2017（1）：35-37.

[9] 李晨，孙丽斌，邱文生. 抗肿瘤治疗所致心脏毒性的研究进展 [J]. 临床肿瘤学杂志，2016（12）：1132-
1138.

[10] 赖玮，帅维，洪葵. 肿瘤药物治疗引发的心功能不全的心脏评估 [J]. 临床心血管病杂志，2016（03）：
221-224.

[11] 王刚，刘生祥. 抗肿瘤化疗药物对心脏毒性的研究进展 [J]. 肿瘤学杂志，2015（12）：1010-1014.

第二十六章
心血管疾病与分子病理学

不同于传统病理学，分子病理学是人们利用各种分子生物学技术对疾病发生过程中的各种分子信号通路和作用机制进行研究，从而对疾病进行诊断和评估的一门新兴分支学科。分子病理学的蓬勃发展，使心血管病理学研究以及心血管疾病的诊疗进入了全新的分子医学时代。

第一节　心血管疾病分子病理学的发展现状

20世纪70年代，分子生物学技术与细胞和分子遗传学的融合催生了分子病理学。这一病理学的新分支首先为人们认识心血管疾病的发病机制拓展了思路。除家族遗传性心血管疾病外，大多数心血管疾病曾被认为是复杂的环境因素和遗传因素交互作用的结果。然而随着人类基因组计划的完成和基因型 - 疾病表型相关研究的开展，一些心血管疾病被发现与基因变异密切相关。如在肺动脉高压中，散发患者 BMPR2 突变携带率超过 20%。BMPR2 突变被认为是肺动脉高压的分子学基础，当患者携带该突变时，其他肺动脉高压病因或其他致病基因突变更易引起这类患者发生肺动脉高压，即"二次打击"学说[1]。除基因水平变异外，其他形式如 RNA 变化也参与了心血管疾病的发生发展[2]。分子病理学通过关注这些不同分子水平的变化与心血管疾病发病机制之间的关系，为心血管疾病病因学研究拓宽了范围，为心血管疾病病理学检查带来了新的手段，为临床开展精准诊断、个体化治疗提供了保障。

传统心血管病理学主要以心脏移植、尸检为取材来源。心肌活检虽能反映局部病灶的变化，但存在一定的风险，且可重复性差，在临床工作中不易开展。与此同时，心血管疾病的组织病理学表现缺乏特异性，对病理医生的经验有较高要求，这些都限制了心血管病理学的发展。随着测序技术的革新和普及，分子病理学标准化检测流程和高灵敏度检测技术应运而生，这就为临床带来新的活检方式——液体活检。相对于组织活检的有创取材，液体活检是通过采集患者外周血或其他体液样本，实现无创检测疾病的特征性分子改变。液体活检的出现，为诸如肿瘤类需要明确诊断、持续监测的疾病带来了新的机遇。循环肿瘤 DNA（circulating tumor DNA，ctDNA）、循环肿瘤细胞（circulating tumor cells，CTC）和外泌体（exosome）是目前肿瘤疾病中备受瞩目的液体活检指标。

研究发现，一些由基因改变引起的心血管疾病可以表现为家族聚集发病模式，也可表现为"类肿瘤发病"的散发模式，即发病年龄早，病情进展迅速，临床预后不良[3, 4]，而肿瘤疾病与心血管疾病也共享很多分子信号通路[5-7]，因此分子病理学在肿瘤中的发展经验，可以为心血管疾病的病因探求和临床诊疗提供参考。肿瘤细胞以其特有的基因组变异或蛋白组特征，表现出与正常体细胞不同的遗传或代谢谱，这种特殊的遗传或代谢谱为从体细胞分离少量甚至微量肿瘤细胞奠定了基础，而肿瘤细胞通过血液循环向远处转移的特点，为利用循环捕获、无创活检提供了可行性[8]。

不同于肿瘤细胞，心血管疾病的病变细胞自发突变少，无侵袭性，脱落率低，因此循环捕获有一定难度。然而大量研究已经在外周血中发现循环内皮细胞（circulating endothelial cells，CECs）的改变与内皮损伤相关[9]。CECs 在健康人群的外周血中数量极少，但在冠心病、心衰、房颤等心血管疾病中均有显著增加，并且其数量改变与疾病发展进程和对治疗的反应性相关[10,11]。或许这些出现在体循环中的内皮细胞可以成为心血管疾病液体活检的新指标，为无创评估病灶的病理改变提供帮助。外泌体作为细胞间交流分泌的微小囊泡结构，在心血管系统中可被多种因素刺激释放，其对剪切力、血栓状态、心肌肥厚等改变敏感的特性以及与分泌细胞状态的高度相关性使其在心血管疾病的液体活检方面极具潜力[12]。因此，通过不断深入探索，充分借鉴肿瘤领域的经验，心血管疾病的分子病理学也将迎来新的发展前景。

第二节　分子病理学在心血管疾病诊疗中的应用

分子病理学的发展，为传统心血管疾病诊疗思路带来革新。

一、分子病理学可用于心血管疾病的精准诊断

在疾病无症状期或早期利用分子病理学及相关技术诊断疾病，可对患者进行及时有效的干预，从而改善患者预后。在心肌病的诊断分型体系中，已有专家提出全新的 MOGE（S）分型体系。在此分型体系中，强调了心肌病的 5 个特点：形态功能学特征（M）、累及器官（O）、基因或遗传模式（G）、病因注释（E），心功能状态也可额外进行描述（S）。由于心肌病主要表现为心肌受累后出现的心功能下降，常规心血管疾病相关病因无法对其进行解释。

传统心肌病分型主要依赖形态功能学特征，如肥厚型心肌病、扩张型心肌病，但此类描述性分型对于心肌病的病因排查和疾病特征并无帮助。随着对心肌病发病机制研究的深入，它作为一种基因突变高度相关的全身性疾病，其病因和各器官受累情况均不容忽视[13]。MOGE（S）分型方法的提出，为所有心肌病患者的精准诊断提供了思路。虽然这种分型方法在使用初期略显复杂，但通过遵循这种分型模式，能为所有接诊心肌病的临床医生提供诊断思路，对患者进行全面而细致的排查。同时，有研究团队已经开始基于此分型方法建立评分模式，进一步为心肌病患者风险评估提供帮助[14]。这种精准诊断模式的提出，正是基于分子病理学与临床医学在心血管疾病上有效的结合。此外，对疑似马方患者尽早进行 *FBN1* 检测，可协助明确诊断，同时制定详细随访策略，监测主动脉扩张情况，通过尽早手术能有效降低患者猝死的发生[15]。而对于肺静脉闭锁这一类可引起不同程度肺动脉高压的疾病，临床上鉴别诊断存在一定的困难。2015 年 ESC/ERS 肺动脉高压诊疗指南中，肺静脉闭锁的致病基因 *EIF2AK4* 被推荐用于确诊该疾病，取代了病理活检，也标志着分子病理学真正迈入肺动脉高压诊疗临床实践[16]。

二、分子病理学可用于指导心血管疾病的精准治疗

在心血管疾病的治疗过程中，通过分子病理学对患者进行疗效和不良反应的分析评估，

可以指导临床医生进行精准和全面的治疗。如肥厚型心肌病中不同基因突变患者的猝死风险和病情进展不同，分子病理学能为患者进行准确分型，进而指导临床制定更为合适患者的治疗方案[17]。同样表现为主动脉瘤样扩张和夹层的 Loeys-Dietz 综合征和 Ehlers-Danlos 综合征，术后致死性并发症的发生率大不相同，通过分子病理学诊断分析，能提示临床医生在施行手术治疗的同时，需要更关注 Ehlers-Danlos 综合征的患者，有效控制其术后并发症的发生，改善患者生存率[18]。

三、分子病理学可以用于心血管疾病患者的预后评估

通过对心血管疾病的分子病理学分析，临床能根据患者携带致病突变的情况，结合其他临床相关指标，对患者进行更为详细和准确的预后评估。如染色体异常的先天性心脏病患者常合并多发畸形和发育迟缓，对手术耐受度低。因此，对于先天性心脏病患者进行针对性分子病理学分析，能提示手术风险，判断其远期发育情况[19]。携带 BMPR2 突变的先天性心脏病患者更容易出现肺动脉高压，且进展更迅速，预后更差。因此在肺动脉高压诊治过程中，分子病理学能明确患者可能存在的基因突变，从而准确评估患者预后。在肥厚型心肌病中，携带 MYH7、TNNI3、TNNT2 等基因突变的患者，猝死风险显著高于携带其他基因突变的患者。携带 MYBPC3、MYL3 等基因突变的患者，临床表现相对较轻，心肌肥厚进展相对较缓慢[20]。通过分子病理学分析，能对上述患者猝死风险进行准确判断，从而为临床施行个体化精准的随访计划提供依据。

在分子生物学技术突飞猛进的今天，病理学正在由单纯的形态诊断向多学科分子诊断的方向发展，分子病理学在心血管疾病诊疗过程中的作用日益显著，并逐步展现其独特而重要的临床意义。心血管病理学的临床应用通过分子病理学得到延伸，从简单的疾病诊断逐步覆盖到疾病的诊疗全过程。通过分子病理学，基础科研与临床应用之间的转化更为便捷迅速。现在，无论是倡导精准医疗，还是推行个体化医疗，抑或促进疾病防治前移，分子病理学都将参与到各种心血管疾病的诊疗过程中，为其提供全面帮助。

（郑　璇　陈佑平　张真路）

参 考 文 献

[1] LIU D，LIU Q Q，EYRIES M，et al. Molecular genetics and clinical features of Chinese idiopathic and heritable pulmonary arterial hypertension patients.[J]. Eur Respir J，2012，39（3）：597-603.

[2] BÄR C，CHATTERJEE S，THUM T. Long Noncoding RNAs in Cardiovascular Pathology，Diagnosis，and Therapy.[J]. Circulation，2016，134（19）：1484-1499.

[3] TAYLOR M R，FAIN P R，SINAGRA G，et al. Natural history of dilated cardiomyopathy due to lamin A/C gene mutations[J]. J Am Coll Cardiol，2003，41（5）：771-780.

[4] LIU D，WU W H，MAO Y M，et al. BMPR2 mutations influence phenotype more obviously in male patients with pulmonary arterial hypertension[J]. Circ Cardiovasc Genet，2012，5（5）：511-518.

[5] LIGUORI I，RUSSO G，CURCIO F，et al. Oxidative stress，aging，and diseases[J]. Clin Interv Aging，2018，13：757-772.

[6] TIDWELL T R，SØREIDE K，HAGLAND H R. Aging，Metabolism，and Cancer Development：from Peto's Paradox to the Warburg Effect[J]. Aging Dis，2017，8（5）：662-676.

[7]   MASOUDKABIR F, SARRAFZADEGAN N, GOTAY C, et al. Cardiovascular disease and cancer: Evidence for shared disease pathways and pharmacologic prevention[J]. Atherosclerosis, 2017, 263: 343-351.

[8]   NORMANNO N, CERVANTES A, CIARDIELLO F, et al. The liquid biopsy in the management of colorectal cancer patients: current applications and future scenarios[J]. Cancer Treat Rev, 2018, 70: 1-8.

[9]   BOOS C J, LIP G Y, BLANN A D. Circulating endothelial cells in cardiovascular disease.[J]. J Am Coll Cardiol, 2006, 48(8): 1538-1547.

[10]   SCHMIDT D E, MANCA M, HOEFER I E. Circulating endothelial cells in coronary artery disease and acute coronary syndrome[J]. Trends Cardiovasc Med, 2015, 25(7): 578-587.

[11]   IDRISS N K, BLANN A D, SAYED D M, et al. Circulating Endothelial Cells and Platelet Microparticles in Mitral Valve Disease With and Without Atrial Fibrillation[J]. Angiology, 2014, 66(7): 631-637.

[12]   AILAWADI S, WANG X, GU H, et al. Pathologic function and therapeutic potential of exosomes in cardiovascular disease.[J]. Biochim Biophys Acta, 2015, 1852(1): 1-11.

[13]   ARBUSTINI E, NARULA N, DEC G W, et al. The MOGE(S) classification for a phenotype-genotype nomenclature of cardiomyopathy: endorsed by the World Heart Federation[J]. J Am Coll Cardiol, 2013, 62 (22): 2046-2072.

[14]   HAZEBROEK M R, MOORS S, DENNERT R, et al. Prognostic Relevance of Gene-Environment Interactions in Patients With Dilated Cardiomyopathy: Applying the MOGE(S) Classification.[J]. .J Am Coll Cardiol, 2015, 66(12): 1313-1323.

[15]   MEMBERS A F, ERBEL R, ABOYANS V, et al. 2014 ESC Guidelines on the diagnosis and treatment of aortic diseases[J]. Eur Heart J, 2015, 72(12): 1169-1252.

[16]   GALIÈ N, HUMBERT M, VACHIERY J L, et al. 2015 ESC/ERS Guidelines for the diagnosis and treatment of pulmonary hypertension: The Joint Task Force for the Diagnosis and Treatment of Pulmonary Hypertension of the European Society of Cardiology (ESC) and the European Respiratory Society (ERS): Endorsed by: Association for European Paediatric and Congenital Cardiology (AEPC), International Society for Heart and Lung Transplantation (ISHLT)[J]. Eur Respir J, 2015, 46(4): 903-975.

[17]   ELLIOTT P M, ANASTASAKIS A, BORGER M A, et al. 2014 ESC Guidelines on diagnosis and management of hypertrophic cardiomyopathy[J]. Eur Heart J, 2014, 35: 2733-2739.

[18]   LOEYS B L, SCHWARZE U, HOLM T, et al. Aneurysm syndromes caused by mutations in the TGF-beta receptor[J]. N Engl J Med, 2006, 355(8): 788-798.

[19]   HOANG T T, GOLDMUNTZ E, ROBERTS A E, et al. The Congenital Heart Disease Genetic Network Study: Cohort description.[J]. Plos One, 2018, 13(1): e0191319.

[20]   DADSON K, HAUCK L, BILLIA F. Molecular mechanisms in cardiomyopathy.[J]. Clin Sci (Lond), 2017, 131(13): 1375-1392.

常用缩略语中英文名词对照

11β-HSD	11β-hydroxysteroid dehydrogenase	11β- 羟基类固醇脱氢酶
AA	arachidonic acid	花生四烯酸
AAA	abdominal aortic aneurysm	腹主动脉瘤
AAD	acute aortic dissection	急性主动脉夹层
AAS	acute aortic syndrome	急性主动脉综合征
ABC	ATP-binding cassette	三磷腺苷结合盒
ABL	abetalipoproteinemia	无 β 脂蛋白血症
ACCF	American College of Cardiology Foundation	美国心脏病学会基金会
ACEI	angiotensin-converting enzyme inhibitor	血管紧张素转化酶抑制剂
ACS	acute coronary syndromes	急性冠脉综合征
AD	aortic dissection	主动脉夹层
ADM	adrenomedullin	肾上腺髓质素
AF	atrial fibrillation	心房颤动
AGNC	Association of Genetic Nurses and Counsellors	遗传学护士及咨询师协会
AHA	American Heart Association	美国心脏协会
ALDH2	acetaldehyde dehydrogenase-2	乙醛脱氢酶 2
AMI	acute myocardial infarction	急性心肌梗死
ANP	atrial natriuretic peptide	心房钠尿肽
APD	action potential duration	动作电位时程
APHRS	Asia Pacific Heart Rhythm Society	亚太心律协会
ARBs	angiotensin II receptor blockers	血管紧张素 II 受体拮抗剂
ARVC	arrhythmogenic right ventricular cardiomyopathy	致心律失常性右室心肌病
ARVD	arrhythmogenic right ventricular dysplasia	致心律失常性右心室发育不良
ASL	arterial spin labeling	动脉自旋标记技术
ASON	antisense oligonucleotide	反义寡核苷酸
AST	aspartate transaminase	天冬氨酸转氨酶
Bi-seq	bisulfite sequencing	全基因组重亚硫酸盐测序
BNP	brain natriuretic peptide	脑钠肽
BOLD-fMRI	blood oxygenation level dependent-functional magnetic resonance imaging	血氧水平依赖功能磁共振成像
BrS	Brugada syndrome	Brugada 综合征
CACT	carnitine-acylcarnitine transporter deficiency	肉碱 - 脂酰肉碱转位酶缺乏
cAMP	cyclic adenosine monophosphate	环磷酸腺苷
CASQ2	calsequestrin-2	集钙蛋白 2
CCBs	calcium channel blockers	钙拮抗剂
CECs	circulating endothelial cells	循环内皮细胞
CEM	clinical element model	临床元素模型

CETP	cholesteryl ester transfer protein	胆固醇酯转移蛋白
CGRP	calcitonin gene related peptide	降钙素基因相关肽
ChIP-seq	chromatin immunoprecipitation sequencing	染色质免疫共沉淀测序
CICR	Ca^{2+}-induced Ca^{2+}-release	Ca^{2+} 诱导 Ca^{2+} 释放
CK-MB	creatine kinase isoenzyme	肌酸激酶同工酶
CMR	cardiac magnetic resonance	心脏核磁共振
CNV	copy number variation	拷贝数变异位点
COX	cyclooxygenase	环氧合酶
CPT-1/2	carnitine palmitoyl transferase-1/2 deficiency	肉碱棕榈酰转移酶 -1 或 2 缺乏
CPVT	catecholaminergic polymorphic ventricular tachycardia	儿茶酚胺敏感性室性心动过速
CRF	case report form	病例报告表
CRP	Creactive protein	C 反应蛋白
Ct	cycle threshold	循环阈值
CT	computed tomography	计算机断层成像
CTC	circulating tumor cells	循环肿瘤细胞
ctDNA	circulating tumor DNA	循环肿瘤 DNA
cTn	cardiac troponin	心肌肌钙蛋白
cTn I	cardiac troponin I	心肌肌钙蛋白 I
cTnT	cardiac troponin T	心肌肌钙蛋白 T
CT-proET-1	C-terminal pro-endothelin 1	C- 末端前内皮素 -1
CVD	cardiovascular disease	心血管疾病
D	deletion	缺失
DADs	delayed after-depolarizations	延迟后除极
DCM	dilated cardiomyopathy	扩张型心肌病
DSC-MRI	dynamic susceptibility contrast-enhanced MR imaging	动态磁敏感对比增强磁振成像
DTI	diffusion tensor imaging	弥散张量成像
DWI	diffusion-weighted imaging	MRI 弥散加权成像
ECC	excitation-contraction coupling	兴奋 - 收缩偶联
ECE-1c	endothelin converting enzyme-1c	内皮素转换酶 -1c
ECV	extracellular volume	细胞外容积
EHRA	European Heart Rhythm Association	欧洲心律协会
EM	extensive metabolism	快代谢型
EO	endogenous ouabain	内源性哇巴因
ERT	enzyme replacement therapy	酶替代治疗
ESC	European Society of Cardiology	欧洲心脏病学会
ET	endothelin	内皮素
EVAR	endovascular aortic repair	主动脉腔内修复术
ExAC data-set	exome aggregation consortium data-set	外显子集合数据集
FDA	Food and Drug Administration	美国食品药品监督管理局
FSSS	familial sick sinus syndrome	家族性病态窦房结综合征
GAA	acid α-glycosidase	酸性 α- 糖苷酶
Gal-3	galectin-3	半乳凝素 -3
GDE	glycogen debranching enzyme	糖原脱支酶
GDF-15	growth differentiation factor 15	生长分化因子 -15
GDP	gross domestic product	国内生产总值
GGCX	γ-glutamyl carboxylase	γ- 谷氨酰羧化酶
GLS	global systolic longitudinal strain	整体纵向应变
GP	glycoprotein	血小板糖蛋白

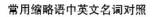

GRK	G protein-coupled receptor kinase	G 蛋白偶联受体激酶
GRS	genetic risk score	基因风险评分
GSD	glycogen storage disease	糖原累积病
GST	glutathione-S-transferases	谷胱甘肽转硫酶
GWAS	genome-wide association study	全基因组关联研究
HCM	hypertrophic cardiomyopathy	肥厚型心肌病
Hcy	homocysteine	同型半胱氨酸
HDAC8	histone deacetylase-8	组蛋白去乙酰化酶 -8
HDL-C	high density lipoprotein cholesterol	高密度脂蛋白
HFpEF	heart failure with preserved ejection fraction	射血分数保留的心衰
HFrEF	heart failure with reduce ejection fraction	射血分数降低的心衰
HGMD	the Human Gene Mutation Database	人类基因变异数据库
HMG-CoA	hydroxy-methyl-glutaryl coenzymeA	羟甲基戊二酰辅酶 A
HRS	Heart Rhythm Society	美国心律协会
hs-Tn	high sensitivity troponin	高敏肌钙蛋白
I	insertion	插入
ICD	implantable cardioverter defibrillator	埋藏式心脏自动复律除颤器
ICD-10	international classification of diseases，10th revision	国际疾病分类第 10 次修订本
ICD-9	international classification of diseases，9th revision	国际疾病分类第 9 次修订本
IEM	inborn errors of metabolism	遗传性代谢疾病
IL	interleukin	白介素
IM	intermediate metabolism	中间代谢型
IMH	intramural hemorrhage and hematoma	主动脉壁内血肿
IOPD	infant-onset of Pompe disease	幼儿发病型 Pompe 病
ISSS	inherited sick sinus syndrome	遗传性病态窦房结综合征
JCTN	junction	接头蛋白
JNC	Joint National Committee	美国国家联合委员会
LBBB	left bundle branch block	左束支传导阻滞
LCAD	long-chain acyl-CoA dehydrogenase deficiency	长链酰基辅酶 A 脱氢酶缺乏
LCHAD	long-chain 3-hydroxy acyl -CoA dehydrogenase deficiency	长链 3- 羟基酰辅酶 A 脱氢酶缺乏
LCSD	left cardiac sympathetic denervation	左侧交感神经去除术
LD	lipid droplet	脂滴
LDH	lactate dehydrogenase	乳酸脱氢酶
LDL-C	low density lipoprotein cholesterol	低密度脂蛋白胆固醇
LGE	late gadolinium enhancement	钆对比剂延迟强化
LOPD	late-onset of adult disease	晚发型 Pompe 病
LPL	lipoprteinlipase	脂蛋白脂酶
Lp-PLA2	lipoprotein-associated phospholipase A2	脂蛋白相关磷脂酶 A2
LQT1	type 1 long QT syndrome	长 QT 综合征 1 型
LQT2	type 2 long QT syndrome	长 QT 综合征 2 型
LQT3	type 3 long QT syndrome	长 QT 综合征 3 型
LQTS	long QT syndrome	长 QT 综合征
LSD	lysosomal storage disease	溶酶体贮积病
LSD1	lysine-specific demethylase-1	组蛋白去甲基化酶
LVEF	left ventricular ejection fractions	左心室射血分数值
LVNC	left ventricular noncompaction	左室心肌致密化不全
MACE	major adverse cardiac events	主要不良心血管事件

MADD	multiple acyl-CoA dehydrogenase deficiency	多酰辅酶 A 脱氢酶缺乏
MCAD	middle-chain acyl-CoA dehydrogenase deficiency	中链酰基辅酶 A 脱氢酶缺乏
MeDIP-seq	methylated DNA immunoprecipitation sequencing	甲基化 DNA 免疫共沉淀测序
MI	molecular imaging	分子影像学
miRNA	microRNA	微小 RNA
MKK7	mitogen-activated kinase kinase-7	丝裂原活化激酶 7
ML	mucolipidosis	黏脂贮积病
MMP	matrix metalloproteinase	基质金属蛋白酶
MPO	myeloperoxidase	髓过氧化物酶
MRA	magnetic resonance angiography	磁共振血管造影
MRI	magnetic resonance imaging	磁共振成像
MR-proADM	mid-regional pro-ADM	肾上腺髓质素前体中段肽
MR-proANP	mid-regional pro-ANP	心房钠尿肽前体中段肽
MRS	magnetic resonance spectroscopy	磁共振波谱分析
MTHFR	methylene tetrahydrofolate reductase	亚甲基四氢叶酸还原酶
MTP	microsomal triglyceride transfer protein	微粒体甘油三酯转运蛋白
MTT	mean transit time	平均通过时间
ncRNA	non-coding RNA	非编码 RNA
NGAL	neutrophil gelatinase-associated lipocalin	中性粒细胞明胶酶相关载脂蛋白
NGS	next-generation sequencing	下一代测序技术
NIPT	non-invasive prenatal testing	无创产前基因检测
NKCC1	Na^+-K^+-Cl^- cotransporter isoform1	钠钾氯共同转运体 1
NO	nitric oxide	一氧化氮
NPC1L1	Niemann-Pick C1 like 1	尼曼 - 匹克 C1 型类似蛋白 1
NSTE-ACS	non-ST-segment elevation acute coronary syndromes	非 ST 段抬高急性冠脉综合征
NT-proBNP	N-terminal pro-brain natriuretic peptide	氨基末端 B 型利钠肽前体
NVM	noncompaction of ventricular myocardium	心室肌致密化不全
OxPL	oxidized phospholipids	氧化磷脂
PAU	penetrating atherosclerotic ulcer	主动脉穿透性溃疡
PCCD	progressive cardiac conduction disease	进行性心脏传导疾病
PCR	polymerase chain reaction	聚合酶链式反应
PCSK9	proprotein convertase subtilisin/kexin type 9	前蛋白转化酶枯草溶菌素 9
PCT	procalcitonin	降钙素原
PEAR1	platelet endothelial aggregation receptor-1	血小板内皮聚集受体 1
PET	positron emission tomography	正电子发射断层成像
PGD	preimplantation genetic diagnosis	胚胎植入前遗传学诊断
PGS	preimplantation genetic screening	胚胎植入前遗传学筛查
PM	poor metabolism	慢代谢型
PMP	platelet microparticles	血小板微粒
PPARα	peroxisome proliferator-activated receptor α	过氧化物酶增殖体激活受体 α
PTX3	pentraxin 3	正五聚蛋白 3
PWI	perfusion-weighted imaging	灌注加权成像
QALY	quality-adjusted life years	质量调整生命年
RAAS	renin-angiotensin-aldosterone system	肾素 - 血管紧张素 - 醛固酮系统
RAS	renin-angiotensin system	肾素 - 血管紧张素系统
RBC-MP	red blood cells derived microparticles	红细胞微粒
rCBF	relative cerebral blood flow	相对脑血流量
rCBV	relative cerebral blood volume	相对脑血容量

RCM	restrictive cardiomyopathy	限制型心肌病
RDW	red blood cell distribution width	红细胞分布宽度
RVOT	right ventricular outflow tract	右室流出道
SCAD	short-chain acyl-CoA dehydrogenase deficiency	短链酰基辅酶 A 脱氢酶缺乏
SCD	sudden cardiac death	心脏性猝死
SCORE	systemic coronary risk evaluation	系统性冠脉危险评估
sGC	soluble guanylate cyclase	鸟苷酸环化酶
SHR	spontaneous hypertension rat	自发性高血压大鼠
SNP	single nucleotide polymorphism	单核苷酸多态性
SPECT	single-photon emission computed tomography	单光子发射计算机断层扫描
sPLA2	secretory phospholipase A2	分泌型磷脂酶 A2
SQTS	short QT syndrome	短 QT 综合征
SRF	serum response factor	血清应答因子
SSS	sick sinus syndrome	病态窦房结综合征
sST2	soluble growth stimulation expressed gene 2	可溶型生长刺激表达基因 2 蛋白
ST2	growth stimulation expressed gene 2	生长刺激表达基因 2 蛋白
STEMI	ST-elevation myocardial infarction	急性 ST 段抬高型心肌梗死
TAD	thoracic aortic dissection	胸主动脉夹层
TC	total cholesterol	总胆固醇
TdP	torsade de pointes	尖端扭转型室速
TECRL	trans-2 3-enoyl-CoA reductase-like protein	反式 -2 3- 烯酯酰 - 辅酶 A 还原酶样蛋白
TG	triglyceride	甘油三酯
TGF-β	transforming growth factor-β	转化生长因子 -β
TIMP-1	tissue inhibitor of metalloproteinase-1	金属蛋白酶组织抑制剂 -1
TIMP	tissue inhibitor of metalloproteinase	金属蛋白酶组织抑制剂
TMAO	trimethylamine N-oxide	氧化三甲胺
Tn	troponin	肌钙蛋白
TnC	troponin C	肌钙蛋白 C
TNF-α	tumor necrosis factor-α	肿瘤坏死因子 -α
TOE	transoesophageal echocardiography	食管超声心动图
TRDN	triadin	三合蛋白
TTE	transthoracic echocardiography	经胸超声心动图
TTP	time to peak	达峰时间
TXA_2	thromboxane A_2	血栓素 A_2
VKORC1	vitamin K epoxide reductase complex subunit 1	维生素 K 环氧化物还原酶复合物亚单位 1
VLCAD;	very long-chain acyl-CoA dehydrogenase deficiency	极长链酰基辅酶 A 脱氢酶缺乏
VLDL-C	very low density lipoprotein cholesterol	极低密度脂蛋白胆固醇
VSMC	vascular smooth muscle cell	血管平滑肌细胞
WHO	World Health Organization	世界卫生组织
WKY	Wistar-Kyoto rats	正常血压对照大鼠
XOR	xanthine oxidase	黄嘌呤氧化酶

索 引